◆総合診療ブックス◆

症状でみる子どものプライマリ・ケア

加藤英治
福井県済生会病院副院長・小児科部長

医学書院

〈総合診療ブックス〉
症状でみる子どものプライマリ・ケア

発　　行	2010年9月1日　第1版第1刷Ⓒ
	2015年10月1日　第1版第4刷

著　者　加藤　英治
　　　　（かとうえいじ）

発行者　株式会社　医学書院
　　　　代表取締役　金原　優
　　　　〒113-8719　東京都文京区本郷1-28-23
　　　　電話　03-3817-5600（社内案内）

印刷・製本　横山印刷

本書の複製権・翻訳権・上映権・譲渡権・公衆送信権（送信可能化権を含む）は（株）医学書院が保有します．

ISBN978-4-260-01128-0

本書を無断で複製する行為（複写，スキャン，デジタルデータ化など）は，「私的使用のための複製」など著作権法上の限られた例外を除き禁じられています．大学，病院，診療所，企業などにおいて，業務上使用する目的（診療，研究活動を含む）で上記の行為を行うことは，その使用範囲が内部的であっても，私的使用には該当せず，違法です．また私的使用に該当する場合であっても，代行業者等の第三者に依頼して上記の行為を行うことは違法となります．

|JCOPY|〈出版者著作権管理機構　委託出版物〉
本書の無断複製は著作権法上での例外を除き禁じられています．複製される場合は，そのつど事前に，出版者著作権管理機構（電話　03-3513-6969，FAX 03-3513-6979，info@jcopy.or.jp）の許諾を得てください．

推薦の序 — 通奏低音（Basso Continuo）の魅力

　音楽のことは詳しくなく，ましてやバロック音楽のことを書くと妻から冷ややかな視線を浴びるのは承知のうえですが，加藤英治先生の著書に対しては「通奏低音の魅力」という言葉を贈りたいと思います．

　現代は日々に医療が進歩して，診療に携わる私たちが得るべき知識や，身につけるべき技術が加速度的に増えている時代です．分野によっては，私自身が医師となった頃に常識であった知識や考え方が全く時代遅れとなっています．しかし，どんどん新しくなる知識や技術を全てアップデートし続けることは困難であり，次々とやみくもに詰め込むことは現実的ではありません．準備されていない革袋はやがていっぱいになって破れてしまうか，破れるのを恐れてもう何も入れまいと守りに入るかでしょう．

　優れた医師はどのようにして，長年にわたり豊かな知識と研ぎすまされた技術を持ち続けることができるのでしょうか．新しいことを自分のものとして，理解し身につけることができるのでしょうか．それはできるだけ若い時に，医師としてのしっかりした基盤を身につけ，時代を超えて使いこなせる，上等な革袋を作り準備しているからだと思います．加藤先生がこの本の中で繰り返し書かれているように，「患者から正確な病歴と臨床所見を得て，それを教科書から仕入れた疾患や鑑別診断の知識を活用して診断する」能力が養われているからだと思います．

　加藤先生は金沢大学医学部小児科の同門であり，私の恩師である谷口昂名誉教授門下でも，類稀な臨床能力を持った先生です．そして，若い研修医を熱い思いで教え続けられている方です．長年にわたり福井県内で勤務医をされながら，医学生に対する臨床教育にも尽くされてきました．金沢大学でも毎年，小児診断学の集中講義をして頂いています．

加藤先生の講義の魅力は，それが単なる知識の伝授ではないことです．医学生に医師としての，小児科医としての喜びを，症例を通して教えて下さることです．小児科診断に関わるさまざまな事項は，時代を超えて，世代を超えて，通奏低音のように流れているものがあります．それは私たちが松田道雄先生や，スポック博士の著書を通じて学んだものです．加藤先生の講義には，そのような伝統的な小児科学教育の香りが漂っています．今回は，短い臨床講義の枠の中には収まりきらない，加藤先生の豊富な臨床経験をこの一冊の本にまとめていただきました．

　この本は怒濤のように押し寄せる情報を整理して，優れて機能的な革袋を持つために，若い学生，研修医が身につけるべき，小児科医としての通奏低音を教えてくれる本です．ここに記載された項目の一つひとつが，単なる教科書的な知識の羅列ではないことは，加藤先生ご自身が前書きの中で断られているとおりです．これは，先生が日々の臨床の中で経験され，ご自身が厳しい視線で選ばれた珠玉のような物語の数々なのです．この本を読んで得られるような基礎能力を身につけて初めて，優れた小児科医としての知識や技術が美しい音楽を奏で，また臨床の現場ではしばしば要求される即興の演奏をこなすことができるようになると信じます．

　若い先生だけでなく，すでに優れた演奏家であることを自負しておられるかもしれない指導医の立場の方にも是非一読をお勧めする一冊です．

2010 年 8 月

　　　　　　　　　　　金沢大学医薬保健研究域医学系　小児科　主任教授

　　　　　　　　　　　　　　　　　　　　　　　　　　谷内江昭宏

はじめに

　この本は教科書ではありません．疾患の説明は教科書を読んでください．
　この本は国試対策本ではありません．暗記用の図表や語呂合わせはひとつもありません．
　患者の顔に病名は書いてありません．国試対策に丸暗記した知識だけでは診察室で患者に立ち向かえません．野球では，キャッチボールが上手くなければ，グランドに出ても活躍できません．診察室に出るのにも基本が大切です．臨床は先人たちの知恵の蓄積のうえに成り立っています．臨床能力は，マニュアルを読めば簡単に身に付くものでなく，基本を修得するには時間と努力が必要です．定評のある教科書を辛抱強く読むことから始めましょう．診療は，正確な病歴と診察所見を基に，教科書から仕入れた疾患や鑑別診断の知識を活用して診断することから始まります．
　この本は診療現場と教科書をつなぐ本です．医師として駆け出しの頃に患者を前にして困った経験から，こんな本があったら助かったのにという私の思いから作りました．小児のプライマリ・ケアでよくみられる症状から鑑別診断の考え方を挙げ，日常の診療でよく遭遇する疾患を中心に全18講で構成しています．170点にものぼる豊富な症例写真も，診療の助けとなるはずです．小児診療の要となる患児や保護者とのかかわり方についても，私なりのこつを述べています．
　初期研修医に一番読んでほしいと願っていますが，小児科研修医，家庭医や総合診療医を志す医師にも参考になるでしょう．また，小児診療の現場で医師とともに働く看護師，小児のプライマリ・ケアに関心をもつ医学生，看護学生，保護者にも理解しやすいように書きました．小児科医がどのような考えで診療に当たっているかを理解していただきたいと考えています．

この本は叩き台です．なかには私の思い込みや偏りもあります．また，小児科外来診療をすべて網羅した本でもありません．臨床経験から得られたあなたの知恵を書き込んで，あなた自身の本に作り直してください．

　この本は，小児科医の道筋を私に教えてくださいました恩師谷口昂金沢大学名誉教授，佐藤保前金沢大学教授をはじめ，多くの先輩，同輩，後輩の先生方，それに大勢の患者さんとの出会いから生まれました．そして，家族旅行も満足にできなかった私を支えてくれた妻，娘，息子がいたからできた本です．皆様に心から感謝を申し上げます．

＊本書は『総合診療誌JIM（ジム）』2007年7月〜2009年6月号の全24回にわたり連載された「私的小児科外来診療学入門」を元に，書籍用に大幅加筆・再構成したものです．

2010年8月

加藤英治

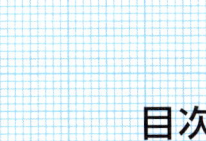

目次

第1講　小児科外来診療を楽しむために ── 1

小児科診療の特色　1／　小児科医はすべて総合医であるべき　1／　小児科の本質は外来診療にあり　2／　これからの小児科診療への期待　3／　小児科は難しい？　3／　子どもを診る医師に要求されるもの　4／　子どもから好かれるために　4／　小児科診療に関する情報の集め方　5／　知らない病気は診断できない　6／　家庭での日常生活を知ろう　6／　外来診療を始める前に　7／　診察室での禁句　8／　子どもを診察する際の心得　8

第2講　子どもの外来診療のプロセス ── 11

外来診療を始める前に　11／　自分流の系統的な診察法を身につけよう　11／　診断学図譜で目を肥やそう　11／　患児を診察室に呼び込む前に　12／　重症感の有無を最初に判断する　12／　病歴聴取　13／　診察　15／　部位別診察の注意点　17／　診察室では現物現場主義で　22／　脱水症に注意する　22／　児童虐待も考慮しよう　23／　心身症や心因的背景にも注意しよう　23／　鑑別診断をする　24／　検査のオーダ　24／　診断，治療方針，説明　24／　渡る世間に鬼はいる　26

第3講　急性発熱の診かた ── 28

視点1：発熱児にどのように迫るか　29

発熱児をみたら感染症と思え　29/　発熱の定義　30/　発熱は救急疾患か？　31/　発熱児で入院治療を考える場合　31/　発熱児の診察のポイント　33/　「発熱児をみたら穴を診ろ！　細菌性髄膜炎だけは見落とすな！」　37/　発熱児の診察時の基本3原則　37/　発熱児に対する外来検査　38/　初診時の発熱児への診断的アプローチ　41

視点2：初診時にどこまで診断に迫れるか　42

病歴や身体所見から比較的簡単に診断できる場合　43/　病歴や身体所見から疑いをもてるが，必要な検査をして確定診断できる場合　44/　病歴や身体所見から診断ができず，スクリーニング的検査により診断できる場合　46/　初診時は発熱のみで，その後に症状が揃い，初めて確定診断できる場合　46/　病歴聴取と診察の後でも感染部位がはっきりしない場合　48

視点3：重症細菌感染症にどのように迫るか　48

fever without source（FWS）　49/　occult bacteremia 潜行性菌血症　49/　FWSの小児に細菌感染症は多いのか？　50/　FWSから重症細菌感染症をどのように診断するか　51/　FWSに対するBaraffらの管理指針　54/　CBC，CRP検査は誰に実施すべきか　56/　発熱児を診断不明で外来通院とする場合　57/　研修医が小児科医に相談すべき場合　57

第4講　外来での抗菌薬と解熱薬 ―――― 60

視点1：抗菌薬の使い方　60

抗菌薬の効能の原則　60/　GET SMART　61/　小児科外来で治療する主な細菌感染症　61/　呼吸器感染症　62/　上気道感染症と抗菌薬の処方　62/　抗菌薬を処方するかしないか，それが問題だ　63/　溶連菌性咽頭炎/扁桃炎の治療と管理　64/　急性中耳炎　66/　咳嗽/気管支炎　66/　肺炎　67

視点 2：解熱薬の使い方　67

解熱薬は是か非か　67/　小児に使用できる解熱薬は2種類だけ　68/　解熱薬の投与は"頓用"が原則　68/　アセトアミノフェン　68/　イブプロフェン　68/　解熱薬の使い方の説明　69/　坐薬がよいか，経口薬がよいか　69/　坐薬の再挿入の判断　69

第5講　咳嗽の診かた　　71

咳を聴く　71/　呼吸困難はないか　72/　咳嗽の鑑別診断は3つの切り口から考える　73/　急性の咳に対する診断アプローチ　75/　長引く咳に対する診断アプローチ　83/　気管支喘息は重要な疾患　88/　咳に対する薬　90

第6講　腹痛の診かた　　93

視点1：腹痛の診療はなぜ難しいのか　93

腹痛はさまざまな原因により起こる　93/　腹痛かどうかの判断が難しい　93

視点2：腹痛の診断をどのように進めるか　94

腹痛の診断でも十分な病歴聴取と診察が基本　94/　腹痛の診察の進め方　94

視点3：病歴からどのように迫るか　95

病歴聴取時のポイント　95/　急性腹痛か，慢性反復性腹痛か？　95/　腹部外傷の有無は？　96/　緊急性があるか？　97/　腹痛の性状は？　97/　腹痛の部位は？　99/　腹痛以外の随伴症状は？　100/　年齢は？　102/　腹部以外の疾患である可能性は？　102

視点4：診察からどのように迫るか　103

診察を始める前の注意点　103/　診察は診察室に入る瞬間から始まる　104/　腹部以外の診察　105/　腹部の診察　106

視点5：診断に迫るほかの手段は　109

腹部超音波検査を活用しよう　109/　浣腸は重要な診断手段　110

視点6：腹痛が続く，されど診断できない場合　110

診断がつかない時にどうするか　110/　腹痛の患者に鎮痛薬を投与すると診断が遅れるか　111

視点7：急性虫垂炎を誤診しないために　111

急性虫垂炎に泣かされる　111/　小児の急性虫垂炎は穿孔する前に診断せよ　112/　右下腹部痛はすべて急性虫垂炎を疑え　115/　腹痛以外では下痢と頻尿に注意せよ　116/　高熱は急性虫垂炎を否定しない　117/　腹部診察では圧痛を重視せよ　118/　白血球数を当てにするな　118/　画像検査では超音波検査が役立つ　119/　なぜ診断が遅れるのか—苦い経験からの教訓　120/　急性虫垂炎と間違いやすい疾患　123/　帰宅させる場合の注意点　124/　急性虫垂炎を忘れるな　124

視点8：腸重積症を見逃さないために　125

診断には腹痛・不機嫌と嘔吐を重視せよ　125/　腸重積症の疑いがあれば腹部超音波検査をする　126/　腸重積症の診断アプローチ　126

視点9：プライマリ・ケアでどのような疾患が問題になるか　128

腹痛児の診療は怖いことばかりか　128/　便秘　129/　感染性胃腸炎　130/　急性回腸末端炎　130/　腸間膜リンパ節炎　131/　アナフィラクトイド紫斑病　131/　急性腎盂腎炎　132/　慢性反復性腹痛　133/　浣腸は大きな武器である　136

第7講　嘔吐の診かた ― 139

最も多い原因は急性胃腸炎である　139/　嘔吐か逆流かをまず判断しよう　139/　吐物を確認する　140/　咳嗽に伴った嘔吐ではないか　142/　嘔吐を診断する時の3原則　142/　下痢はないか？　144/　溶連菌性咽頭炎/扁桃炎に伴う嘔吐は多い　145/　急に吐いたのか，長引いているのか，繰り返す嘔吐か？　145/　アセトン血性嘔吐症，自家中毒症，周期性嘔吐症か？　146/　薬物中毒はないか？　147/　心因性嘔吐　148/　鑑別診断をする際に　148/　嘔吐の診療で最も注意すべき点　149/　急性(感染性)胃腸炎となぜ誤診するのか　150/　嘔吐に対する診断アプローチ　152/　嘔吐に対する外来治療　152

第8講　下痢の診かた ― 155

下痢って何？　155/　下痢の診断は観便から始まる　156/　下痢に関する病歴聴取のポイント　156/　便検査　158/　小児の急性下痢症に対するアプローチ　161/　小児の遷延性下痢症に対するアプローチ　163

第9講　感染性胃腸炎の診かた ― 166

視点1：感染性胃腸炎をどのように診断するか　166

感染性胃腸炎の原因病原体　166/　感染性胃腸炎の診断　168

視点2：脱水症をいかに防ぐか　170

感染性胃腸炎の基本的な治療は脱水症への対処　170/　脱水症をどのように診断するか　171/　毛細血管再充満時間(CRT)の診かた　171/　皮膚ツルゴールの診かた　172/　脱水症をどのようにみつけるか　172

視点3：食事をどのように開始すべきか　174

2つのキーワードはこれだ！　174／　小児下痢症に対する食事療法の従来の考え方　174／　小児下痢症に対する食事療法の現在の考え方　176／　経口補液療法（ORT）　177

視点4：外来での輸液をどう考えるか　182

輸液のタイミング　182／　外来でどこまでがんばるか　183

視点5：止痢薬をどのように使うか　183

視点6：抗菌薬投与をどのように考えるか　184

細菌性腸炎に対する抗菌薬処方の考え方　184／　初診時の抗菌薬処方に対する臨床判断の実例　185／　『Nelson小児科学第18版』と『Red Book 2009』の抗菌薬治療の考え方　188／　抗菌薬に対する私の方針　189

視点7：実際の診療をどうするか　190

感染性胃腸炎に対する私の治療方針　190／　帰宅させる時の注意点　191

第10講　血便の診かた　194

血便の最も多い原因は細菌性腸炎である　194／　血便の診断アプローチ　195／　赤い色の便はすべて血便とはいえない　197／　血便の性状を観察する　197／　病歴聴取のポイント　198／　腹痛のない下血　199／　母乳性血便症　201／　潰瘍性大腸炎が増えている　202

第 11 講　便秘の診かた ——————— 204

便秘って何？　204/　急性(一過性)便秘か慢性便秘か　205/　器質性便秘か機能性便秘か　206/　soiling と encopresis　207/　診断の進め方　208/　新生児・離乳開始前の乳児の便秘　210/　離乳期の乳児の便秘　212/　幼児の便秘　214/　小学生以降の便秘　215/　機能性便秘の治療の原則　215/　心理的なアプローチ　218/　たかが便秘，されど便秘　218

第 12 講　リンパ節腫大の診かた ——————— 220

子どものリンパ節は大きい　220/　どれくらい大きければ異常なリンパ節腫大か？　220/　lymphadenopathy と lymphadenitis の違いは　221/　リンパ節腫大を診察する時は　222/　全身性リンパ節腫大への診断アプローチ　223/　局所性リンパ節腫大への診断アプローチ　225/　頸部リンパ節腫大　225/　その他の局所性リンパ節腫大　231/　猫引っ掻き病　235/　結核と HIV 感染症　235/　リンパ節生検　236

第 13 講　痙攣・意識障害の診かた ——————— 238

痙攣をどう診るか　238/　痙攣はすぐに止めるべきである　239/　発熱を伴う痙攣　240/　熱性痙攣　242/　発熱を伴わない痙攣　247/　痙攣は止まれば終わりか？　250/　意識障害　250

第 14 講　頭痛の診かた ——————— 254

「頭が痛い」　255/　2 次性頭痛を見逃さない　256/　頭痛の鑑別診断は 2 つの軸で考える　257/　頭痛の診断は詳細な病歴から　258/　身体所見　261/　急性頭痛へのアプローチ　262/　急性反復性頭痛　264/　慢性進行性頭痛　265/　慢性非進行性頭痛　266/　混合型頭痛　266/

頭痛の薬物治療　266/　頭部打撲で受診した際の頭部画像検査をどうするか　267

第 15 講　急性発疹の診かた ─────── 269

どのように発疹の診療を学ぶか　269/　保護者から尋ねられること　269/　リンデロンVG®軟膏医師になるな　270/　病歴聴取で注意する点　270/　発疹の性状を 2 つに分けて考える　270/　斑状丘疹性発疹を呈する疾患　271/　丘疹・水疱を呈する疾患　279/　虫刺症　284/　薬疹　285/　接触皮膚炎　286/　おむつ皮膚炎　286/　皮膚真菌症　287

第 16 講　腎泌尿器系症状の診かた ─────── 289

血尿　289/　蛋白尿　297/　頻尿　300/　浮腫　301/　おねしょ（夜尿症）　301/　小児腎疾患の最近の傾向　302

第 17 講　貧血，出血斑の診かた ─────── 304

貧血の診かた　304

保護者が貧血と思う症状　304/　顔色から貧血を判断できるか　305/　貧血を疑ったら血液検査を行う　305/　貧血の診断はHb値から　306/　鉄欠乏性貧血には 2 つの好発年齢がある　306/　離乳期鉄欠乏性貧血　307/　牛乳貧血　307/　思春期鉄欠乏性貧血　307/　鉄欠乏性貧血の治療　309

出血斑の診かた　310

日常診療でよくある出血傾向の訴え　310/　出血斑をどのように観察するか　311/　鑑別診断のために必要な検査は　312/　下腿の紫斑

313/ 顔面の点状出血　313/ アナフィラクトイド紫斑病　314/ 特発性血小板減少性紫斑病（ITP）　314/ ヒトパルボウイルスB19感染症　315/ 説明のつかない出血斑は虐待を疑う　316/ 専門医への紹介は迅速に　316

第18講　乳幼児健診と予防接種 ────── 318

乳幼児健診　318

乳幼児健診の目的　319/ 健診で心がけるべきこと　319/ 発達診断的に診る　319/ 1カ月健診のポイント　320/ 4カ月健診のポイント　325/ 7カ月健診のポイント　327/ 10カ月健診のポイント　328/ 12カ月健診のポイント　329/ 1歳6カ月健診のポイント　330/ 3歳児健診のポイント　330

予防接種　330

最新情報を仕入れよう　331/ ワクチンを間違えない　331/ 接種部位に注意する　332/ 乳幼児健診で予防接種の指導を　332

索引　335

小児科外来診療を
楽しむために

第1講

 ### 小児科診療の特色

　小児科は子どもの疾患を対象にする専門科であることは当然ですが，本当の顔は，内科のように臓器別・疾患別に分かれた専門科ではなく，子どもの発達と将来を見据え，子どもに関する包括的な診療を行う総合診療科です．

　子どもの大多数は時々病気にかかったり事故に遭ったりしながら成人します．一方，致死的あるいは日常生活のうえで大きなハンディキャップとなるような疾患や障害をもっている子どももいます．前者を well-child，後者を ill-child と仮に呼ぶと，well-child を対象にするか ill-child を対象にするかで，要求される診療内容は自ずと異なってきます．well-child clinic（well-child を対象とする診療）では子育ての百貨店として親のニーズにきめ細やかに対応する，文字どおり子どものプライマリ・ケア的診療が要求されます．一方，ill-child clinic（ill-child を対象とする診療）では集中的治療，高度先進医療，療育的医療のような専門的な診療が要求されます．このように小児科の診療は二面性をもっています．

 ### 小児科医はすべて総合医であるべき

　多くの小児科医の日常的な仕事は well-child clinic が中心ですが，私が受けた医学教育は疾病に偏っており，子どもを育てる観点からの教育もなく，市中病院の診療で要求される医学知識と大きな格差がありました．昨今の大学病院小児科は悪性腫瘍や先天性心疾患など疾患の偏りが強くなり，common diseases を教育する場としてさらに不適切になっています．このような医学部

での小児科教育の欠陥を埋めるために，大学病院内外で開業医や勤務医による医学生や研修医の教育が，近年全国的に行われるようになっているのはよい傾向だと思っています．

　診療所や小さな病院で個人か少人数で診療をしている医師は，大学病院や小児専門病院で専門医として最新の診療をしている医師から，common diseases を浅く広く診療しているだけで，専門的な知識に乏しく，臨床スキルも劣った医師と見做されているかもしれません．本当にそうでしょうか．故 五十嵐正紘先生は「患者に合わせて診療できる医師が"総合医"で，医師に合わせて診療する医師を"専門医"と呼ぶ」と名言を残しておられます．患者に合わせて診療するためには，幅広い疾患にアプローチする方法を身に付けていなければ診療ができません．そのような能力をもった医師が総合医です．心臓病を専門にしている医師でも，総合医としての能力がなければ，包括的な診療ができません．総合医としての基本的な臨床能力のうえに，特定分野での臨床能力をもった医師が真の意味の専門医です．すべての小児科医は子どもの総合医であるべきだと私は考えています．

小児科の本質は外来診療にあり

　子どもの育ちを考えれば，入院は緊急避難的な診療で，外来診療にこそ小児科の本質があると思います．数分の外来診療の間に病気の診療だけでなく親子のカウンセリングもしている小児科医は素晴らしいカウンセラーだと臨床心理士から教えられたことがあります．外来診療ができなければ小児科医とはいえません．

　しかし，最近の小児科研修医は，NICUで新生児を押し付けられ，「一見(いちげん)さん」をさばくだけの時間外診療に追われています．小児科専門医の資格をとっても，従来の小児科医であれば当たり前であった水準で外来診療ができない小児科医もいます．これは卒後教育の由々しき問題で，どのような小児科医をつくるのか，アウトカムを意識した研修プログラムを真剣に再検討すべきだと思います．

これからの小児科診療への期待

　年金の財源確保のために政府により少子高齢化が強調された結果，小児科が不要であるような風潮が一時期ありましたが，その後，小児救急の危機，小児科医・産婦人科医を中心とした地域および診療科による医師の偏在化が大きな社会問題になり，この数年，小児科医に追い風が吹くようになりました．しかし，時間外でも小児科医に診察してほしいなど小児科医への保護者からの要求は強く，また通常の診療に加えて小児保健など新たに小児科医の仕事も増えているので，小児科で一番の問題は小児科医不足，とくに病院勤務の小児科医の不足です．新臨床研修制度により小児科の知識と技能をもった医師が年々増加し，小児科専門以外の医師も小児科プライマリ・ケアに参加することになれば，小児科医不足の解消に役立ち，わが国の小児医療がこれまでより充実するだろうと期待しています．

　小児科診療の今後を展望すると，小児科診療のもつ二面性からも，医療資源の有効活用の点からも，地域医療連携という形で子どもを扱う医療機関の機能的な棲み分けと集約化が進行するでしょう．子どもの成長・発達に関与する専門家としての小児科医の役割は少子化のなかでますます重要になり，医療の原点としての全人的医療を実践している小児科が臨床医学教育の面でもさらに重きをなしていくでしょう．

 ## 小児科は難しい？

　小児科を専門としない医師から，「小児科は難しい」とよく聞かされます．この理由は2つに大別できます．1つは，子どもは小さくて触ると壊れそうで，また子どもの容態は急変しやすいので，"子どもを診るのは怖い"というものです．もう1つは，子どもは泣くので十分に診察ができないから，あるいは，泣き声を聞くと冷静さを保てないので，"子どもは泣くから嫌いだ"というものです．

　私はそのような医師に次のように答えるようにしています．「子どもは泣くのが商売ですよ」「大人の腹痛は詐病かもしれませんが，子どもは嘘をつかないので表情を見ればわかりますよ」「子どもは悪くなるのも速いけれど，よく

なるのも速いので，診療の喜びを実感できますよ」「子どもの病気は clear-cut で，大人のように『○○に合併した△△の1例』のようなことは稀で，診断が簡単ですよ」と．

　未来へ大きな可能性をもっている子どもたちの力になることができれば，医師にとってこれほど大きな喜びはないと思います．子どもたちは周囲に生きるエネルギーを振りまいています．子どもと接しているとつい自分の年齢を忘れてしまいます．「小児科は難しくない，小児科は楽しい！」というのが私の持論です．

 ## 子どもを診る医師に要求されるもの

　子どもは大人のように医師のペースで診察をさせてくれません．子どもの生態を理解し，子どもに慣れる必要があります．子どもの診察では"短気は損気"です．子どもに合わせて診察するので辛抱が要ります．子どもに不快感や恐怖感を与えずに素早く身体所見を取り，処置をできるように，器用であることも大切です．

　プライマリ・ケアでは子どもの状態の把握や診断に一瞥診断（久留米市の武谷茂先生は「印象診断」と呼んでいます）が重要です．常に観察力と直感力を磨いておかねばなりません．

　それに何よりも大切なことは，子どもに好意をもち，子どもに心を開き，子どもの味方であることを常に態度で示すことです．医師に対する子どもの恐怖感は白衣トラウマといわれますが，私のこれまでの経験では，白衣よりも医師の雰囲気のほうが恐怖感形成の大きな要素であると思います．私はこの10数年，白衣で診察をしています．

 ## 子どもから好かれるために

　「先生は子どもを抱き上げてくれるけれど，ほかの小児科の先生は誰も抱っこしてくれない．母親としてすごく嬉しかった」といわれたことがあります．無意識の行為なので全く気づいていませんでしたが，私の恩師である谷口昂金沢大名誉教授が診察室でよく子どもを抱き上げてあやしていたことをその母親

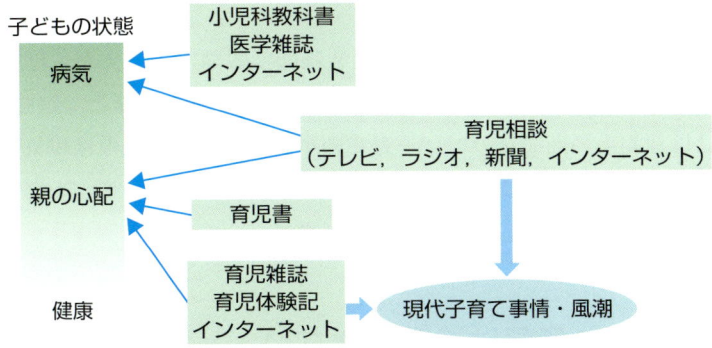

図1-1 小児科診療に必要な情報の集め方

の言葉で思い出しました．診察ベッドに母親や看護師が子どもを寝かせる時に，子どもの頭がゴツンとベッドに落ちないように頭の下に自分の手掌を必ず置いていることを指摘されたこともあります．母親は医師の一挙手一投足を観察し，信頼に足る医師かどうかを判断しています．母親から信頼を得られれば，母親の気持ちが子どもに伝わります．

　私が意識して子どもと親密になるために診察時に使っている方法が2つあります．1つは子どもの耳元で囁くように会話をすること，もう1つは子どもの額に自分の額をくっつけて話をすることです．ただしこの方法は幼児かせいぜい小学生の低学年までです．女子中学生の額に額を付けるとセクハラと受け取られるかもしれません．

小児科診療に関する情報の集め方（図1-1）

「室内犬を飼っています．油断をすると8カ月になる赤ちゃんの口の周りをぺろぺろなめるのですが，病気になりませんか？」

　母親からこのような質問をされた時に，どのように回答しますか？　小児科医は子ども相手だけでなく，母親（または子どもの取り巻き）を相手に診療をしています．母親が持ち込んでくる問題に常に回答しなければなりません．「病気というほどのことではないが，気になり心配だ」といった病気と健康の中間的なグレーゾーンに位置する母親の悩みへの対応が小児のプライマリ・ケアで

は案外多いものです．

病気のことは小児科の教科書[1, 2]や医学雑誌で勉強できますが，母親の悩みや心配は育児書[3]，育児雑誌[4]，子育て関連のウェブサイトなどで勉強します．小児科は母親相手の商売なので，子育ての事情や風潮，今風の母親気質を知ることも重要です．育児雑誌，育児体験記，マスコミの育児相談，子育て関連のウェブサイトなどを利用して情報を仕入れます．

 ## 知らない病気は診断できない

学生時代に1つでも多くの疾患を覚えろと指導を受けましたが，頭のなかにない病気は診断できません．どの分野でも基本的に必要とされる知識があります．そのためには教科書を熟読することに尽きると思います．『Nelson 小児科学第18版』[2]や医学書院発行の『小児科学』がお勧めです．しかし物知りであればよい医師かといえば，そうでないと思います．もっている知識を有機的に使えなければ，診療に役立ちません．何を知るべきかを意識して勉強することが大事です．

医師(医学生)の勉強の仕方には2通りあります．受け持った患者について勉強をする経験的学習と，たとえば意識障害への診断や治療管理について患者を経験する前に学習しておくような，先取り的に勉強する意欲的学習です．

経験的学習には単なる経験主義に陥る危険性があります．"馬鹿の1つ覚え"にならないために単なる偶然かもしれない成功体験(または失敗体験)に固執しないことと，治療などがうまくいかない時は自分に非があると考え自分自身にフィードバックをかけることが，経験主義の落とし穴を避ける道です．

他人の経験を学ぶ方法には，症例問題集の活用や，雑誌に掲載されたCPCや症例報告をクイズとして考えることがあります．

 ## 家庭での日常生活を知ろう

一晩中ずっと咳き込んでいた3歳の女児を診察すると，前胸部に紅色の小斑状疹を見つけました(図1-2)．皮疹の診断のために母親に何を質問しますか？

咳嗽がひどい時に，ヴィックスヴェポラッブ®を前胸部に塗布することは，

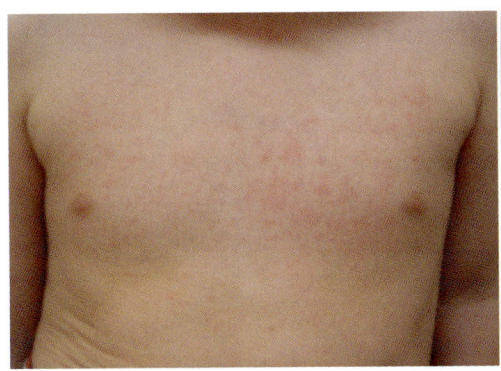 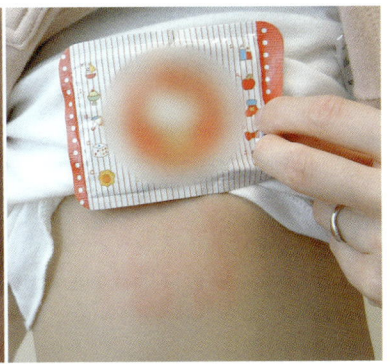

図 1-2　ヴイックスヴェポラップ®による接触性皮膚炎　　図 1-3　携帯用カイロによる熱傷

家庭での応急処置としてしばしば行われます．ヴイックスヴェポラップ®による接触性皮膚炎を経験していたので，母親にヴイックスヴェポラップ®の使用の有無を聞くと，なぜお見通しなのかと母親から逆に訝しげに尋ねられました．

　寒さ対策に携帯用カイロを下着に貼って登校することが，福井市近辺の小学生から高校生の冬季のファッションです．携帯用カイロによるⅠ度の熱傷（図1-3）が時々みられます．携帯用カイロが貼ってあればすぐに診断できますが，貼っていなければ思いつかないようで，小学生の腹壁の四角い紅斑を眺めて悩んでいた研修医がいました．

　"病気を診ずして病人を診よ"は臨床医に対する金言ですが，患児の生活背景を知らなければ包括的な診療はできません．また，些細な訴えや症状であっても，小児の日常生活や母親の健康意識や育児行動パターンを認識していると簡単に診断できます．

外来診察を始める前に

　伸びた爪は切って身だしなみを整え，触診時に子どもが驚かないように手を温めておくことは臨床医として基本的なマナーです．タバコのにおいがする医師は母親から嫌われます．整髪料や香水の強い臭いを嫌がる子どももいます．

自分の嗜好より子どもの感覚に合わせることを考えましょう．また，子どもが寒くないように診察室の室温にも注意しましょう．

 ## 診察室での禁句

①子どもの男女を間違えるな！：男の子を女の子に間違えるのはまだ許されますが，逆の場合は母親の心証を害します．

②付き添いの親を祖父母と間違うな！：時々祖父母かと思わせる親がいます．「おばあちゃんですか」と思わず口から出た言葉で，その母親がおかんむりになることは間違いなし．

③「太っている」とか「おかしな子」と子どもや親の前で口に出さないこと！：子どもの悪口や傷つけるような言葉を発する医師は母親に嫌われます．

④「がき」とか，強い口調で「ぼく」とか，子どもを呼ばないこと！：子どもに愛情がないように母親に思われます．

⑤お腹の出ている母親に「おめでたですか」と安易に聞かないこと！：リピーターの母親に「おめでたですか」と親しみを込めていったのに，「これは自腹です」と返答され，場を取り繕うのに汲々としたことがありますので要注意．

 ## 子どもを診察する際の心得

医師が自分の味方か敵か，子どもは診察中に値踏みをしています．子どもが味方だと認めてくれれば，医師の前で本当の姿を見せてくれるので，よりよい診療につながります．そのために，私が診察室で常に心がけていることは次の4か条です．

①子どもに話しかける
②目線は子どもと同じ高さにする（**図 1-4**）
③子どもの意志を尊重する
④子どものいやなことは最後にする

母親が小児科医に求めているものは，清潔感と真剣さと優しさだと感じています．これらがなければ，医師に対する信頼感が醸成されません．

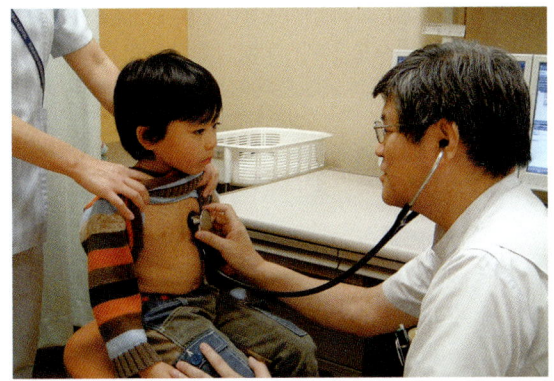

図 1-4　私の診察風景

　小児科診療は子どもと保護者の信頼を基礎に成立していることを忘れてはなりません．

この講の Point

- 小児科医は子どもの総合医である．そのために必要なことを身に付ける．
- 緊張した雰囲気での診察では子どもの本当の姿は見えない．自宅にいる時と同じ姿を見られるように，子どもも母親もリラックスさせることが大切である．

文献

1) 加藤裕久（編）：ベッドサイドの小児の診かた　第2版．南山堂，2001．＜わが国で最高の小児科入門書．学生時代にぜひ読んでほしい本である．これから小児科診療を始めようという人にもお勧めである＞
2) Kliegman RM, et al：Nelson textbook of pediatrics 18th ed. Saunders, 2008. ＜小児科教科書のグローバルスタンダード．17版の日本語訳がエルゼビアジャパンより出版されている＞
3) 松田道雄：定本育児の百科．岩波書店，1999．＜2007年に岩波文庫になった育児書で，

『スポック博士の育児書』（暮しの手帖社）と並んで戦後に読まれた著名な育児書である．この2書と『ひとりひとりのお産と育児の本』（毛利子来，平凡社）を私は熟読した．これらの育児書の著者は3名とも開業医である．このことが意味することを深く考えたい＞

4) 月刊誌　チャイルドヘルス．診断と治療社．＜小児保健と育児関係の総合雑誌で，小児科外来スタッフの勉強に役立つ＞

子どもの外来診療のプロセス

第2講

 ### 外来診療を始める前に

　診断が間違っていれば，治療も誤ったものになります．治療に関するエビデンスを知っていても，診断ができなければ無用の長物です．詳細な病歴と正確な身体所見から正しい診断がなされるので，臨床医にとって physical diagnosis のスキルは最も重要な基本的臨床能力です[1-5]．

 ### 自分流の系統的な診察法を身につけよう

　なるべく裸にして全身をくまなく系統的に診察することは，身体所見の見落としを避けるために，また，母親など保護者の信頼を得るためにも大切です．下痢をしている乳児で，「オムツかぶれがあるかな」と呟きながら臀部を観察すると，そこまで気を配って診察しているのかと母親が感心してくれます．このようなスタンドプレイも医師に必要なテクニックです．
　東京養育院病院から後に京都大学教授になられた亀山正邦先生の神経学的診察を学生時代に拝見する機会がありました．両手とハンマーを使い，流れるような先生の診察はアートと表現すべき美しいものでした．診察技術の上達には上手な医師の観察も役立ちます．誤診を防ぐために自分流の診断アプローチ法をつくり，常に系統的診察を心がけましょう．

 ### 診断学図譜で目を肥やそう

　記憶になければ，「見えども見えず」で重要な所見を見逃したり，また無知

のために余計な検査や治療をするはめにもなります．診断学の図譜[6,7]で勉強しましょう．

患児を診察室へ呼び込む前に

1）基本的情報を確認する

患児の氏名，性別，年齢を確認し，健康保険証の記載から家庭環境を想像し，患児家族またはスタッフが診察前に記載した情報があれば，受診動機，患児の既往歴や発達歴，家族歴などを確認しておきます．

2）外の様子に注意しよう

診察室へ入る前から観察を始めます．診察室の声が外に漏れないように個室化した構造が最近の流行で，診察室の外の出来事がわかりにくくなってきましたが，本当は外の音がある程度聞こえる診察室が小児科にふさわしいと思います．

待合室から聞こえる咳嗽の音で百日咳を診断することもあります．転落による頭部打撲で大きな音が響き，母親の悲鳴に近い声を聞いて診察室から飛び出すこともあります．常に耳をそば立てて診察室の外の様子にも注意しましょう．

重症感の有無を最初に判断する

診察室へ入ってくる子どもと付き添いの人の様子から，最初に重症感があるかどうかを判断します．次いで，子どもの表情，歩き方や姿勢，体格，表情や雰囲気（子どもだけではなく，付き添いの家族も）などに注目します．体臭からネグレクトを疑うこともあります．顔面の発疹や咳嗽のような表出している症状にも注意しましょう．開口して泣いていれば，さっと口腔内を観察することもできます．

重症な小児を ill-appearing または toxic-appearing と表現しますが，小児科

の経験が乏しい医師に説明してもなかなか理解してもらえない用語です．PALS（pediatric advanced life support：小児2次救命処置法）ではPAT（pediatric assessment triangle）という具体的な方法で初期評価を行います．PATは，視診と聴診だけで，外観 appearance，呼吸 breathing，循環 circulation の3要素を評価する方法です．

　外観は，周囲への反応や関心，意識状態，目つきや視線，泣き声やうめき声，体位や姿勢，筋緊張から判断します．泣き声も重要な手がかりで，かん高い泣き声は髄膜炎，頭蓋内圧亢進状態で，弱々しい泣き声は心不全，神経筋疾患，声帯麻痺，重篤な状態の乳幼児などでみられます．うめき声は肺炎などの呼吸困難，意識障害時などの重篤な徴候です．母親が抱っこすると子どもは安心するのが普通ですが，診察ベッド上ではおとなしく，母親が抱き上げると泣き叫ぶ場合を逆説過刺激反応（paradoxical hyperirritability）と呼び，脳炎や髄膜炎のような中枢神経の疾患，骨折，股関節炎などを考えます．

　呼吸は姿勢，呼吸数，努力性呼吸，異常呼吸音を診ます．喘息児が起坐呼吸をしている時は重症発作です．多呼吸は重要な所見ですが，緩徐な呼吸や無呼吸にも注意します．努力性呼吸の代表的徴候は鼻翼呼吸と陥没呼吸です．新生児や乳幼児の鼻翼呼吸は呼吸困難の重要な徴候です．鎖骨上窩の陥没は喉頭の炎症や異物，先天性喘鳴などを疑い，肋間腔や胸骨下部の陥没は細気管支炎，喘息発作，肺炎，うっ血性心不全などでみられます．異常呼吸音はいびき音，嗄声，呻吟，喘鳴です．吸気性喘鳴の最も多い原因はクループ症候群で，呼気性喘鳴の最も多い原因は気管支喘息で，次いで細気管支炎です．

　循環状態は皮膚の色調により判断します．蒼白，チアノーゼ，まだら状皮膚 mottling に注意します．末梢循環不全の簡易な診察法に毛細血管再充満時間（capillary refill time：CRT）があります．通常は爪床を診察者の親指の先で圧迫して評価します．指を離した後2秒以内に血色が元に戻れば正常です．

◆ 病歴聴取

1）母親（付き添いの人）からの病歴聴取

「馬鹿な医者より母親の見立てが正確だ」と小児科で若い医師を指導する時

に使う格言があります．「だから母親の話をしっかりと聴くように」と続きます．母親からの情報は診断の大きな手がかりになるとともに，しきりに訴えていることをぞんざいに扱ったために失敗することもあります．

(1) 母親の話を聴く

　傾聴する姿勢をもち，先入観をもって聴かないことが大切です．しかし，話が混乱している時には，「こうですか」といった合いの手を入れて話がまとまるようにします．とくに，祖母が付き添ってきた場合に孫の一代記を語ることがあるので，話の交通整理も大切です．話を通じて，何が一番問題なのか，何を求めて受診したのか，母親のニーズを判断します．

(2) 事前問診などの定型的情報で気になる点を十分に母親や患児本人に確認する

(3) 母親がすべてを話し尽くすことはないので，重要な症状や関連のある症状を尋ねる

　母親や家族がたいしたことでないと思っていることや，気づいていないことで診療上重要なことがあるので，陰性のデータも含めて質問し確認します．

(4) 患児のことを十分把握している人の話を聴く

　母親が子どものことを一番よく知っているとは限りません．心身症を疑うような場合は，患児の身近にいて最も状況を理解している人の話が重要になります．

　2) 子どもにも話をさせる

　母親（付き添いの人）の訴えを確認する点から，子ども自身にも尋ねます．そうすると，子ども本人も話の輪のなかに入れるので，子どものプライドがくす

ぐられます．子どもとの会話のなかから，子どもが自立した子か依存的な子か，また子どもの性格などを推測することもできます．子どもとコミュニケーションがうまくとれれば，子どもと仲良しになれます．

3）病歴で足りない点は診察中に補う

病歴聴取が終わると診察に移ります．実は病歴を聴いている時に観察という診察が始まっています．また，病歴聴取で足りなかったことや思いついたことは診察中に会話しながら補っておきます．

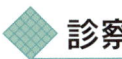 診察

1）乳幼児の診察では診察ベッドにこだわらない

激しく泣かれると診察が困難になります．乳幼児が母親にしがみついている場合は，背部から聴診を始め，母親に少し横向きにしてもらって胸部の診察をします．診察ベッドに寝かせなければできない診察を除いて，母親の膝のうえでも診察ができます．また，ぬいぐるみに聴診器を当てて診察する様子を見せてから，「痛くなかったね，泣かなかったね」といって，幼児の診察を始めると泣かさずにうまくいくことがあります．

2）いやな診察は最後にする

口腔内の診察，陰部の診察，直腸診など小児のいやがる診察は最後にします．痛みを訴える部位も最後に診察します．

3）診察では想像力を逞しくする

夏季に，1歳の女児が口を半ば開けて涎を垂らした顔で診察室に入ってきました（**図 2-1**）．このような表情をみれば，口内痛のために唾液を嚥下できない状態を考えます．「食欲はありますが，口のなかに食べ物を入れると痛いのか

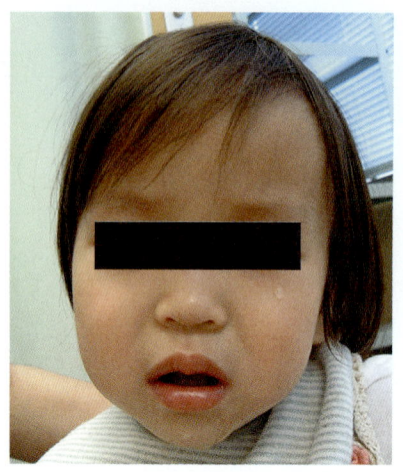

図2-1 流涎（1歳9カ月，女児）

出してしまいます．それに口も臭います」と母親が訴えるはずです．日常診療でひどい口内痛を訴えて受診する場合は，ヘルパンギーナかヘルペス性歯肉口内炎を考えますが，この症例は手足口病で舌および軟口蓋に小潰瘍が多発していました．

　子どもの表情や仕草は，とくに言語表現できない乳幼児で，診断の手がかりになるので注意して観察します．耳を押さえていたり，触っていれば耳痛を考えます．手で頭を押さえていれば頭痛を，腹部を押さえていれば腹痛を疑います．

　発熱のない1, 2歳児が，片方の足を痛そうにして歩こうとしないという訴えで受診したら，最初に痛がっている側の足底にとげが刺さっていないかを確認しましょう．足底に刺さったとげの痛みで歩かない患児をこれまでに経験しています．足底にとげがなければ，関節や骨の異常を考えましょう．

4）デジタルカメラで所見を保存しよう

　「百聞は一見に如かず」です．発疹のように文字で表現しきれない所見はデジタルカメラに残すと簡単に伝えられるので重宝します．もちろん，患児および保護者の了解を得てから撮影します．

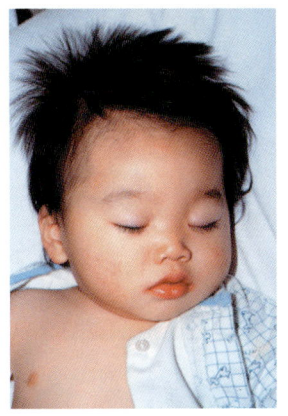

図 2-2　川崎病顔貌

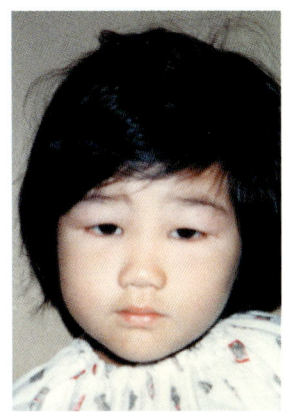

図 2-3　虫刺症による
　　　　両上眼瞼浮腫

◆ 部位別診察の注意点[8)]

1）一般状態

　診察中に小児がパニックを起こして，知的障害や自閉症だとわかることがあります．病歴聴取中の態度や会話からそれとなく気付いた時は注意して診察します．

　高熱があっても活発な小児は，差し迫った心配はないので落ち着いて診察しましょう．

2）顔貌・顔面

　百日咳顔貌，川崎病顔貌（**図 2-2**）のように一見して診断がつく顔貌があります．普段見慣れない顔貌 odd-looking の場合は両親と似ていないかを最初に確認し，そのうえで奇形症候群を疑います．

　百日咳や咳き込みが激しい場合に眼周囲などに点状出血が現れたり（図 17-7，p.313），うつぶせ寝の後やひどい咳き込みに伴って眼瞼浮腫がみられることもあります．**図 2-3** は蚊による虫刺症のために両眼瞼が腫脹し，腎炎が

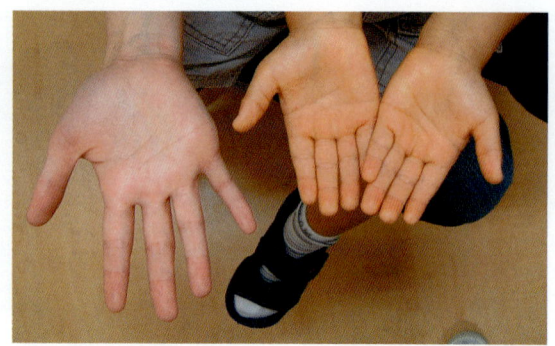

図 2-4　柑皮症

疑われた女児です．

3) 皮膚・粘膜

　喘息児などで，顔色が白いので貧血が疑われて受診することがあります．副交感神経優位の小児でみられる仮性貧血の場合が多いのですが，貧血は顔色ではなく眼瞼結膜で判断し，貧血が疑わしい時は血液検査をします（第 17 講 p.304 参照）．

　手足が黄色いので黄疸が疑われるのは柑皮症です（図 2-4）．黄疸との鑑別点は球結膜の黄染の有無です．

4) 大泉門

　大泉門は"乳児の脳の窓"と呼ばれます．大泉門が開存している場合は膨隆があるかどうかに注意します．泣いている場合は判断が難しく，また生後 6 カ月前後で大泉門が拍動し張っている乳児もいます．膨隆は頭蓋内圧亢進を示し，髄膜炎や水頭症を疑います．突発性発疹症でも膨隆を認めることもあります．陥凹は脱水症でみられます．多くは 1 歳半までに大泉門は閉鎖するので，1 歳半を過ぎて開存していると閉鎖遅延と考えますが，健常児でもしばしば遅延がみられます．

5) リンパ節

 小児期はリンパ系組織が優勢で，リンパ節や扁桃腺が大きな時期です．生理的な大きさのリンパ節を触知したために受診することもあるので，リンパ節腫大はリンパ節の部位と年齢を考慮して評価しなければなりません．

 リンパ節腫大では頸部リンパ節が最も多い部位です．ムンプスによる耳下腺や顎下腺腫大をリンパ節腫大と間違えることもあります．大部分は感染に伴う反応性リンパ節腫大で，腫瘍性腫大は稀にしかありません（第12講 p.220 参照）．

6) 鼓膜

 耳痛，耳漏，発熱の小児に対しては，鼓膜を必ず観察しましょう．急性中耳炎は小児でよくみられる疾患です．鼓膜の観察には上出洋介先生の著書[9]がお勧めです．

7) 口腔・咽頭・扁桃

 発熱児で最も注意して観察する部位です．佐久間孝久先生の素晴らしいアトラス[10]が参考になります．

8) 胸部

 聴診器は小児用を使用します．呼吸音の聴診はベル型で，心音の聴診はベル型と膜型で行います[2]．呼吸音の左右差（肺炎部位の呼吸音の減弱）や打診の左右差が乳幼児の肺炎の診断の手がかりになります．心臓の聴診は聴診器を当てた瞬間に正常と違うなという印象をもつことが大切なので，心音のCD[11]などを使って耳を養っておきます．

9) 乳房

 中学生の男子が女性化乳房を訴えることがあります．肥満の場合は lipomas-

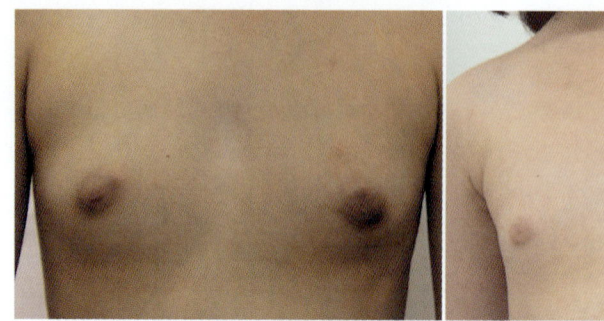

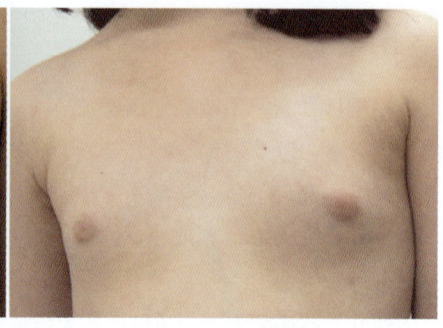

図2-5　思春期女性化乳房　　図2-6　片側性一過性乳腺腫大（左側）

tia を考えますが，検査や治療の必要のない生理的な思春期女性化乳房がほとんどです（図2-5）．

　小学1, 2年生の女児が片側の乳房にしこりやその部位の痛みで受診します（図2-6）．これも生理的な乳腺の発達過程の現象です．「お母さんみたいにおっぱいが大きくなるために芽が出てきたのだよ」と説明します．思春期男子にも同様の現象がみられます．

10）腹部

　乳幼児の腹部は蛙腹が普通ですが，腹部膨満が疑われて受診することもあります（図2-7）．乳幼児では肝臓を右乳線上で季肋下に2〜3cm触知するので，肝臓は触知するものだと思って触診します．学童になるとほとんど触知しません．急性上気道炎による発熱を主訴に受診した乳幼児で，腹部腫瘤を偶然発見したことがあります．どのような訴えであっても，腹部の触診をしましょう．

11）外陰部・肛門

　男児で亀頭包皮炎はよくみられます．恥垢が包皮下に黄色の腫瘤として透見され（図2-8），陰茎腫瘤や膿瘍に間違えられることもあります．
　肛門の12時の方向に鶏冠様の突起があり，いぼ痔ができたと受診することがあります（図2-9）．馬場一雄先生の指摘のように，裂肛に伴う見張りいぼと

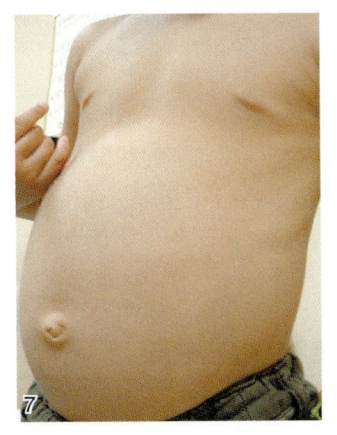

図 2-7　蛙腹（2 歳，男児）

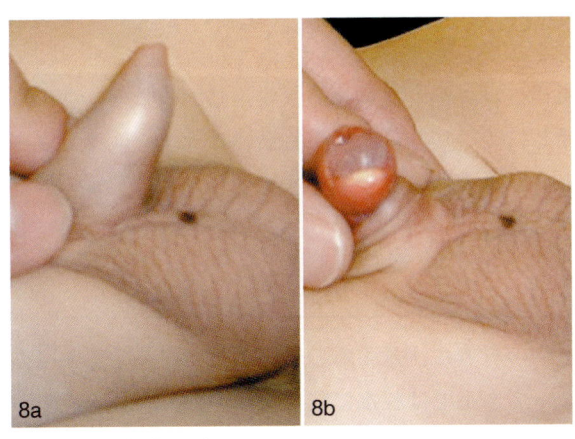

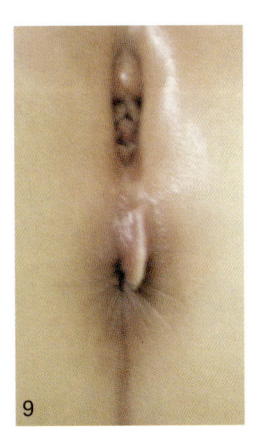

図 2-8　恥垢（a, b）

図 2-9　肛門スキンタグ

区別されるものです．女児にみられ，肛門スキンタグとか肛門垂とか呼ばれていますが，正式名称はなく，近年皮膚科領域では infantile perianal pyramidal protrusion と記載されています．

　パンツを下げて視診しなかったために診断が遅れた尿道脱の経験があります．小陰唇の外傷による排尿痛を膀胱炎と誤診した研修医もいました．必要な場合は必ず外性器や会陰部の観察をしましょう．

12) 神経学的診察[12]

　神経学的診察は，神経疾患だけでなく，乳幼児健診などで発達の評価をする際にも必要です．日常診療では神経学的診察をしないことが多いと思いますが，髄膜刺激症状（項部硬直，Kernig 徴候，Bruzinski 徴候）だけは発熱児で忘れずに確認しておきましょう．

◆ 診察室では現物現場主義で

　母親など付き添いの訴えは，そのまま信じるのではなく，必ず自分自身で確かめるようにしましょう．たとえば，発熱の訴えがない患児でも診察前に必ず体温を測定し，下痢や嘔吐の患児では便や吐物を確認し，咳嗽の患児では咳嗽を聴き，発疹の患児では全身を診察します．

　診察時に脱出していない鼠径ヘルニア，痙攣様の異常運動，咳嗽のように，保護者からの話だけでは判断しにくい症状は，携帯電話やビデオを使って家庭で録画や録音をしてもらうと診断に大いに役立ちます．

◆ 脱水症に注意する

　嘔吐や下痢を訴えれば脱水症の有無に注意するのは当然ですが，発熱や口内痛などで経口摂取が不良になっても小児は脱水に陥りやすいので，脱水症の診断は大切です．体重減少が最も客観的な所見です．しかし，病前の体重が不明な場合が多く，体重減少を計算できないこともしばしばあります．また，腸管内に大量に水様性下痢便が貯留している場合は，測定した体重による計算が真の体重減少を表さない点に注意して下さい．

　体重減少を計算できない場合には，身体所見から脱水の程度を評価します．皮膚のツルゴールと毛細血管再充満時間をまず診ます．ツルゴールは臍の横の皮膚を大きくつまんで離します（図 2-10）．脱水がある場合はテント状の皮膚の襞がすぐに元に戻りません．皮膚，口唇，口腔粘膜が乾燥し，舌は乾いて濃い唾液でねばねばしています．眼球の陥没，大泉門の陥凹もみられます（図 2-11）．また，泣いているのに涙がないことも重要な所見です．おむつを付け

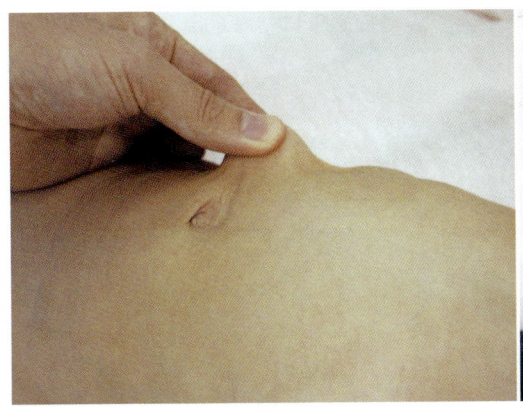

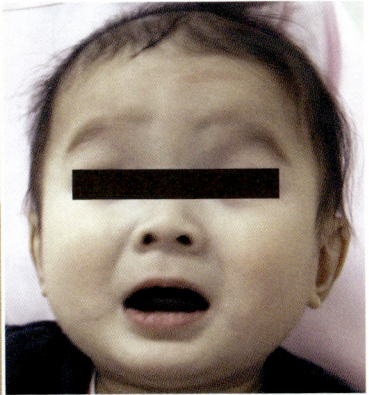

図2-10　皮膚ツルゴールの低下　　図2-11　脱水症の顔貌

ている乳幼児では，おむつが濡れているかどうかをチェックします．

◆ 児童虐待も考慮しよう

　虐待を意識して診療しなければならない不幸な時代です．医療者は虐待を早期に発見し児童相談所に速やかに通告する義務があります．通常では考えにくい紫斑やタバコによる熱傷の痕などがあれば身体的虐待を，あまりにもひどいおむつ皮膚炎や汚れた身体などがあればネグレクトを考えましょう．

◆ 心身症や心因的背景にも注意しよう

　子どもだけに限りませんが，症状が心因的な背景をもっていないかを常に考えながら診察をすべきです．逆に保護者から精神的なものではないかと相談を受けることもあります．

　心身症，心因性の診断は器質的疾患を十分に除外診断したうえで行わなければなりません．親が心身症を疑って受診した患者がバセドウ病や脳腫瘍であった経験もあります．誤診しないためには，患児のことを十分把握している人の話を聴くことと，身体所見を丹念にとることが出発点で，必要な検査は行うと

いう態度も重要です．それ以上に1回の診察で簡単に結論を出さないことが大切です．

◆ 鑑別診断をする

病歴と身体所見から鑑別診断を考えます．その際には，教科書などの鑑別診断一覧表の疾患順にとらわれず，眼前の患児で最も考えられる疾患から鑑別診断を進めます．

疾患によっては好発年齢があるので，患児の年齢（時には性別も）を考慮することが重要です．それに，鑑別診断の3つの"C"を考慮しましょう．最初にcommon，頻度の高い疾患から，次にcritical，重篤な疾患から，最後にcurable，治療できる疾患から，この3つの軸で疾患を考えます．

◆ 検査のオーダ

プライマリ・ケアでは，病歴と身体所見から診断し処方を書いて診察終了することがほとんどですが，検査が必要な場合は躊躇なく実施すべきです．

小児では成人のように大量に採血ができず，採血や採尿も容易ではありません．また，採血は心にも痛みを与え，X線検査は放射線被曝を伴うなど，侵襲的な検査は子どもの心身に影響を与えます．自分が考えた鑑別診断の証拠を得るために，必要最小限で検査を行うことが原則です．小児の診療では，絨毯爆撃的な検査を基に診断を考える思考方式から頭脳を解放しましょう．

◆ 診断，治療方針，説明

診察後に，「よいお薬を出しますよ」といわれるだけで，診断も薬の内容も何も説明がないことが小児科医に対する一番の不満だと，私が医師になった時に，従姉妹からいわれました．医師の説明が患者家族にうまく伝わらなければ，十分な診療ができません．

1) 説明する際に心がけていること

 患児家族とのトラブルのほとんどの原因は，医師の説明不足か，自分の説明を患児家族が十分に理解したと医師が勝手に思い込んでいることです．それを回避するために，私が説明する際に心がけていることは次の4点です．
 ①診断，治療方針，病気の経過，重症度，家庭での注意点などをわかりやすく理解されるまで説明する．
 ②大事なことは紙に書いて説明し手渡す．
 ③相手に応じて話し方や語彙を変える．
 ④患児や保護者のニーズに応じた説明をする．

2) 保護者が医師に聞きたいこと

 保護者が医師に聞きたいことは次の4点です．初診時には必ず短時間の外来診療中にこれらのポイントで話をするようにしています．
 ①病気か，病気でないのか？ 病気だったら病名は？
 ②原因は何か？ どうしてそれが起こったのか？
 ③治療法は？ 家庭で(保育園や学校で)どうしたらいいのか？
 ④これからどうなるのか？ 予後や再発は？

3) 説明をする際の注意点

 第1に根拠のない思いつきでしゃべらない，あるいは，自分の自信のなさからくる心配なことを口に出さないことです．思いつきか，または返答に窮して答えたとしか考えられない医師の言葉に不安を募らせて，他医を受診する場合があります．医師の自信のなさは患者や保護者に不安を与えるだけです．
 第2に専門用語で保護者を煙に巻かないことです．自分の不明をごまかすためか，語彙が貧困なためかわかりませんが，やたら専門用語を使って話す医師がいます．「本疾患の予後は」という説明についていける人は少ないでしょう．
 第3に defensive medicine 的な説明はしないことです．自己防衛的な姿勢では信頼関係をつくれません．インフォームド・コンセントは患者や家族をい

たずらに不安に陥らせるためや，医師自身の身を守るために行うものでもありません．

第4に，どうでもよいような自説を医師が患者や保護者に延々と聞かせることも説明ではありません．

◆ 渡る世間に鬼はいる

モンスターペアレントの例のように，世の中話せば理解しあえる人ばかりではありません．人格異常としか考えられない人，女性医師だと高圧的になり大声で威圧する人，クレーマーとしかいいようがない人もいます．とくに，救急センターで女性医師(男性医師も同様)が恐い思いをすることもあります．診察中にこのような人を見分けることも，トラブル防止に大切です．

この講の Point

- physical diagnosis がすべての臨床の基礎である．自分の身体と聴診器だけで診断できる医師になることを理想としよう．
- physical diagnosis だけで診療は終わらない．患児家族への説明も含めて診療中の医師の表情や態度などすべての行為により信頼に足りうる医師かどうかが判断される．一挙手一投足に気を配って診療をする．
- 子どもの症状が心の訴えであることもしばしばあるので，子どもの日常生活も視野に置いた包括的なアプローチを常に心がける．

文献

1) 横田俊一郎(監修)：研修医のための基本技能 10 小児の診察．丸善，2004．＜動画で子どもの診察を学べる＞
2) Gill D, O'Brien N (著)，早川浩(訳)：小児科診察入門 第2版．メディカル・サイエンス・インターナショナル，1999．＜聴診器の使い方は pp86-87, p104 に記載がある．成人用の膜型は，大きすぎて肋骨と肋骨に接して皮膚に密着できないためにうまく音が拾えない＞
3) 横田俊平：小児の外来診療 ABC．東京医学社，1997．＜2)と3)ともに気楽におもしろ

く読める本である．医学生や研修医の最初に読む入門編として最適である＞

4) Goldbloom RB : Pediatric clinical skills 3rd edition. Saunders, 2002. ＜研修医が最初に読むのにも，経験を積んだ医師が知識を再確認するにも，小児の診察の入門書として最適である．Key point の内容は示唆に富む．ただし英語版である＞
5) 日本外来小児科学会(編)：小児プライマリ・ケア龍の巻．医学書院，2003．＜付録のDVD「写真から学ぶ小児プライマリ・ケア」は秀逸である＞
6) Zitelli BJ, Davis HW : Atlas of Pediatric Physical Diagnosis 4th ed. Mosby, 2002. ＜西村書店から翻訳版が出版されている＞
7) Chung EK, et al : Visual diagnosis in pediatrics. Lippincott Williams & Wilkins, 2006. ＜6)と7)は図譜が多く目から知識を入れるのにお勧めであるが，日本人の写真でないのが玉に瑕である＞
8) 小野田千枝子(監修)：こどものフィジカル・アセスメント．金原出版，2001．＜看護師向けと侮ってはいけない．医学生，研修医の自習に最適である＞
9) 上出洋介：内視鏡画像による急性中耳炎・鼓膜アトラス．メジカルビュー社，2005.
10) 佐久間孝久：アトラスさくま：小児咽頭所見．メディカル情報センター，医学図書出版，2005.
11) 中澤誠：CD による聴診トレーニング　小児心音編．南江堂，1994.
12) 鴨下重彦，他(編)：ベッドサイドの小児神経の診かた　改訂2版．南山堂，2003．＜『小児神経診断学』(坂本吉正著)は名著であったが絶版．現在は小児神経診断学を学ぶにはこの本である＞

急性発熱の診かた

第3講

　小児のプライマリ・ケアでは，受診者の約半数は発熱児といわれます．発熱児の診療ができなければ，小児科医は務まりません[1,2]．診療所や救急外来では，突然の発熱で受診する急性発熱がほとんどで，初診患児で不明熱を扱うことはまずないでしょう．

case 3-1

母親がインフルエンザと確信して受診した男児

患児：4歳，男児，保育園児

家族歴，既往歴：特記すべきことなし

　インフルエンザ流行期に2，3日前から咳嗽と鼻汁を認め，本日午前3時に39.3℃に発熱したので解熱薬の坐薬を挿肛した．午前9時に外来を受診し，母親はインフルエンザの検査を強く希望した．咽頭痛，嘔吐，下痢，関節痛はなかった．

　受診時の体温は38.5℃で，咽頭の中等度発赤以外に，イチゴ舌やリンパ節腫大を認めず，胸腹部にも異常所見がなかった．母親は気づいていなかったが，パンツに隠れた部位に鮮紅色の小丘疹の集簇（図3-1）を発見したので，猩紅熱を疑って行ったA群β溶連菌（以下溶連菌）抗原検査は陽性であった．母親がインフルエンザと確信していたので，彼女の面子を保つために，インフルエンザ抗原検査も実施したが陰性であった．

　case 3-1が示すように，インフルエンザウイルスと溶連菌の迅速検査の存在は今や世間の常識で，保護者から検査を要求されることもあります．しか

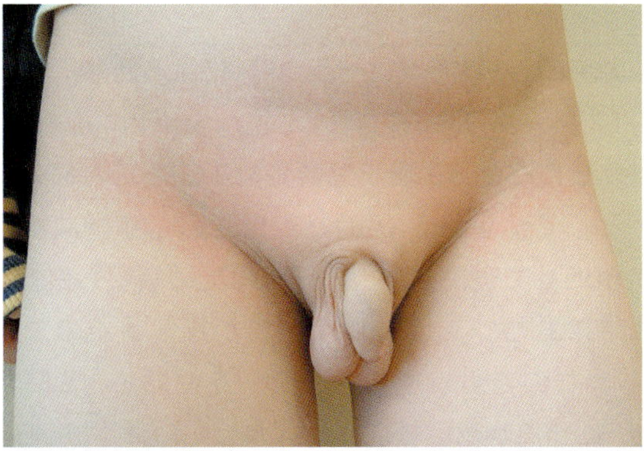

図 3-1　下腹部の皮疹

し，皮疹がこの症例で診断の契機になったように，検査以前に丁寧な病歴聴取と系統的な診察が発熱の診療でも基本であることを忘れないでください．

急性発熱児に対するアプローチを，①発熱児にどのように迫るか，②初診時にどこまで診断に迫れるか，③重症細菌感染症にどのように迫るかという3つの視点から考えます．

視点1：発熱児にどのように迫るか

◆ 発熱児をみたら感染症と思え

発熱は case 3-2 のようにうつ熱など感染症以外の原因もありますが，発熱児の大多数が感染症です．また，発熱が感染症を疑わせる唯一の症状であることも多く，発熱児をみたら感染症だといっても過言ではありません．

日常診療で小児の発熱の8割は"かぜ"といわれ，ほとんどは3日以内に解熱するウイルス性疾患です．保護者が"かぜ"だと考えている発熱児から，"かぜ"以外の疾患を正確に診断することが小児科医の腕のみせどころです．"かぜ"だと診断した患児が2, 3日後に細菌性髄膜炎と判明した時に受けるダメージは，筆舌に尽くしがたいものがあります．

case 3-2

発熱の原因は感染症だけでない─うつ熱*による発熱

患児：生後 12 日，女児

×年2月19日に在胎39週で児頭骨盤不均衡のために帝王切開にて，第1子として体重は3,090gで出生し，順調な経過で3月1日に体重3,305gで退院した．2日は母乳の吸啜も良好であった．

3日午前3時におむつ交換時にぐずりが長かったので検温すると39.1℃であったので当院救急センターを受診し，3時半に入院となった．家人に発熱や感冒様症状はなかった．体温は38.6℃で，軽度黄疸を認めたが，大泉門の膨隆などその他に身体所見の異常はなかった．白血球数は14,500/μL（好中球16％），CRPは0.0 mg/dLで，尿検査，髄液検査，胸部X線検査に異常はなく，また血液，尿，髄液の細菌培養も陰性であった．入院後は輸液だけで抗菌薬の投与をしなかったが，すぐに解熱した．家庭では，寒くないように室温を26℃に保った狭い部屋で，おくるみでくるみ，保温に注意していたと母親が語った．

*うつ熱（鬱熱）：高温環境や，衣服の着せすぎのような外的環境因子による高体温．新生児や乳幼児は体温調節が未熟なので，うつ熱を起こしやすい．

発熱の定義

わが国では，腋窩温で37.5℃以上の体温を小児の発熱としています．米国では，直腸温で38.0℃以上が一般的な定義です．数字を云々する前に電子体温計（とくに予測式の場合）は実際の体温より高めに出る傾向があります．水銀体温計では40℃を超す高熱は滅多にありませんでしたが，電子体温計では「42℃ありました」と訴える母親に時々出遭います．また，当科外来の検温で発熱のない小児でも37.5℃前後の体温がよくみられます．小児の体温は成人より高めで，しかも電子体温計で実際より高めに計測される傾向がある点を考慮しないと，微熱遷延や不明熱を作ることになります．耳式体温計は，小児では測定が不正確になりやすいので使用しないほうがよいでしょう．

表 3-1　生命にかかわる急性発熱性感染症
（青字はとくに注意すべき疾患）

中枢神経系	心臓
細菌性髄膜炎	急性心筋炎
脳炎	感染性心内膜炎
脳膿瘍	化膿性心外膜炎

上気道	消化器系
急性喉頭蓋炎	急性胃腸炎（脱水症）
咽後膿瘍	急性虫垂炎
重症クループ	腹膜炎（急性虫垂炎以外のもの）

下気道	筋骨格系
肺炎（重症）	壊疽性筋炎（ガス壊疽）/ 筋膜炎
膿胸	劇症型 A 群溶連菌感染症
粟粒結核	
	全身性
	敗血症
	中毒性ショック症候群

Alpern ER, et al : Fever. *In* Fleisher GR, et al（ed）: Textbook of pediatric emergency medicine, 5th ed. p.298, Lippincott Williams & Wilkins, 2006 より筆者訳

発熱は救急疾患か？

　発熱自体は生理的反応なので，通常急を要するものでありません．しかし，髄膜炎，脳炎，敗血症のように死亡や重度の後遺症を残すリスクの高い疾患による発熱は，早期診断，早期治療が大切です．このように発熱の緊急性は原因疾患に左右されます．プライマリ・ケアで念頭に置くべき，生命にかかわる急性の感染症を表3-1に挙げました．ウイルス感染症だからといって重症でないわけではありません．脳炎の原因は通常ウイルスです．クループの原因もウイルスですが，重症の場合に死亡することもあり，小児科で訴訟になることもある疾患の1つです．

発熱児で入院治療を考える場合

　入院の適応と私が考える基準を表3-2に示しました．重症細菌感染症や呼吸困難など，全身状態不良の場合は入院管理に異議がないと思います．乳幼児

表 3-2　入院の適応となる発熱

- 重症細菌感染症
- 脱水症の存在
- 呼吸困難など全身状態不良
- 生後 3 カ月未満の高熱
- 抗菌薬の服薬拒否
- 家族の不安や心配が強い

は，嘔吐や下痢がなくても，高熱などで経口摂取が不良になると容易に脱水症に陥ります．肺炎に罹患した乳幼児がぐったりしているので入院させると数時間の輸液で活気を取り戻し，発熱よりも脱水でぐったりしていたことが後でわかることもあります．ヘルペス性歯肉口内炎は高熱が続き，口内痛のために経口摂取ができなくなると脱水症に陥りやすい疾患です．生後 3 カ月未満の高熱は年長児よりも重症細菌感染症のリスクが高いので，入院管理を考慮する条件になります．

　抗菌薬の服薬拒否，家族の不安や心配が強いという基準は小児科的かもしれません．抗菌薬治療が必要な患児で抗菌薬をどうしても内服しない場合に，入院のうえで抗菌薬を静脈内に投与せざるをえないこともあります．

　私が医師になった 30 年余り前は，合併症がない限り麻疹で入院することはまずありませんでした．麻疹と診断すると「高熱がまだ 4,5 日続きますね」といって家族が納得したものです．今日では高熱が 2,3 日，ひどい場合は数時間続くと不安でいたたまれなくなりパニックになる家庭が増えました．不安や心配が強く家族全体が浮き足立っている場合に，子どもの容態にかかわりなく，家族の気持ちを落ち着かせるために入院させることもあります．それに，患児の自宅と病院とのアクセスも考慮します．冬に積雪があると，とくに遠方の場合に病院までの往来が大変になるので，非積雪時と異なった入院の判断をします．

　初診時も再診時も同様ですが，診察で緊急性を判断し，緊急性のある患児は躊躇なく入院させます．

発熱児の診察のポイント

1) 発熱の性状

発熱の程度，熱型，持続期間を問診します．発熱時に解熱薬を使用していることが多いので，熱型を観察するよりは，ピーク時の体温と持続期間に注意します．5日間以上持続している発熱や40℃以上の高熱は黄信号です．

2) 発熱以外の随伴症状の有無

咳嗽，鼻汁，咽頭痛，下痢，嘔吐，発疹，頭痛，関節痛，痙攣などの部位診断の手がかりになる随伴症状を質問します．

3) 患児の年齢を考慮する

溶連菌による気道感染症の病型は年齢により違います．細菌性髄膜炎は生後2カ月を境に原因菌が異なります．また，6カ月の乳児で生まれて初めての発熱だと一番に突発性発疹を考えるように，年齢を考慮して疾患や病原体を想定します．

4) 3カ月までの乳児の発熱はなぜ要注意なのか

生後3カ月未満の乳児は年長児より重症細菌感染症に罹患するリスクが高く，髄膜炎，尿路感染症，肺炎でも，発熱以外に哺乳力低下のような非特異的症状しか呈さないので診断が困難になります．Bachurら[3]は重症細菌感染症の頻度を0～1カ月で8.8％，1～2カ月で7.3％，2～3カ月で7.1％と報告しています．発熱を主訴とした生後90日以下の当科の入院患児66例の検討[4]では，19.7％が細菌感染症でした．安易にかぜと診断するのは危険ですが，生後3カ月までの乳児でもウイルス感染症が多いのが実際です．

5）家族内に発熱など同様の症状をもつ人がいないか

「私も2, 3日前からかぜで熱がありました」と母親がいえば，2カ月の発熱児でもかぜだろうと少し安心して診察ができます．症状以外に感染症の潜伏期間も考慮して，家族内感染かを判断しましょう．

6）地域で流行している疾患はないか

福井県小児科医会では，12月になると会員から電子メールでインフルエンザ便りが届きます．このような地域での感染症の情報は診断に役立ちます．感染症サーベイランス情報や保育園，学校などの感染症流行状況を仕入れておきましょう．

7）緊急性（重症度）を判断する

緊急性のある発熱，小児科専門医にコンサルトすべき発熱は，意識障害，痙攣，頻脈やショックなどの循環障害，呼吸困難，強い頭痛，強い腹痛を伴う場合です．**表3-3**[5]は重症の発熱児を見い出すために英国で作成された評価システムで，診療の参考になります．また，「いつもと違う」と家族がしきりに訴える場合は危急疾患であると考えてください．

8）病歴から考えた疾患に関連する徴候はないか

鑑別すべき疾患を念頭に診察します．発熱，頭痛，嘔吐があれば髄膜炎を疑います．母親も私も髄膜炎だと一致したのにマイコプラズマ肺炎だった経験（**case 3-3**）もありますので，思い込みに注意しましょう．

表 3-3　重症発熱児を同定するための信号機システム

	青信号-低リスク	黄信号-中リスク	赤信号-高リスク
皮膚色調	・皮膚，口唇，舌の色調が正常	・親か養育者による蒼白であるという訴え	・蒼白/まだら状/土色/青色
活動性	・あやすと正常に反応する ・満足げ/笑う ・覚醒しているかすぐに覚醒する ・強く正常な泣き声/泣かない	・あやしても正常に反応しない ・長く刺激しないと覚醒しない ・活動性の低下 ・笑いがない	・あやしても反応がない ・医療従事者に重症(ill-appearing)とみえる ・覚醒しないか，覚醒しても起きていない ・弱い泣き声，甲高い泣き声，または泣き続けている
呼吸		・鼻翼呼吸 ・多呼吸 　月齢6〜12カ月：呼吸数＞50回/分 　月齢12カ月以上：呼吸数＞40回/分 ・SpO₂≦95%（室内空気で） ・捻髪音，水泡音	・呻吟 ・多呼吸 　呼吸数＞60回/分 ・中等度か高度の陥没呼吸
脱水	・皮膚と眼球は正常 ・湿潤した粘膜	・乾燥した粘膜 ・乳児で哺乳低下 ・毛細血管再充満時間（CRT）≧3秒 ・尿量減少	・皮膚ツルゴール低下
その他	・黄信号または赤信号の症状や徴候がない	・5日間以上続く発熱	・月齢0〜3カ月，体温≧38℃ ・月齢3〜6カ月，体温≧39℃
		・四肢または関節の腫脹 ・四肢に体重をかけない/四肢を使わない	・圧迫しても白くならない発疹 ・大泉門膨隆 ・項部硬直 ・痙攣重積 ・局所神経学的徴候 ・焦点発作
		・新しく出現した2cmより大きな腫瘤	・胆汁性嘔吐

高リスク：赤信号の項目が1つ以上ある発熱児
中リスク：赤信号の項目がなく，黄信号の項目が1つ以上ある発熱児
低リスク：赤信号と黄信号の項目がなく，青信号の項目がある発熱児

(National Collaborating Centre for Women's and Children's Health : Feverish illness in children : assessment and initial management in children younger than 5 years, p.16, www.nice.org.uk/CG047, 2007 より筆者訳)

case 3-3

無菌性髄膜炎と誤診したマイコプラズマ肺炎例

患児：6歳，男児

主訴：頭痛

家族歴：特記すべきことなし

既往歴：×年6月 無菌性髄膜炎で当科入院

現病歴：1年後の6月16日の夕方から頭痛を訴え38.3℃の発熱も認めた．17日朝に38℃の発熱があったので学校を休み，頭痛をしきりに訴えたので，午後に当科を受診した．嘔吐や髄膜刺激症状を認めなかったが，強い頭痛と当時地域で無菌性髄膜炎の流行があったので無菌性髄膜炎と診断し投薬した．18日朝より軽い咳嗽と嘔吐を認め，39℃台の高熱と強い頭痛が続いた．19日午前2時30分に1年前に入院した時と同じ症状になってきたので，母親が心配して救急センターを受診した．入院時の胸部X線(**図3-2**)で肺炎像を認め，マイコプラズマ抗体(HDPA法)は入院時に40倍以下で，5日後に640倍に上昇した．

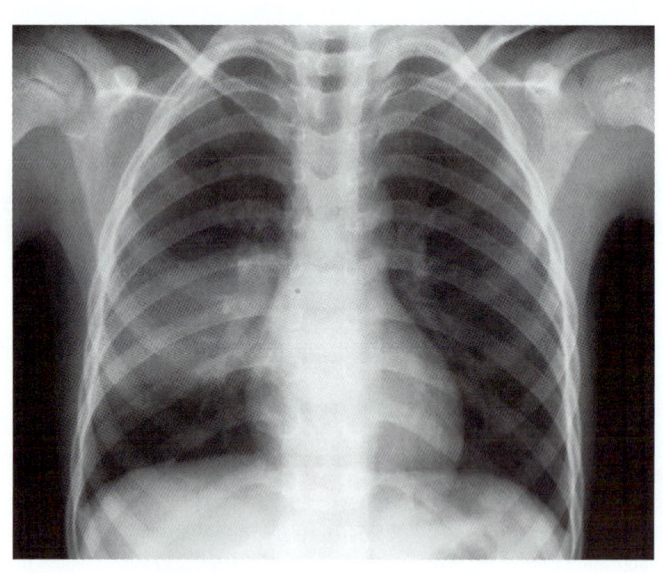

図3-2　入院時胸部X線正面像(case 3-3)

「発熱児をみたら穴を診ろ！細菌性髄膜炎だけは見落とすな！」

小児科入局時に教えられた最初の戒めでした．穴とは口腔，外耳道，尿道を指し，口腔内と鼓膜の観察，尿検査が発熱の診療の基本で，それに早期診断治療が予後を左右する細菌性髄膜炎を常に念頭に置けという意味です．耳鏡は必ず診察室に準備しておきましょう．

発熱児の診察時の基本3原則

①細菌感染症かウイルス感染症か？
②緊急性があるか？　重症か？
③診断は？　感染部位は？

発熱児を診察する時に私が自問自答する3原則です．その心は，①は抗菌薬を処方すべき患児かどうかを見分けること，②は入院が必要か，外来通院でよいかを判断すること，③は重症細菌感染症（**表3-4**）を見落とさないことです．

表3-4　重症細菌感染症
（serious bacterial infection : SBI）

- 細菌性髄膜炎
- 敗血症
- 骨髄炎，化膿性関節炎
- 尿路感染症
- 肺炎
- 皮膚・軟部組織感染症
- 細菌性腸炎

発熱児に対する外来検査

細菌とウイルス感染症との鑑別診断と病原体診断が，検査の主な目的です．

1）発熱検査の4種の神器

①白血球数，白血球分画
②CRP検査，赤血球沈降速度（ESR）
③尿一般検査および沈渣（尿路感染症の診断のため）
④病原体診断迅速検査（POCT）

白血球数，CRP，尿一般検査と沈渣を発熱検査の「3種の神器」と私は以前呼んでいましたが，現在は病原体診断迅速検査を加えて「4種の神器」といい換えています．感染部位や原因を特定するための検査を除けば，発熱のスクリーニング検査は，細菌感染かウイルス感染かを鑑別するために白血球数とCRP検査だけで十分です．

ラテックス凝集法によるCRP定性検査が迅速検査として利用されましたが，最近では，全血法による自動血球計数CRP測定装置が診療所や救急外来で使用されています．静脈採血をしなくても耳朶か指先の穿刺による毛細管半分程度の採血量で，しかも5分弱の短時間で白血球数とCRP値を測定でき，また，小児の静脈採血に自信のない医師も簡単に検査できるので，発熱児のスクリーニング検査に適した検査機器です．

静脈採血する場合に，ESRは必要な血液量が比較的多いので，採血量が少なかった場合や乳幼児では省略し，CRP検査だけを実施します．むしろ，乳幼児では，ESRに回す血液があれば血液培養をしましょう．細菌が思いがけず検出され，助かることがあります．

尿路感染症は尿検査なしで診断できません．乳幼児の発熱に対しスクリーニング的に尿検査を実施している小児科医もいます．採尿量が少ない場合にはKOVA Slide®が威力を発揮します．平岡政弘先生の著書[6]に，診断法も含めて詳細な説明があるのでぜひ読んでください．

表 3-5　ウイルス感染症と細菌感染症の鑑別点

	ウイルス感染症	細菌感染症
白血球数	減少か正常	増加
好中球左方移動	少ない	多い
好中球減少	よくみられる	重篤な症例
ESR 亢進	通常ない	よくみられる
CRP 上昇	通常ない	よくみられる

2) ウイルス感染症と細菌感染症の鑑別 (表 3-5)

好中球の増加や左方移動を伴う白血球数増加，ESR の亢進，CRP 上昇があれば細菌感染症を考え，白血球数増加や CRP 上昇がなければウイルス感染症を通常考えます．しかし，重篤な細菌感染症の場合には白血球数減少をきたすことがあるので注意です．私は白血球数増加の目安を乳幼児で 15,000/μL 以上[5]，年長児で 10,000/μL 以上にしています．

しかし，単純ヘルペスなどのウイルス感染症でも白血球増加や CRP 陽性がみられます．とくにアデノウイルス感染症では好中球優位の白血球増加や CRP 値が 10 mg/dL 以上に上昇することもあるので，細菌感染症と誤診されるかもしれません．近年プロカルシトニンが CRP よりも鑑別診断に有用であると報告されていますが，わが国では保険請求の制限もあり，まだ一般的な検査でありません．

3) CRP 値を解釈する時の留意点

ウイルス感染症と細菌感染症の区別や，重症と非重症細菌感染症の区別に有用な CRP の cut-off 値に関するコンセンサスはありません．

Pulliam ら[7]は，生後 1 カ月～36 カ月の発熱児を対象にした検討で，細菌感染症診断のために CRP の cut-off 値を 7 mg/dL (感度 79%，特異度 91%) 以上にしています．また，CRP<5 mg/dL は重症細菌感染症を除外すると述べています．

表 3-6 白血球数，CRP 値の発症からの推移

急性腎盂腎炎（5 歳，女児）			
	発熱からの経過		
	6 時間後	48 時間後	11 日後
白血球数($/\mu$L)	20,100	13,200	6,900
好中球（%）	90.0	63.0	34.8
CRP（mg/dL）	3.3	14.3	0.1
ESR（1h 値/2h 値）	16/44	76/95	13/32
熱性痙攣，肺炎球菌菌血症（1 歳，女児）			
	発熱からの経過		
	1 時間後	18 時間後	4 日後
白血球数($/\mu$L)	23,000	17,300	7,300
好中球（%）	41.0	61.0	26.0
CRP（mg/dL）	0.1	6.7	0.8

　NICE のガイドライン[5]には，4 mg/dL を CRP の cut-off 値にすると，12 カ月未満児では，感度が 94％，特異度が 84％で，12 カ月以上児では，感度が 80％，特異度が 59％と記載されています．当然，cut-off 値を低くすれば，感度は高くなりますが，特異度は低くなります．重症細菌感染症の検査後確率は，CRP＜4 mg/dL で 10％，CRP＞10 mg/dL で 86％と，CRP 値の増加に伴って検査後確率が上昇することも示されています．この知見は，CRP 値により重症細菌感染症か否かを判断しているわが国の小児科医にとって納得できるものです．

　しかし，CRP は一般に発症後 6～12 時間経って陽性になるので，肺炎球菌菌血症の女児（表 3-6）のように検査時期が早すぎると重症細菌感染症でも陰性のことがあります．発熱後短時間の場合は，CRP 値より好中球優位の白血球増加のほうがより信頼性があります．ESR 値は CRP の変化よりも遅れて亢進し，正常化も遅れます．

4）ベッドサイドで実施できる病原体診断迅速検査（POCT）

　診察室で簡便に実施できる病原体の迅速検査が普及し，発熱の診療が大きく

表 3-7　小児科でよく実施される迅速検査

- A 群 β 溶連菌
- アデノウイルス(咽頭，結膜)
- インフルエンザウイルス
- RS ウイルス
- ロタウイルス(便)
- アデノウイルス(便)

様変わりしました．原因病原体を迅速に診断できることは患者にとっても医師にとっても大きな福音で，抗菌薬の適正使用にも大いに役立っています．溶連菌，インフルエンザウイルス，アデノウイルスの診断キットはプライマリ・ケアの必需品になっています．

　迅速検査(表 3-7)の最大の落とし穴は，偽陰性があることです．陰性だからといってその感染症を完全に否定できません．また，抗原性のある病原体成分が残存していると陽性になるので，感染症の活動性の証明や治癒判定に使えません．検査キットの感度，特異度を知ったうえで結果を判断することが大切です．

　マイコプラズマ IgM 抗体検査は結果の判定に課題があり，また尿中肺炎球菌抗原検査は乳幼児で偽陽性が多いので，菌血症の診断に血液培養の代用として使えません．

5) 下痢を伴う場合は便の性状と便中白血球の有無を必ず観察する

　粘血便のような血便を伴う下痢便や便中白血球陽性の場合には，細菌性腸炎を疑って必ず便培養を実施します(第 8 講 p.160 参照)．

◆ 初診時の発熱児への診断的アプローチ(図 3-3)

　細菌感染症かウイルス感染症かを手早く鑑別診断し，原因病原体の診断にできるだけ努めることが，発熱児の早期診断と治療および抗菌薬の適正使用の基礎になります．前述した私の見解をまとめたのが図 3-3 です．白血球数と CRP 値によりウイルス性か細菌性かを判断することを基本に，病原体診断迅

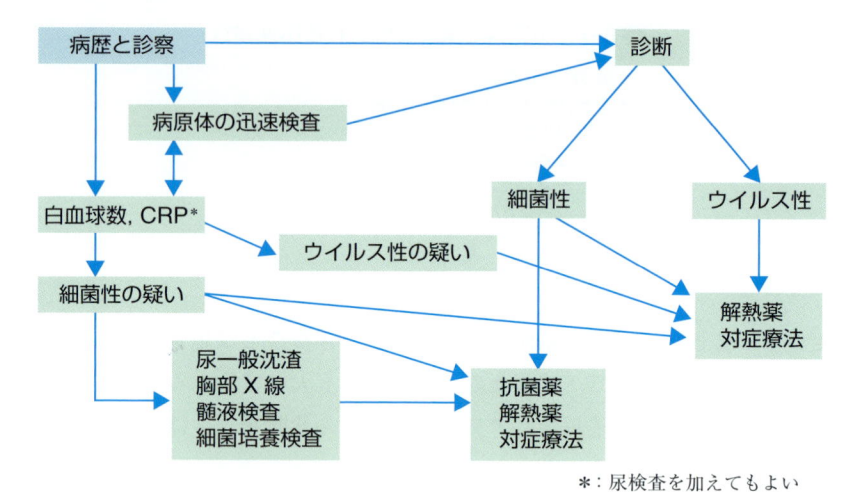

図 3-3 発熱児に対する診断的アプローチ

＊：尿検査を加えてもよい

速検査を取り入れたアプローチです．

視点 2：初診時にどこまで診断に迫れるか

　病歴と身体所見から確定診断または暫定診断をし，検査を行った場合は検査結果を参考に確定診断をするのが定石ですが，プライマリ・ケアでは病歴と身体所見だけで診断し治療を開始するケースが実際は多いと思います．

　しかし，初診時に病歴と身体所見からすべての発熱児を確定診断できるわけではありません．初診後に出現した症状により，初めて診断できる患者もいます．初診時の診察所見から診断に到る過程を基に，発熱児を 5 型に分けることができます．

　①病歴や身体所見から比較的簡単に診断できる場合
　②病歴や身体所見から疑いを持てるが，必要な検査をして確定診断できる場合
　③病歴や身体所見から診断ができず，スクリーニング的検査により診断でき

る場合
　④初診時は発熱のみで，その後に症状が揃い，初めて確定診断できる場合
　⑤発熱が続き，確定診断ができない"不明熱"である場合

　プライマリ・ケアでは初診時に不明熱が問題になることがないので，①～④の4つの場合を考えていきます．救急外来で研修医に診断を尋ねると「不明熱です」と答えることがあります．「それは不明熱でなく，君に不明な熱で，診断できないだけだ」と注意しています．

◆ 病歴や身体所見から比較的簡単に診断できる場合

　咳嗽，鼻汁，発熱の症状があり，咽頭発赤を認め，胸部聴診で異常がなければ，急性上気道炎と診断します．嘔吐と下痢を伴っていれば，細菌性かウイルス性かの鑑別は別にして，急性胃腸炎という診断はすぐにつきます．ヘルパンギーナ(図4-1, p.63)，手足口病(図15-16, p.281)，水痘(図3-4, 図15-13, p.280)のような疾患は特有の粘膜疹や皮疹をみれば診断は簡単です．ムンプスは両側耳下腺腫大(図12-5, p.229)があれば診断は容易ですが，片側性の顎下腺腫大(図12-10, p.232)や片側性の耳下腺腫大だけだと診断に迷うことがあります．Stensen管開口部の発赤と浮腫は診断に役立つので，ムンプスを疑った場合に確認するようにしましょう．

　突発性発疹は乳児の最初の発熱の原因になることが多く，永山斑が早期診断に有用とされます(図3-5)．鈴江[8]は発熱後24時間以内に受診した乳児の咽頭所見を目視とデジタルカメラの写真で判定し，永山斑の感度は32.7％，特異度は85.3％，陽性尤度比は2.22，陰性尤度比は0.79で有用性はわずかであったと報告しています．私自身も永山斑の診断にあまり自信はなく，永山斑だと思っても家族には「突発性発疹になるかもしれないね」と言葉を濁しています．

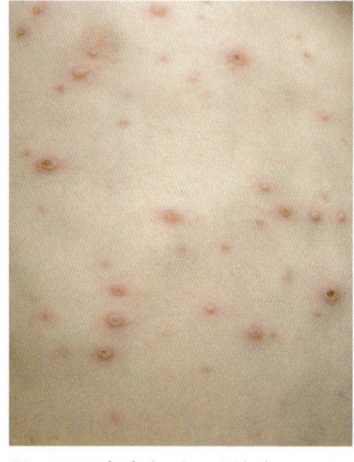

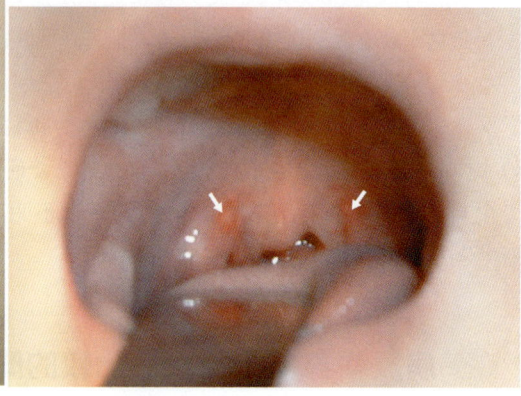

図 3-4　水痘(3歳, 男児)　　図 3-5　永山斑(7カ月, 男児)

◆ 病歴や身体所見から疑いをもてるが, 必要な検査をして確定診断できる場合

　胸部の聴診所見や打診所見から肺炎を疑うことができますが, 胸部X線検査をしなければ自信をもって肺炎の診断を告げることはできません. 髄膜炎も臨床症状や身体所見から疑いをもてますが, 髄液検査が必要です.

　発熱と咽頭痛がある小児で咽頭や扁桃の発赤を認める場合(図 3-6), 溶連菌性咽頭炎/扁桃炎を疑い溶連菌抗原迅速検査か咽頭培養で確認すべきです. 経験を積んだ小児科医は, 咽頭や扁桃の高度の発赤充血や軟口蓋の点状出血や白色イチゴ舌(図 15-5, p.274)のような典型的な所見(表 3-8)を認めれば検査なしで診断し治療しています. Breeseら[9]によると, 経験のある小児科医の臨床診断と咽頭培養の結果より溶連菌性と判断した場合の正診率が88％で, 非溶連菌性の場合が90％と高いので, 診断に自信のある医師は検査なしで治療しても大きな誤りはないようです(表 3-9). 溶連菌感染症かどうか紛らわしい患児が, 検査の一番の対象になります. 絹巻[10]は, 自分の臨床診断と迅速検査の結果を照合し続けたことで診断力が向上したと述べています. 溶連菌感染症に限らず, 自分の判断とその結果を積み重ねフィードバックすることで診断

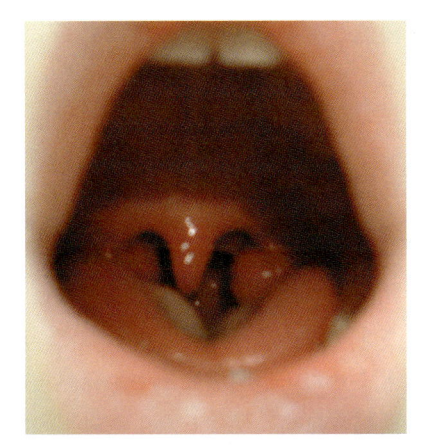

図3-6　溶連菌性咽頭炎の咽頭所見（5歳，男児）

表3-8　溶連菌性咽頭炎の可能性が高い所見と低い所見[2]

可能性が高い所見	可能性が低い所見
1. 猩紅熱様発疹 2. 38.4℃以上の発熱，明確な咽頭の滲出物，明確な咽頭の浮腫 3. 圧痛のある扁桃リンパ節，口蓋の点状出血，口蓋垂の浮腫 4. 前頭部痛，腹痛，嘔吐（とくに年少児で） 5. 年齢が5〜16歳 6. 溶連菌性咽頭炎に罹患している同胞またはその他の患者との接触 7. 溶連菌性咽頭炎が地域で流行している時期の患者	1. 鼻汁，鼻閉，嗄声，または咳嗽のような感冒様症状を伴っている 2. 結膜炎 3. 発熱がない 4. 非特異的な発疹（すなわち非猩紅熱様発疹） 5. 肝腫大または脾腫

表3-9　急性咽頭炎患者677名の臨床診断と咽頭培養所見

臨床診断	症例数	咽頭細菌培養結果		正診率（%）
		A群β溶連菌	非溶連菌	
溶連菌性	101	89	12	88
どちらともいえない	200	82	118	
非溶連菌性	376	36	340	90
計	677	207	470	

（Breese BB, et al：Consensus：difficult management problems in children with streptococcal pharyngitis. Pediatr Infect Dis J 4：10-13, 1985 より筆者訳）

病歴や身体所見から診断ができず、スクリーニング的検査により診断できる場合

　新生児や2歳までの乳幼児の尿路感染症は、年長児と異なり腎盂腎炎や膀胱炎の典型的な症状を呈さず、高熱だけで受診するので、尿検査や培養検査を実施しなければ診断はできません．不明な発熱や、発熱を繰り返す乳児では必ず尿検査をしましょう．発熱のために受診した1歳以下の乳児の場合に、診察前に全員に採尿袋を付けている小児科医もいます．尿路感染症を罹患した乳幼児は膀胱尿管逆流症などの腎尿路系の異常を合併していることがあり、腎実質の瘢痕化を起こし腎障害の危険性もあるので、尿路感染症を早期に診断することは発熱児の診療で重要なことです[6]．

　Occult bacteremia 潜行性菌血症は、わが国でも近年注目されるようになった病態です．血液培養陽性が診断の必須条件で、血液培養を実施しなければ診断できません．

初診時は発熱のみで、その後に症状が揃い、初めて確定診断できる場合

　川崎病、麻疹、ヘルペス性歯肉口内炎などは発熱で発症し、発熱後すぐに受診すると症状が揃っていないので確定診断は不可能です．初診時に発熱だけか上気道症状を伴っているだけだと"かぜ"と診断しますが、その後、発熱以外の症状が出現して初めて確定診断に至ります．再診すればその時に正しい診断ができますが、他医を受診すると「前に診た医師はヤブだ」といわれるはめになります．

　川崎病は通常、発熱後5日以内に症状が揃ってきます．発熱と頸部リンパ節腫大で発症すると初診時に化膿性頸部リンパ節炎かムンプスと誤診されることもあります．オムツ皮膚炎と間違うかもしれませんが、外陰部の紅斑(図3-7)も川崎病の早期診断の手がかりになります．

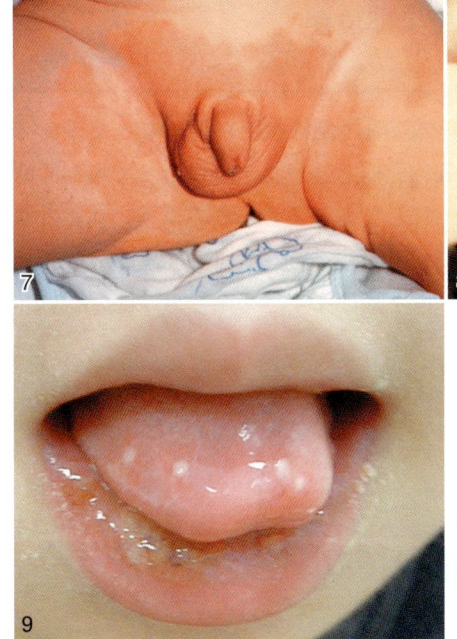

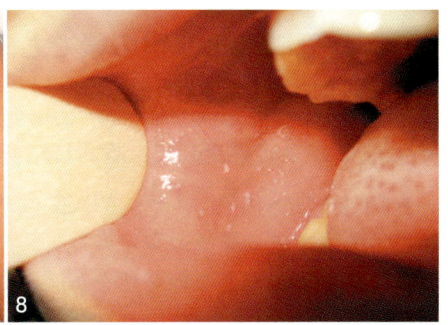

図 3-7　**川崎病の外陰部紅斑**(8 カ月, 男児)
図 3-8　**Koplik 斑**(7 歳, 男児)
図 3-9　**ヘルペス性歯肉口内炎**(5 歳, 男児)

　麻疹は，カタル期に発熱，咳嗽，鼻汁，眼脂の症状だけなので，誰が診察しても急性上気道炎としか診断できません．カタル期の終わりに Koplik 斑(図 3-8)が出現するので，その時に初めて麻疹と診断できます．

　ヘルペス性歯肉口内炎(図 3-9)も，診断までに日数がかかることがあります．発症当初は発熱だけで，舌・口腔粘膜のアフタや歯肉の充血や腫脹が 5～7 日経たないと出現しない患児もいます．
　ウイルス性胃腸炎は，初診時に嘔吐や下痢があるので診断は通常容易ですが，細菌性腸炎で発熱が先行し下痢の発症が遅れる場合もあります．初診時は発熱だけでかぜや咽頭炎と診断した患児が，翌日に下痢のために再診して初めて細菌性腸炎と診断できます．

◆ 病歴聴取と診察の後でも感染部位が はっきりしない場合

発熱後2，3日経過して，診断に結びつく随伴症状も明らかになって受診した患者の診断は容易ですが，病歴を詳細に聴取し診察を十分に行っても初診時に感染部位がはっきりしない場合が往々にしてあります．このように病歴と診察結果から診断できない発熱を英語圏では fever without source, fever without focus, fever without localizing signs と呼びます．米国では，fever without source（FWS）が一般的に使われています．

FWS の診療では，重症細菌感染症を見逃さないことが臨床的に最も重要なポイントです．

視点3：重症細菌感染症にどのように迫るか

case 3-4 を，病歴と身体所見からすぐに診断できる医師は誰もいないと思います．発熱以外に症状がなく，診察でも異常を認めない発熱児の診断が難しいのは当然ですが，「かぜですね」とついいってしまいがちです．その一言が自分の首を後で絞めることになります．このようなことが起こらないように，発熱児のなかから重症細菌感染症（表3-4, p.37）を見逃さない診断アプローチを考えます．

case 3-4

患児：85日，男児
主訴：発熱
既往歴：妊娠・分娩，新生児期の異常なし．母乳栄養児．第1子．
家族歴：特記すべきことなし
現病歴：×年11月26日午後6時半頃，突然全身をぶるぶると震わせて顔面も蒼白になったので，午後7時にA病院救急センターを受診した．受診時に40℃の発熱を認め，救急部の医師から"かぜ"と診断され，去痰薬と抗ヒスタミン薬と解熱薬を処方された．帰宅

後，解熱薬を使用せずに解熱したが，27日午前6時半に39.4℃に再発熱したので9時にB病院小児科を受診した．

身体所見：体温：37.1℃，意識清明，機嫌良好，大泉門：1.0 cm×1.0 cm，平坦，咽頭：発赤なし，胸部聴診：異常なし，腹部：平坦かつ軟，肝：右乳線上で2 cm，脾・腎は触知せず，筋緊張異常なし，項部硬直なし，Kernig徴候なし，おむつは濡れていた

Q1：A病院救急センターの診察医の判断は適切でしたか？
Q2：最終診断は？　　　　　　　　　　　　　　　　（答えはp.55へ）

◆ fever without source (FWS)

FWSの原因には，①尿路感染症，肺炎，副鼻腔炎のように，さらに適切な検査を行うと診断できる細菌性の病巣感染症が潜在している場合，②自己限定性の非特異的ウイルス性疾患である場合（年齢や発熱の程度によるが，FWSの85～98％がこのケースであるとされる），③感染症ではない膠原病のような慢性の発熱性疾患の早期の症状である場合，④ occult bacteremia 潜行性菌血症である場合が想定されます．FWSのほとんどの場合は診断できなくても自然治癒する可能性が高いのですが，このなかで重症細菌感染症を見逃さないために①と④が問題になります．

◆ occult bacteremia 潜行性菌血症

occult bacteremia は，"the presence of a positive blood culture for pathogenic bacteria in a nontoxic-appearing but febrile patient without a focus for infection." と定義されます．すなわち，血液培養が陽性になると予想さえできなかった発熱児にみられる菌血症で，米国で1980年前後から注目され診断や管理について議論されています．わが国の小児科でもこの数年で occult bacteremia の関心が急速に広がりました．インフルエンザ菌 (Hib) ワクチン，肺炎球菌ワクチンの導入以前の米国で，occult bacteremia の原因菌は肺炎球

表 3-10　occult bacteremia の危険因子[15]

① 年齢 ≦ 36 カ月
② 発熱 ≧ 39℃
③ 白血球数 ≧ 15,000/μL

菌が 85％，インフルエンザ菌が 10％で，残りは髄膜炎菌やサルモネラ菌などでした．2006 年末までの当科のデータでは肺炎球菌が 77％，インフルエンザ菌が 18％でした[11]．わが国はワクチン導入前の米国と同じ状況にあるので，原因菌の約 8 割が肺炎球菌，約 2 割がインフルエンザ菌と推定されます．米国では Hib および肺炎球菌ワクチンの接種により重症細菌感染症が激減したので，これらのワクチンがわが国でも定期接種になることを願っています．

Hib ワクチン導入前の米国で，occult bacteremia の頻度は 3〜36 カ月児で 2.8〜11.6％でした[12]．わが国では，39℃ 以上の発熱があり，発熱に気づいてから 24 時間以内に受診した 3〜36 カ月児を対象にした 1 カ月間の前方視的調査で頻度が 5.6％であったことを西村ら[13]が報告しています．

occult bacteremia の転帰には自然寛解もありますが，敗血症や病巣感染（髄膜炎，関節炎，骨髄炎，肺炎，蜂巣炎，その他の軟部組織感染症）への進展が臨床上大きな問題です．インフルエンザ菌菌血症が肺炎球菌菌血症より重症化する率が高く，インフルエンザ菌では，一過性または潜行性菌血症は 5％以下で，肺炎球菌では，自然寛解する一過性菌血症は 30〜40％とされます．抗菌薬未投与の場合のリスクは，持続性発熱が 56％，持続性菌血症が 21％，髄膜炎が 9％です．また，髄膜炎に進展するリスクは肺炎球菌で 6％，インフルエンザ菌で 26％です[14]．重症細菌感染症への進展防止が occult bacteremia の管理で一番の眼目です．

『Nelson 小児科学第 18 版』には occult bacteremia の 3 つの危険因子（表 3-10）が記載されています．これらの 3 条件は発熱児の診療で鍵となる数字なので記憶しておきましょう．

◆ FWS の小児に細菌感染症は多いのか？

米国では，小児のプライマリ・ケアや救急外来を受診する生後 3 カ月から

表3-11 sepsis workup

- CBC（血算，白血球分画）
- blood culture（血液培養）
- urinalysis（尿一般検査・尿沈渣）
- urine culture（尿培養）
- CSF examination and culture（髄液検査，髄液培養）
- chest X-ray（胸部X線検査）

36カ月までの乳幼児の約半数が発熱児で，そのなかの20%程度がFWSです．FWSの大部分は自己限定性のウイルス疾患です．細菌感染症は少数ですが，そのなかで尿路感染症が最も多い細菌感染症です[16]．発熱だけで感冒症状に乏しい乳幼児は，尿路感染症，突発性発疹，急性中耳炎，occult bacteremiaを念頭に置いて診察しましょう．sepsis workupは重症細菌感染症の鑑別診断に必要な検査で，表3-11に検査項目を挙げました．

◆ FWSから重症細菌感染症をどのように診断するか

1）"toxic-appearing"を最初に判断する

「発熱児の診察には，"ill-appearing"または"toxic-appearing"を認識する臨床能力のほかに重要なものは何もない」（Jaffe D and Davis AT）といわれます．「こりゃあかん，重症や，髄膜炎か何かある，すぐに入院や！」と医師に感じさせる発熱児の状態を表現する専門用語が，"toxic-appearing"です．case 3-5は診察時に元気がなく泣き声も弱いので，2年目の研修医が髄膜炎を疑い大金星をあげました．発熱児の外観から重症であるかどうかを見極めるスキル，臨床勘が発熱の診療に最も重要であること[17]は諸家が指摘するところです．彼の臨床勘は誉められるべきですが，しかし，"toxic-appearing"はあまりにも文学的表現で，また，臨床勘といった医師の個人的資質や主観的な所見に診療が依存するのでは科学的といえません．

Baraffら[14]は，「toxicとは敗血症症候群（すなわち，嗜眠，末梢循環不全の症候，顕著な低換気や過換気，チアノーゼ）に一致した臨床像．嗜眠とは，目線を合わすことが乏しいか目線を合わすことがないこと，または，子どもが親

の顔をわからないとか，周囲の人や物と相互作用ができないような意識レベル」と定義しています．しかし，この定義に合う発熱児は誰が見ても重症だと判断できる状態で，この定義を使うと case 3-5 は見逃されます．そこで，臨床勘に代わる客観的指標が提案されています．

case 3-5

インフルエンザ菌による化膿性髄膜炎

患児：6 カ月，男児

主訴：発熱

現病歴：×年 7 月 21 日の午後から 38.5℃ に発熱したが，母乳の飲みもよく活気もあった．22 日の朝は発熱がなかったが，昼に 38.6℃ に再発熱し，夜に解熱した．23 日は午前中離乳食を食べ発熱もなかったが，午後になって母乳もお茶も飲まなくなり午後 5 時のおむつ交換時にいつもより尿量が少なく，39℃ の発熱を認めたので，午後 6 時過ぎに救急センターを受診した．咳嗽，鼻汁，下痢，嘔吐，発疹はなかった．

身体所見：体温 40.1℃，元気がなく泣き声が弱い，顔色不良，大泉門：1.5×1.5 cm で膨隆，心肺聴診：異常なし，腹部：平坦かつ軟，肝：3 cm 触知，項部硬直（±），Kernig 徴候（±）

血液検査：白血球 3,000/μL，好中球 47%，CRP 4.4 mg/dL

髄液検査：細胞数 5,934/3（多核球 4,754，単核球 1,180），蛋白 230 mg/dL，糖 36 mg/dL．

髄液培養，血液培養：*H. influenzae* 検出

2）Yale Observation Score（YOS）（表 3-12）

MaCarthy[18] は当初 The Acute Illness Observation Scale（AIOS）と発表しましたが，現在では Yale Observation Score と呼ばれています．観察項目ごとに 1 点，3 点，5 点で採点し合計します．点数が大きいほど状態が悪く，重症細菌感染症のリスクは YOS≦10 で 2.7%，11≦YOS≦15 で 26.2%，YOS≧16 で 92.3% で，また YOS≦10 の場合は YOS＞10 に比べ重症細菌感染症のリ

表 3-12 Yale Observation Score（YOS）

観察項目	1点：正常	3点：中等度の異常	5点：重度の異常
泣き方	正常に強く泣く，または満足していて泣かない	すすり泣き，またはしゃくり泣き	弱い泣き声，またはうめき泣き，または甲高い泣き声
親への反応	短く泣いてやめる，または満足していて泣かない	泣いたり泣きやんだり	泣き続ける，またはほとんど反応しない
意識状態	覚醒時であればずっと起きている，または睡眠時であれば刺激するとすばやく起きる	短く閉眼して覚醒する，長く刺激すると覚醒する	眠りに落ちている，または覚醒しない
皮膚色調	ピンク色	四肢の蒼白，または肢端チアノーゼ	蒼白，チアノーゼ，まだら様皮膚，または土色
脱水症状の有無	皮膚正常，眼球陥没なし，かつ粘膜湿潤	皮膚正常，眼球陥没なし，かつ口腔内軽度乾燥	皮膚ツルゴール低下，かつ粘膜乾燥，かつ/または眼球陥没
あやした時の反応（話をする，笑う）	笑う，またはキョロキョロする（2カ月以下）	短く笑う，または短くキョロキョロする（2カ月以下）	笑わない，不安げな表情，鈍い表情，無表情，またはキョロキョロしない（2カ月以下）

（MaCarthy PL, et al：Observation scales to identify serious illness in febrile children. Pediatrics 70：802-809, 1982 より筆者訳）

スクが13倍高いと報告されています．注目してほしい点は6つの観察項目で，発熱児の診察で重症度を判断する着目点と考えてください．

3）FWS に対する重症細菌感染症のリスク評価

　発熱児全員の検査をするのは，医療経済的にも日常診療の場でも現実的でありません．そこで，重症細菌感染症に対するリスクの高い発熱児を対象に検査や治療を実施しようという立場から，管理方針がこれまでに提案されました．

　1993年に発表されたBaraffらの管理指針[14]は，米国小児科学会公認ではありませんが，今日では基本的な指針になっています．もともと米国のERを受診した生後36カ月までの発熱児の管理方針ですが，日常診療にも有用なので，わが国でもこの指針に沿った診療が広まっています．

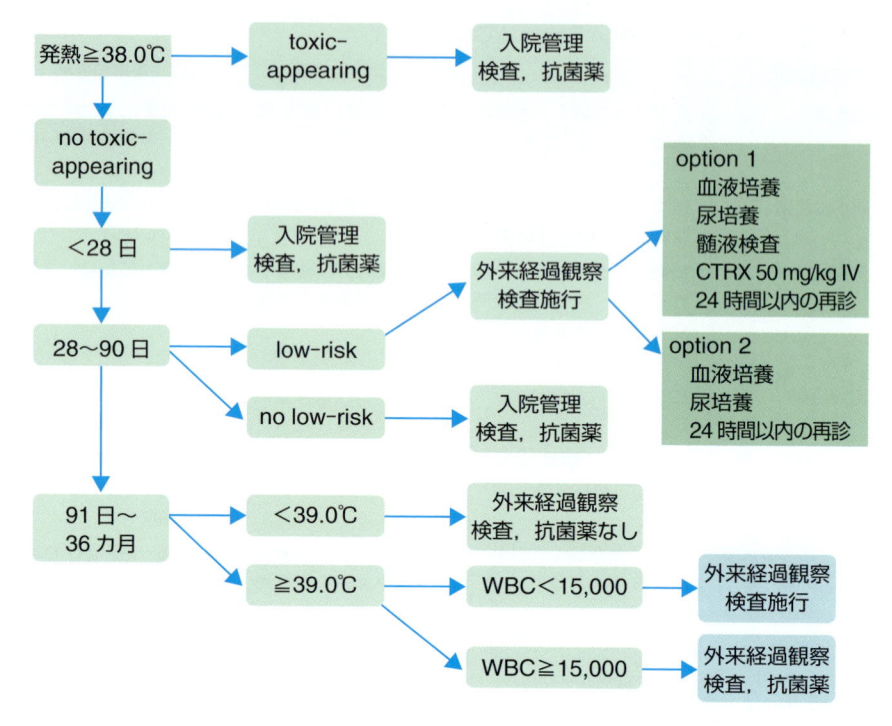

```
発熱≧38.0℃ → toxic-appearing → 入院管理 検査，抗菌薬
           ↓
       no toxic-appearing
           ↓
        ＜28日 → 入院管理 検査，抗菌薬
           ↓
       28〜90日 → low-risk → 外来経過観察 検査施行 → option 1: 血液培養 / 尿培養 / 髄液検査 / CTRX 50 mg/kg IV / 24時間以内の再診
                                              → option 2: 血液培養 / 尿培養 / 24時間以内の再診
                → no low-risk → 入院管理 検査，抗菌薬
           ↓
       91日〜36カ月 → ＜39.0℃ → 外来経過観察 検査，抗菌薬なし
                  → ≧39.0℃ → WBC＜15,000 → 外来経過観察 検査施行
                           → WBC≧15,000 → 外来経過観察 検査，抗菌薬
```

図3-10　生後0〜36カ月のFWSに対するBaraffらの管理指針[14)]

◆ FWSに対するBaraffらの管理指針[14)]（図3-10）

　最初にtoxic-appearingの有無を判断します．toxic-appearingを呈する発熱児はすべて入院管理になります．toxic-appearingを認めない発熱児は年齢により生後28日以内の新生児，生後28日〜90日の乳児，生後91日〜36カ月の乳幼児に分けて管理方針が決められています．

　生後28日以内の新生児はすべて入院管理です．

　生後28日〜90日の乳児では"low-risk"か否かを判断します（表3-13）．"low-risk"の症例は外来で経過観察になりますが，その場合に血液培養，尿培養などの検査とセフトリアキソン（CTRX）投与を含めた2つの選択肢があります．"no low-risk"の症例は入院管理になります．

　生後91日〜36カ月の乳幼児は発熱の程度により分けます．39.0℃未満の場

表3-13 発熱児に対するlow-riskの基準

臨床的基準
- 満期産児で出生後新生児室を退院するまで問題がなく，その後も健康であること
- toxic-appearingでないこと
- 診察で中耳炎を除いて細菌性病巣感染がないこと

検査的基準
- 白血球数5,000～15,000/μL，桿状球＜1,500/μL，または桿状球/好中球＜0.2
- 無遠心尿（好ましい）でグラム染色陰性，または尿白血球エステラーゼと亜硝酸塩反応陰性，または尿沈渣で白血球＜5/HPF
- 下痢がある場合：便中白血球＜5/HPF
- 髄液検査：細胞数＜8/μLでグラム染色陰性（図3-10のoption 1の場合のみ）

（Baraff LJ, et al : Practice guideline for the management of infants and children 0 to 36 months of age with fever without source. Pediatrics **92** : 1-12, 1993 より筆者訳）

合は，検査や抗菌薬投与なしで外来経過観察です．39.0℃以上の場合に白血球数を検査します．白血球数が15,000/μL未満では検査を実施して外来経過観察とし，白血球数が15,000/μL以上であれば検査施行のうえで抗菌薬を投与し外来経過観察になります．

　日米の医療体制の違いや抗菌薬の使用で考慮すべき点があると思いますが，重症細菌感染症を見逃さないために入院の適応も含めてこの管理方針の考え方に賛成です．

　case 3-4に戻りましょう．A病院救急センターの診察医の判断はBaraffらの管理方針に従うと明らかに誤りです．40℃の高熱があったので，悪寒の可能性もありますが，顔色が蒼白になったという母親の訴えをtoxic-appearingと判断してもかまいません．診断は悲観的に考え，患者さんには楽観的に接するというのが私の診療態度です．最悪のことを意識しながら診断を進めれば，大きな間違いを起こさないと思います．3カ月未満児の高熱なので，百歩譲っても血算と尿検査を最低限すべきだった症例です．B病院では診察後FWSで入院となり，sepsis workupを行いました．白血球数は14,700/μL（N-Stab 6%，N-Seg 60%），CRPは5.4 mg/dLで，髄液検査に異常なく，導尿で膿尿（**図3-11**）を認め，尿沈渣で白血球が多数/HPFで，尿培養で*Escherichia coli*を検出し尿路感染症と診断しました．後日実施した排尿時膀胱造影検査で左側にⅢ度の膀胱尿管逆流を認めました（**図3-12**）．A病院救急センターの診察医は

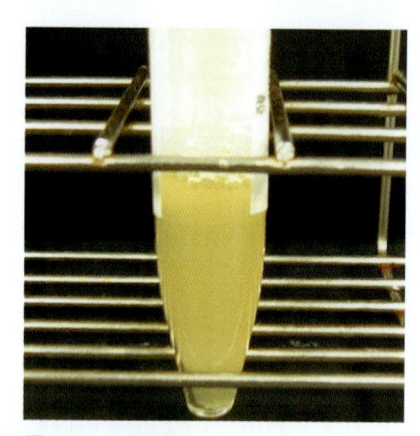

図 3-11　尿外観(case 3-5)　　　　図 3-12　排尿時膀胱造影(case 3-5)

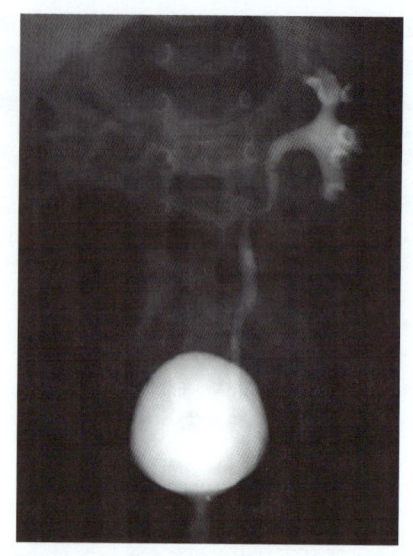

この症例の転帰を知らないので，自分では十分な診療をしたと思っているかもしれません．救急外来でその場しのぎの診療をいくらしても，臨床医としての真の力量は付きません．疾患のプロセスを最後まで丁寧にみた経験の積み重ねが，よい臨床医を作ります．

◆ CBC，CRP 検査は誰に実施すべきか

　Occult bacteremia の危険因子(表3-10)を逆さにみると，3歳までの乳幼児で39℃以上の発熱がある場合に白血球数の検査が必要になります．したがって，39℃以上の発熱がある3歳までの乳幼児では，血算やCRP検査を行うべきだと考えてください．

◆ 発熱児を診断不明で外来通院とする場合

1）熱型を記録させること

目的は，発熱の実態を判断できること，熱型をつけさせると他の医療機関を受診せずに予約日に必ず再診するだろうという期待の2つです．体温を記録する熱表を保護者に渡し，再診時に熱表を持って受診するようにさせます．

2）安易に抗菌薬を投与しないこと

とくに細菌性髄膜炎や尿路感染症では，抗菌薬の投与により原因菌の検出ができなくなると診断・治療の遅れにつながるので，安易な抗菌薬投与は慎みましょう．

◆ 研修医が小児科医に相談すべき場合

"Managing the febrile infant–No rules are golden" といわれるように残念ながら発熱児を正確に診断できる方法はありません．occult bacteremia の危険因子に当てはまらない3歳以上の39℃未満の発熱児で，白血球数が<15,000/μL であれば，安心できる（？）発熱と考えてもよいでしょう．

研修医に，時間外診療で小児科医を呼ぶべき発熱と私が指導している条件は，①家族が「いつもと違う」としきりに訴える発熱，②白血球数≧20,000/μL かCRP≧10 mg/dL の場合．15,000/μL ≦白血球数≦20,000/μL か5 mg/dL ≦CRP＜10 mg/dL の場合は全身状態から判断，③ボーっとしている，またはぐったりしている場合，④生後3カ月未満児の発熱，⑤40℃以上の高熱です．

> **この講のPoint**
> - 発熱児の診療で最も重要な臨床的課題は,重症細菌感染症など緊急性の高い感染症を見逃さないことである.
> - 病歴と診察が診断の基礎になるが,抗菌薬の適正使用のためにも,白血球数,CRP値,病原体診断迅速検査を駆使して,細菌感染症とウイルス感染症の鑑別に努める.

文献

1) McCarthy PL (ed): The evaluation and management of febrile children. Appleton-Century-Crofts, 1985. ＜発熱児の診療で著名なMcCarthyが編集した25年前の本であるが内容は古びていない.図書館や先輩の書棚に眠っていたらぜひ一読してほしい＞
2) Fisher RG, et al: Moffet's pediatric infectious diseases: a problem-oriented approach 4th ed. Lippincott Williams & Wilkins, 2005. ＜症状から感染症の診断アプローチを学ぶのにピカイチである.翻訳本が出版されないのが不思議で仕方ない＞
3) Bachur RG, et al: Predictive model for serious bacterial infections among infants younger than 3 months of age. Pediatrics **108**: 311-316, 2001.
4) 加藤英治:生後3か月までの発熱はなぜ怖いのか? 小児内科 **35**: 98-102, 2003.
5) National Collaborating Centre for Women's and Children's Health: Feverish illness in children: assessment and initial management in children younger than 5 years. www.nice.org.uk/CG047, 2007. ＜英国のNICE (National Institute for Health and Clinical Excellence)が作成した5歳未満の発熱児の診療ガイドラインである.NICE診療ガイドラインは,科学的根拠に基づき,医療経済も考慮したうえで,患者や一般市民も参画して,国の政策という位置づけで策定されている.内容はプライマリ・ケアで役立つ実践的なもので,ガイドライン全部を読むのは大変だが,多くの文献からエビデンスを検討しているので大いに勉強になる＞
6) 平岡政弘:小児尿路感染症の外来診療マスターブック.医学書院, 2003. ＜尿路感染症の診断から治療まですべてが理解できる.小児科研修の基本的書籍の1冊である＞
7) Pulliam PN, et al: C-reactive protein in febrile children 1 to 36 months of age with clinically undetectable serious bacterial infection. Pediatrics **108**: 1275-1279, 2001.
8) 鈴江純史:デジタルカメラで咽頭写真を撮ってみませんか.外来小児 **9**: 75-77, 2006.
9) Breese BB, et al: Consensus: difficult management problems in children with streptococcal pharyngitis. Pediatr Infect Dis J **4**: 10-13, 1985.
10) 絹巻宏:溶連菌迅速検査を楽しむ:検査の前に"溶連菌感染症らしさ"を予測する.外来小児科 **5**: 70-72, 2002.
11) 清水正樹,他:市中感染症における菌血症の臨床的検討.日児誌 **112**: 1527-1533, 2008.

12) American college of emergency physicians clinical policies committee and the clinical policies subcommittee on pediatric fever : Clinical policy for children younger than three years presenting to the emergency department with fever. Ann Emerg Med **42** : 530-545, 2003. ＜発熱児診療の基本的事項についてエビデンスを解説している＞
13) 西村龍夫，他：小児科外来における occult bacteremia の前方視的調査．日児誌 **108** : 620-624, 2004.
14) Baraff LJ, et al : Practice guideline for the management of infants and children 0 to 36 months of age with fever without source. Pediatrics **92** : 1-12, 1993. ＜FWS に関する基本的文献で一読すべきである．Pediatrics **100** : 128-138, 1997 にこの管理指針に対する評価が掲載されている＞
15) Powell KR : Fever without a focus. Kliegman RM, et al (ed) : Nelson textbook of pediatrics, 18nd ed. pp.1087-1093, Saunders, 2007. ＜FWS について簡潔明瞭に記載されているので，ぜひ読むべきである．不明熱についても解説がある＞
16) Baraff LJ : Management of fever without source in infants and children. Ann Emerg Med **36** : 602-614, 2000. ＜Hib ワクチンと肺炎球菌ワクチン導入後の米国での変化を考慮にいれた総説で文献 14 の続編として読むと理解が進む＞
17) Pantell RH, et al : Management and outcomes of care of fever in early infancy. JAMA **291** : 1203-1212, 2004. ＜米国小児科学会の開業医研究グループによる論文で，経験豊富な医師の臨床判断に基づく診療がガイドラインにそった発熱児の診療よりも的確性があることを示した．JAMA 日本語版 2004 年 10 月号に翻訳がある＞
18) MaCarthy PL, et al : Observation scales to identify serious illness in febrile children. Pediatrics **70** : 802-809, 1982.

外来での抗菌薬と解熱薬

第4講

　発熱児の診療で，抗菌薬と解熱薬の処方は避けて通れない課題です．この講では，小児科外来での呼吸器感染症に対する抗菌薬と解熱薬の使い方を考えます．

視点1：抗菌薬の使い方

◆ 抗菌薬の効能の原則

　1）"抗菌薬はウイルス感染症に効かない"

「扁桃腺のかぜですから」と口任せの説明をして抗菌薬を処方すると，「かぜには抗生剤が効かないと聞いたのですが」と母親からつっこみを受けることがあります．抗菌薬は根拠をもって処方しましょう．

　2）"抗菌薬は解熱薬でない"

「高い熱があるので抗菌薬を処方します」とか，再診時に発熱が続いていると「熱がまだ下がらないので，抗菌薬を処方しましょう」と医師が方便として抗菌薬を処方することがあります．抗菌薬は解熱薬でないことを再確認しておきます．

GET SMART

メタボリック・シンドローム防止のキャンペーンではありません．米国CDCの耐性菌に対するキャンペーンの標語です（http://www.cdc.gov/drugresistance/community/index.htm）．医師は眼前の患者に一生懸命になりがちですが，自分の抗菌薬処方が耐性菌の増加につながらないか，マクロ的な影響も考慮しなければなりません．私の周囲の小児科医をみても，発熱児の診療でほぼ全員に抗菌薬を処方する医師から，ほとんど抗菌薬を処方しない医師まで医師によって抗菌薬の処方に違いがあります．耐性菌を蔓延させないために抗菌薬の適正使用を意識した診療を行いましょう．

抗菌薬の適正使用のためには，抗菌薬が必要な患者を正確に診断し，必要な場合には，PK/PD理論を踏まえて狭いスペクトラムの抗菌薬を十分量で必要な期間に投与します．これらの点は教科書に記載されている抗菌薬処方の基本です．そのほかに耐性菌を増加させないために私が心がけていることは，自分の安心のために抗菌薬を処方しないこと，患者・家族への言いわけのために処方しないことの2点です．「念のために抗菌薬を少し飲ませておこうかな」という診療は論外です．

小児科外来で治療する主な細菌感染症

日常の外来診療で抗菌薬治療を行うのは，呼吸器感染症，腸管感染症，尿路感染症，皮膚感染症です．この講では呼吸器感染症に対する抗菌薬治療を考えます．

小児の細菌感染症で主要な原因菌は黄色ブドウ球菌，A群β溶血性連鎖球菌（以下，溶連菌），肺炎球菌，インフルエンザ菌，大腸菌です．これら主要5菌種以外に，呼吸器感染症ではマイコプラズマ，百日咳菌，肺炎クラミジア，腸管感染症ではサルモネラ，カンピロバクター，エルシニア菌，新生児の感染症ではB群溶連菌（GBS）が重要な原因菌です．

感染症の部位や発症年齢により想定される原因菌を標的に抗菌薬を処方します．良薬でも内服できなければ効果なしですから，抗菌薬の味，色，におい，剤型も選択の際に考慮すべきです．飲み合わせにより苦みが強くなる薬剤や吸

表 4-1 呼吸器感染症と抗菌薬[1-3]

診断名	病原体	抗菌薬
普通感冒	ウイルス	必要なし
咽頭炎/扁桃炎	溶連菌	投与
	ウイルス	必要なし
クループ	ウイルス	必要なし
急性喉頭蓋炎	インフルエンザ菌	投与
咳嗽/気管支炎	ウイルス	必要なし
	百日咳菌	投与(エリスロマイシン)
細気管支炎	ウイルス	必要なし
肺炎	細菌	投与
	ウイルス	必要なし

収が悪くなる薬剤もあるので，抗菌薬の内服時の注意点も確認しておきます．

呼吸器感染症

　わが国では，『小児上気道炎および関連疾患に対する抗菌薬使用ガイドライン―私たちの提案―』（抗菌薬適正使用ワーキンググループ）[1]と『小児呼吸器感染症診療ガイドライン 2007』（日本小児感染症学会と小児呼吸器学会の合同作成委員会）[2]の2つのガイドラインが公表されています．両者とも，基本的な考え方は米国の急性上気道感染症ガイドライン[3]を踏まえています．
　これら3つのガイドラインを乱暴にまとめると（表 4-1），抗菌薬治療の対象になるのは，溶連菌性咽頭炎/扁桃炎，急性喉頭蓋炎，肺炎だけです．急性喉頭蓋炎は入院加療になる疾患で，外来診療の対象となる咽頭炎/扁桃炎を含む上気道炎，咳嗽/気管支炎，肺炎について抗菌薬の使い方を考えます．

上気道感染症と抗菌薬の処方

　急性上気道感染症で抗菌薬が必要なのは溶連菌性咽頭炎/扁桃炎だけです．咽頭所見からヘルパンギーナ（図 4-1）とすぐに診断できる場合や，インフルエ

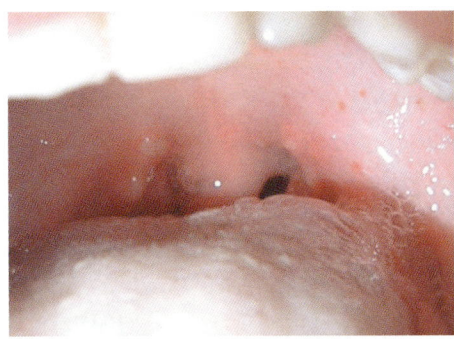

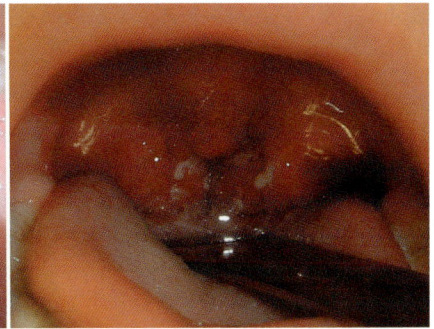

図 4-1　ヘルパンギーナの咽頭所見（4 歳，男児）

図 4-2　滲出性扁桃炎（5 歳，男児）

ンザウイルスやアデノウイルスの迅速検査が陽性になれば，抗菌薬を処方しないという判断は容易です．

◆ 抗菌薬を処方するかしないか，それが問題だ

　5 歳児で，2 日前より 39℃の発熱が続くので救急センターを受診したという設定で，両扁桃腺に白苔が付着した滲出性扁桃炎のスライド(**図 4-2**)をみせた後に，5 つのシナリオを提示して，抗菌薬を処方するか否かを医学生と初期研修医に質問しました．その結果が**表 4-2**です．シナリオ 3 は処方しないが正解で，シナリオ 4 は処方するが正解です．シナリオ 1, 2, 5 は経験のある小児科医でも見解が分かれると思います．実際の症例はアデノウイルスによる滲出性扁桃炎で抗菌薬なしで治癒しましたが，同じ患者であっても検査結果により抗菌薬処方に対する医師の判断がこのように異なるグレーゾーンが存在します．

　溶連菌性咽頭炎・扁桃炎の典型例を除けば，臨床所見だけでウイルス性か溶連菌性かを正確に鑑別できません．溶連菌迅速検査は感度が 95％前後，特異度が 95％以上と高いので陽性であれば咽頭培養は必要ありません．迅速検査が陰性であれば咽頭培養を実施して確認せよというのが米国のガイドラインの方針です．わが国では同一日の検査は咽頭培養しか診療請求できません．迅速検査が陽性であったとしても，保菌者がウイルス性上気道炎をたまたま罹患し

表 4-2　滲出性扁桃炎に対する抗菌薬処方の態度

シナリオ	抗菌薬を処方する者の割合(%)		
	K大5年生[1]	医学生＋研修医[2]	研修医[3]
＃1：検査なし	45.1	80.0	45.5
＃2：白血球 13,200/μL，好中球 78%，CRP 12.3 mg/dL	79.1	85.0	90.9
＃3：白血球 13,200/μL，好中球 78%，CRP 12.3 mg/dL，Adv（＋）	8.8	5.0	9.1
＃4：白血球 13,200/μL，好中球 78%，CRP 12.3 mg/dL，GAS（＋）	95.6	95.0	100.0
＃5：白血球 13,200/μL，好中球 78%，CRP 12.3 mg/dL，GAS（－）	42.9	80.0	45.5

1）：K大医学部5年生（$n＝91$名），2）：F市講演会，医学生＋研修医（$n＝20$名），3）：福井県済生会病院研修医（$n＝11$名）
Adv：アデノウイルス抗原迅速検査，GAS：溶連菌抗原迅速検査

た場合に陽性に出た可能性もあります．また迅速検査が陰性であったとしても，偽陰性のこともあります．

　溶連菌抗原検査が陽性でなければ，抗菌薬なしで経過観察するのも1つの方針です．小児科医にはなるべく検査をしたくない習癖があるので，咳嗽や鼻汁を伴う発熱児は初診時に対症療法だけという方針も抗菌薬の投与を減らす方法でしょう．しかし，「細菌感染症を見落として肺炎などの合併症をきたすと欠席の期間が長引いて家族に迷惑をかけるし…」と考え出すと，手は勝手に(？)抗菌薬を処方するかもしれません．

◆ 溶連菌性咽頭炎/扁桃炎の治療と管理[1-5]

　抗菌薬治療の目的は，臨床症状の改善，伝染力の低下，化膿性および非化膿性合併症の防止ですが，リウマチ熱の発症防止が一番の目的です．抗菌薬治療は急性糸球体腎炎の発症を予防しないとされています．

1）抗菌薬の選択と投与期間

　米国ではペニシリンVの10日間投与が至適治療法です．ペニシリン系抗菌

薬の10日間投与が原則で，わが国ではベンジルペニシリン(PCG)(5万単位/kg/日，分3～4，10日間[2])かアモキシシリン(AMPC)(30～50 mg/kg/日，分2～3，10日間[2])(Red Bookには50 mg/kg/日，分1，10日間でも同等の効果ありと記載がある[5])が選択されます．味がよく服薬性が高いので第1世代セフェム系薬を好む小児科医もいますが，肺炎球菌などの耐性化を考慮するとペニシリン系を処方すべきでしょう．また，新世代セフェム系薬の5日間投与がペニシリンVの10日間投与と同等以上の除菌効果があると報告されていますが，まだお墨付きのある治療法になっていません[2,5]．迅速検査が陰性であるが臨床的に溶連菌性咽頭炎が強く疑われる症例に私はセフジニル(CFDN)を5日間処方することがあります．

2) 投与開始が遅れるとリウマチ熱を防止できないか

発症後9日以内に抗菌薬治療を開始すれば防止できます．初診時に確定診断ができず，咽頭培養の結果が出る3，4日後の再診時から治療開始になっても遅くありません．

3) 治療後に細菌学的検査や尿検査が必要か

治療後の咽頭培養は，症状が再発しない限り不要です．適切な治療にもかかわらず，治療後の咽頭培養で溶連菌を検出することがあります．それをbacteriological treatment failureと呼び，当科での以前の調査で10～15%ありました．無症状であれば再治療の適応になりません．

治療後の尿検査については実施するとしないに意見が分かれます．私は服薬と再発・再燃を確認するために，治療終了後1週間前後に尿検査を行っています．

4) 兄弟姉妹がいる場合に予防的に抗菌薬を投与すべきか

同居する兄弟姉妹に対して予防投与や検査は症状がない限り必要ありません．兄弟姉妹が発熱したり，咽頭痛を訴えることがあれば受診してください と

保護者に説明しましょう．

◆ 急性中耳炎

　耳鼻科関連の学会が作成したガイドライン[6]は，臨床症状と鼓膜所見に基づいたスコアリングにより重症度を判定し治療方針を決定します．2006年版では，3歳未満の乳幼児で3点の加算があり，発熱と鼓膜所見があれば，中等症以上になるので，発熱を伴う中耳炎の乳幼児はすべて抗菌薬治療の対象になりました．3歳未満児でも自然軽快する例があるので，この基準では過剰治療になると考えていたところ，2009年版では，年齢の加算が24カ月齢未満になり，また，重症が12点以上から16点以上と重症度のスコアも4点ずつ高くなったので，現実的で妥当な基準になりました．

　発熱を伴わない場合や耳漏（自然排膿）を認めた場合は抗菌薬なしで経過をみます．アセトアミノフェンの処方だけで不満げな保護者には，経口抗菌薬より罪は軽いと考えて抗菌薬の点耳薬を渡しています．38.5℃以上の発熱を伴う乳幼児では中耳炎以外の気道感染症を併発している可能性があるので，白血球数やCRP値を参考に抗菌薬の処方を考えます．

◆ 咳嗽/気管支炎

　ほとんどがウイルス性なので原則的に鎮咳去痰薬などの対症療法で経過をみるのがエビデンスです．百日咳はエリスロマイシン（EM），クラリスロマイシン（CAM）を処方します．肺炎マイコプラズマ，肺炎クラミジアによる場合は病態が気管支炎にとどまる限り通常抗菌薬が不要という見解[1]があります．気管支炎と軽い気管支肺炎を胸部所見や胸部X線像で区別することは困難で，気管支炎にとどまっていると簡単にいえません．発熱のない患児で，咳嗽が4,5日続いているとマクロライド系の抗菌薬を処方する医師がいますが，それは安易すぎると思います．咳嗽が1週以上続いて増悪しているとか，咳嗽のために夜間眠れないなど日常生活を妨げる場合に，胸部X線検査や血清学的検査などを検討したうえで抗菌薬の処方を考えています．

◆ 肺炎

　細菌性肺炎が抗菌薬治療の対象になります．肺炎球菌，インフルエンザ菌，肺炎マイコプラズマ，肺炎クラミジアが主要な原因菌です．小児呼吸器感染症診療ガイドライン[2]は，①重症度分類で中等症以上，②1歳未満，③治療薬が内服できない，④経口抗菌薬治療で改善が認められない，⑤基礎疾患がある，⑥脱水が認められる，⑦軽症でも主治医が入院を必要と考えた場合を入院の適応に挙げています．

　学童のマイコプラズマ肺炎など，経口抗菌薬投与だけで外来で治療できる肺炎もあります．最近，外来抗菌薬静注療法（OPAT）といかめしく呼ばれていますが，以前からわが国で行われていた外来での抗菌薬の静脈内投与による治療で，入院を避けることができる患者もいます．

　肺炎マイコプラズマ，肺炎クラミジアは β-ラクタム剤が効かず，肺炎球菌，インフルエンザ菌と選択すべき抗菌薬が異なるので，治療開始時の鑑別診断が重要です．乳幼児では肺炎球菌，インフルエンザ菌を，年長児では肺炎マイコプラズマを標的に治療しますが，乳幼児でもマイコプラズマ肺炎があります．白血球数増加があれば肺炎球菌，インフルエンザ菌を，白血球増加がなければ肺炎マイコプラズマを想定して抗菌薬を選択しています．また，マイコプラズマ肺炎は self-limited な経過をとることがあるので，迷う時は肺炎球菌，インフルエンザ菌に効果のある抗菌薬で開始し，抗菌薬に対する反応や検査結果をみて抗菌薬の選択を再考するようにしています．

視点2：解熱薬の使い方

◆ 解熱薬は是か非か

　発熱が感染症を治すために生体に有利な現象なので，解熱薬を使うべきでないという意見があります．しかし，現時点では解熱薬使用が治癒を遅らせるというエビデンスはないようです．解熱薬も抗菌薬と同様に適正使用が大切です．

◆ 小児に使用できる解熱薬は2種類だけ

アセトアミノフェンとイブプロフェンだけが小児に使用できる解熱薬です．米国で以前最も繁用されたアスピリンはライ症候群との関連があるので使用しません．メフェナム酸（ポンタール®）とジクロフェナクナトリウム（ボルタレン®）はインフルエンザ脳症との関連で小児の発熱に対し禁忌です．インドメタシン坐薬（インテバン坐剤®，インドメタシン坐剤®），スルピリン®やメチロン®注射液は過去の薬です．

◆ 解熱薬の投与は"頓用"が原則

解熱薬は熱を下げる薬なので発熱時に使うものです．初診時に母親から「解熱薬の坐薬は8時間ごとに使うのですか？」と質問されると，これまでかかっていた医師の指導に疑念をもちます．解熱薬は炎症を抑える薬だからと1日3回内服の処方をする医師もいます．これも誤りです．解熱薬は内服薬でも坐薬でも発熱時に頓用で処方してください．

◆ アセトアミノフェン

基本的に使用する薬剤です．錠剤，散剤，シロップ剤，坐薬があるので，乳児から成人まで幅広く処方できます．小児の用量は経口でも坐薬でも1回当たり10〜15 mg/kgで，6時間以上あけて使用します．私は10 mg/kg/回を目安にしています．坐薬は10 mg/kg/回より少ない量でも効果があります．米国のERでは早く解熱させる目的で15 mg/kg/回が選択されているようです．40℃近くの高熱が続く場合は使用後4時間経っていれば使用可です．なお，使用回数は1日4回までにしています．

◆ イブプロフェン

私は投与対象を5歳以上にして，年少児に使用しません．アセトアミノフェン200 mgの坐薬の効果が期待できそうにない体重25 kg以上の年長児用の坐

薬として主にユニプロン坐剤®100を使用しています．小児用量は経口でも坐薬でも1回あたり3〜6 mg/kgですが，3 mg/kg/回を目安に投与します．使用は8時間以上あけて頓用で，1日2〜3回までにします．

◆ 解熱薬の使い方の説明

38.5℃以上の発熱があり，つらそうにしていたり，ぐったりしている時に解熱薬を使用し，38.5℃以上の熱があっても元気があれば使わずに様子をみるように指導しています．また，38℃くらいの発熱であってもぐったりしている場合には解熱薬を使うことがあります．

解熱薬による急激な体温低下があるので，生後6カ月未満の乳児の場合には家族に使い方を十分説明したうえで必要なケースにだけ処方し，生後3カ月未満児には処方しないことを私は原則にしています．

◆ 坐薬がよいか，経口薬がよいか

アセトアミノフェンもイブプロフェンも坐薬と経口薬の効果は同等です．患児の年齢，状態，好みによって使い分ければよいでしょう．

◆ 坐薬の再挿入の判断

「坐薬を入れたら，すぐに排便をして出てしまったので，もう一度坐薬を入れてもいいですか？」とよく相談を受けます．坐薬を入れて10分以内に出た時は，もう1回坐薬を入れ直し，10分以上経っている時は，坐薬が吸収されている可能性があるので入れ直さずに経過をみるように指導しています．

この講の Point

- 抗菌薬の適正使用は抗菌薬治療が必要な患者に適切な抗菌薬を投与することである．抗菌薬を処方しない診療とは違うので，誤解のないように．
- 解熱薬はアセトアミノフェンかイブプロフェンを用い，発熱時に頓用で投与するのが原則である．

文献

1) 草刈章, 他, 小児外来診療における抗菌薬適正使用のためのワーキンググループ：小児上気道炎および関連疾患に対する抗菌薬使用ガイドライン―私たちの提案―. 外来小児科 8：146-173, 2005. (http://www004.upp.so-net.ne.jp/ped-GL/GL.pdf)
   ＜多数の文献を検討した力作である．抗菌薬をなるべく使用しない立場である＞
2) 上原すゞ子, 砂川慶介(監修), 小児呼吸器感染症診療ガイドライン作成委員会(著)：小児呼吸器感染症診療ガイドライン 2007. 協和企画, 2007. ＜学会公認で権威者の見解という色彩がある．抗菌薬を選択する際の参考になる＞
3) Dowell SF : Principles of judicious use of antimicrobial agents for pediatric upper respiratory tract infections. Pediatrics **101**：163-184, 1998. ＜小児上気道感染症に対する米国のガイドライン，基本的文献である＞
4) Alan L Bi, et al : Practice guidelines for the diagnosis and management of group A Streptococcal pharyngitis. Clin Infect Dis **35**：113-125, 2002.
   (http://www.journals.uchicago.edu/CID/journal/issues/v35n2/020429/020429.web.pdf)
   ＜米国感染症学会の溶連菌性咽頭炎のガイドライン，読んでおきたい文献である＞
5) Committee on Infectious Disease 2007-2009 : Red Book 2009 report of the committee on infectious disease 28th ed. American Academy of Pediatrics, 2009. ＜米国小児科学会が発行している予防接種も含め感染症診療のバイブルである．溶連菌感染症について616～628 頁に記載がある＞
6) 日本耳科学会, 日本小児耳鼻咽喉科学会, 日本耳鼻咽喉科感染症研究会(編)：小児急性中耳炎診療ガイドライン 2009 年版. 金原出版, 2009.
7) Bradley JS, et al : 2009 Nelson's pocket book of pediatric antimicrobial therapy 17th ed. American Academy of Pediatrics, 2009. ＜2 年ごとに改訂される小冊子で，実践的な抗菌薬の使い方や投与量を確認するのに有用である．抗菌薬治療の基本が簡潔に記載されているのも魅力．欠点は米国の市販薬しか記載がないこと＞

咳嗽の診かた

第5講

　咳嗽(咳)は，小児のプライマリ・ケアでよくみられる症状です．子どもの咳の大部分は急性上気道炎によるもので，時の経過とともに治癒します．しかし，親が寝る頃に子どもが咳き込むと，子どもの咳が気になって親は眠れなくなります．また，咳が長引くと親は肺炎が心配になります．子どもの咳はとかく親の悩みの種になります．

◆ 咳を聴く

　久保政次前千葉大学教授によると，咳は乾性，湿性，犬吠性，痙攣性(痙咳)に分類されます[1]．痙咳は発作的に顔を真っ赤にして何回もひどく咳き込んで吐きそうになる状態です．咳が多発する場合に，顔面紅潮か嘔気(嘔吐)のどちらかを1つ以上認めれば痙咳と考えてよいでしょう[1]．待合室や診察室で実際の咳を聴くのが一番ですが，家庭で録音した咳も診断に役立ちます．拇指の先端で患児の喉頭部を外側から強くこすると，たいていの場合に咳が誘発されるので，それで判断するようにと久保[1]は勧めています．年長児であれば，診察室で咳をするように依頼すると咳をしてくれます．「咳が出るの？」と尋ねると突然咳を始める律儀な幼児がいるので注意しましょう．

1) 特徴的な咳

　聴くだけで診断できる特徴的な咳には百日咳とクループがあります．痙咳期の百日咳の乳幼児では，舌圧子で患児の舌を押さえると典型的な咳を誘発できます．表5-1に特徴的とされる咳を挙げました[2-4]．しかし，「百読は一聞にし

表 5-1　特徴的な咳[2-4]

咳嗽のタイプ	予想される基礎疾患
barking cough（犬吠性咳嗽），brassy cough（金属性咳嗽）	クループ，気管軟化症，習慣性咳嗽
honking cough（ガンの鳴き声に似た咳払いのような咳）	心因性咳嗽
paroxysmal cough（±inspiratory "whoop"）（発作性咳嗽±吸気性笛声）	百日咳，パラ百日咳
staccato（スタッカート様咳嗽）	乳児のクラミジア肺炎
cough productive of casts（気管支鋳型状の痰を伴う咳嗽）	形成性気管支炎，気管支喘息
chronic wet cough in morning only（朝起床後だけの慢性の湿性咳嗽）	化膿性肺疾患

かず」です．特徴的な咳の音源[5]があればぜひ聴いておきましょう．

2）咳の起こり方

　咳が喉の前か喉の後か，胸から出ているのか，咳の起こる部位を確かめましょう．咳き込みがあるのか，咳き込んで嘔吐するのか，顔を真っ赤にして咳き込むのか，咳払いを繰り返すのか，喘鳴を伴うのかも診断に大切な情報です．1日中咳をしているのか，朝晩に咳が多いのか，また睡眠時に咳をするのかしないのかも診断の手がかりになります．運動との関連，季節や気温など気候との関係，咳が出る場所，たとえば，学校だけとか，自宅だけ，どこでもといった情報も聴きましょう．

◆ 呼吸困難はないか

　視診で最初に呼吸困難の有無を判断しましょう．もがくような呼吸や，苦悶様や不安げな表情をしていれば，呼吸困難と考えます．呼吸は，多呼吸，鼻翼呼吸（乳児で重要な徴候），陥没呼吸，下顎呼吸，喘鳴，呻吟，肩呼吸，起坐呼吸に注意して診ます．とくに多呼吸（生後6～12カ月で呼吸数＞50回/分，12カ月以上で呼吸数＞40回/分が黄信号．呼吸数＞60回/分が赤信号）（**表3-3，p.35**）は呼吸困難の診断に重要な所見なので，呼吸数を必ず数えましょう．皮膚の視診では土色の色調やチアノーゼに注目します．

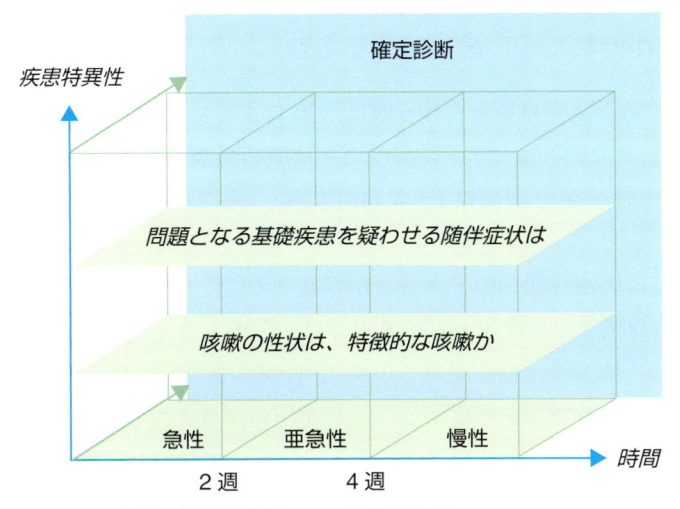

図 5-1　咳嗽の鑑別診断は 3 つの側面から

　パルスオキシメータは酸素飽和度を簡便に知ることができるので，大いに利用しましょう．しかし，パルスオキシメータによる酸素飽和度（SpO_2）が呼吸困難を診断するものではありません．プローベの付け方がうまくいかないと低く出ることがあり，また末梢循環不全がある場合や重症の貧血がある場合には測定値が患者の状態を正確に反映しないことがあります．SpO_2 の数字だけで判断するのは危険です．身体所見と合わせて呼吸困難を判断しましょう．
　呼吸困難＝呼吸器疾患ではありません．しかし，呼吸困難を認めれば，躊躇なく酸素を投与し，パルスオキシメータでモニターしながら低酸素血症を改善させつつ，重症度と緊急性を考え，呼吸不全に進行しないように診断を進めるのが原則です．

◆咳嗽の鑑別診断は 3 つの切り口から考える（図 5-1）

　咳に対する診断的アプローチは，咳の持続期間，咳の性状，原因疾患の 3 つの側面から行います．

1) 咳がどれくらい続いているのか

0〜4歳児の上気道感染症に伴う咳は，10日までに50％の患者で，25日までに90％の患者で治ります[2]．Chang ABは咳の持続期間で，急性咳嗽（2週間未満），亜急性咳嗽（2週間以上，4週間未満），慢性咳嗽（4週間以上）に分類しています[3,4]．

わが国では医療機関へのアクセスが容易なので，1週間も咳が続くと医療機関を替える保護者がいます．私の外来では，咳が1カ月間以上続いて受診することは稀で，他医の治療を受けていて10日間あまり咳が治らないと移ってきます．このような背景を考慮すると，わが国のプライマリ・ケアでは，2週間程度で急性の咳と長引く咳に分けて考えるほうが実践的だと思います．

2) どのような咳をしているか

最初に乾性咳嗽か湿性咳嗽かを確認しましょう．乳幼児は，気道分泌物があっても，痰をほとんど出さないので，productive cough（痰を伴う咳嗽）よりもwet cough（湿性咳嗽，保護者は重い咳と表現することもあります）になります．そこで，コンコンの咳か，ゴフォンゴフォンの咳かと質問するのもよいでしょう．特徴的な咳（表5-1）かどうかも確認します．

3) 放っておいてもよい咳か

Chang ABは，特異的咳嗽と非特異的咳嗽に分けて，経過観察にするかどうかを判断しています[2-4]．

特異的咳嗽は，咳嗽の原因になる呼吸器疾患または全身性疾患の存在を示唆する症状や徴候（特異的咳嗽指標：表5-2）がある咳です．特異的咳嗽指標が1つ以上ある場合は，原因疾患の診断をすぐに開始しなければなりません．

非特異的咳嗽は，特異的咳嗽指標が1つもない乾性咳嗽で，自然軽快する可能性が高い咳です．非特異的咳嗽は経過観察になりますが，乾性咳嗽から湿性咳嗽に変わることが小児ではよくあるので，咳が悪化する場合や，特異的咳嗽指標が出現すれば，診断を再検討します．

表 5-2　特異的咳嗽指標

- 胸部聴診の異常所見（笛声音，捻髪音または水泡音，呼吸音の減弱や左右差）
- 咳嗽の特徴（例：窒息しそうな咳嗽，咳嗽の性状，出生時から始まっている咳嗽）
- 心臓の異常（心雑音を含む）
- 胸痛
- 胸壁変形
- 毎日続く湿性咳嗽または喀痰を伴う咳嗽
- ばち指
- 呼吸困難（労作時または安静時）
- 百日咳，結核などの感染症の曝露
- 成長発育障害
- 哺乳困難または嚥下困難（窒息，嘔吐を含む）
- 喀血
- 免疫不全
- 薬物（アンジオテンシン変換酵素阻害薬）
- 神経発達異常
- 反復性肺炎

Chang AB：Cough. Pediatr Clin N Am **56**：19-31, 2009 より筆者訳

聞きなれない用語で一見わかりにくそうな診断的アプローチですが，実際の診療で普通に行っている考え方です．

◆ 急性の咳に対する診断アプローチ

急性の咳の大部分は急性上気道炎に伴う咳です．したがって，急性上気道炎以外の原因による咳を除外していく消去法で急性の咳の診断を進めます．ただし，急性咳嗽が慢性咳嗽の始まりのこともあります．慢性咳嗽の原因疾患に付随する症状や症候を認める時は安易に急性の咳と考えずに注意して診断を考えましょう．

1）咳き込みが突然始まったか？

突発的な発症の咳き込みは気道異物を一番に考えます．食べている時（とくにピーナッツのような豆類）や口のなかに入りそうな小さな玩具などで遊んでいる時などに突然咳き込みだした病歴があれば疑いが濃厚です．花火やタバコの煙のような刺激的なガスを吸入した場合にも，急な咳き込みや喘息発作が起

表 5-3 喘鳴の種類

喘鳴の種類	発生部位
snuffling/snorting：鼻性喘鳴	鼻腔/鼻咽頭
snoring：いびき音	口腔—鼻咽頭
stridor：吸気性喘鳴	胸腔外気道
rattling：吸気でも呼気でも聴かれるゴロゴロ，ゼロゼロ，ガラガラ音	胸腔内，胸腔外，双方の太い気道
wheezing：呼気性喘鳴	胸腔内気道
grunting：呻吟	肺胞/肺実質

Mellis C : Respiratory noises : how useful are they clinically? Pediatr Clin N Am 56 : 1-17, 2009 より筆者訳

こるので，咳き込みが起こった状況を聴きましょう．

2）特徴的な咳（表 5-1）ではないか？

声や泣き声が少しハスキーな感じで，喉から出るようなケンケンとした犬吠性咳嗽を思わせるような咳であれば，クループを考えます．百日咳はカタル期に特徴的な咳がみられないので，この時期に百日咳と診断するのは難しいでしょう．

3）喘鳴を伴う咳か？

喘鳴は気道のどこかに不完全狭窄がある時に聴診器を用いなくても聞かれる雑音[1]です．呼吸時にゼロゼロ，ゴロゴロ，ゼーゼー，ヒューヒューなどと聞こえる異常な呼吸音で，騒がしい呼吸になるので英語圏では noisy breathing と表現します．喘鳴は発生部位によりいくつかに分類されますが，日本語では喘鳴という１つの用語に集約されてしまいます．しかし，英語圏でも用語が異なったり，また適切な和訳がない用語もあるので，理解が難しいかもしれません（表 5-3）．

喘鳴が急に起こった小児では，これらの異常呼吸音のなかで，stridor と wheezing の鑑別が重要です．stridor は上気道（胸腔外）閉塞による吸気性喘鳴

表 5-4　喘鳴の主要な原因

喘鳴の種類	急性	持続性
snuffling/snorting	鼻感冒	アレルギー性鼻炎
snoring	急性扁桃炎/咽頭炎	慢性扁桃肥大，アデノイド肥大
stridor	急性喉頭気管気管支炎（ウイルス性クループ）	喉頭軟化症
rattling	急性ウイルス性気管支炎	慢性の喀痰貯留（神経筋疾患）
wheezing	間歇性喘息/ウイルス誘発性喘鳴	乳児：一過性早期喘鳴（TEW） 年長児：持続性喘息

Mellis C : Respiratory noises : how useful are they clinically? Pediatr Clin N Am **56** : 1-17, 2009 より筆者訳

で，wheezing は下気道（胸腔内）閉塞による呼気性喘鳴です．このように説明すると区別は簡単だと思えますが，経験のある小児科医でも stridor と wheezing を間違えることがあります．

　ゼーゼーしている子どもをみたら，最初にベル型の聴診器で患児の口から 2 cm 程度少し離した位置で音を聴きます．気管支肺から生じている異常音か，上気道に伝達して聞こえている異常音かを識別するのに役立ちます．次いで，鼻腔部から，前頸部正中，胸骨部，両肺部へ上から下へ聴診器を移しながら聴診してゼーゼー音の最強点を確認します．それに吸気性か呼気性かを聴き分けて，stridor か wheezing かを判断します．

　急性喘鳴の鑑別診断は，stridor でクループ（急性喉頭蓋炎は極めて稀）と異物を，wheezing で細気管支炎，気管支喘息，異物（ピーナッツが多い）を考えるだけで十分です．**表 5-4** に記載されていませんが，気道異物は鑑別診断で忘れてならない原因です．とくに突然起こった喘鳴では必ず気道異物を考慮してください．

4) 発熱，鼻汁を伴うか

　特徴的な咳でもなく，喘鳴もなく，気道異物の可能性もなく，咳だけ，または咳のほかに鼻水，くしゃみ，発熱があれば，胸部聴診異常所見の有無に注目します．

胸部聴診で異常を認めなければ，急性上気道炎と考えます．胸部聴診でラ音を認めれば，気管支炎や肺炎を考えます．笛声音を認めれば，細気管支炎，喘息性気管支炎，気管支喘息を考えます．

5) 肺炎を疑うのは

発熱のない肺炎が稀にありますが，肺炎は通常発熱を伴います．発熱が4,5日間続き，湿性咳嗽が次第にひどくなってきた場合に肺炎を疑うのが普通でしょう．胸部聴診で捻髪音や水疱音を聴取すれば肺炎の疑いが濃くなります．呼吸音の部分的な減弱や呼吸音の左右差も肺炎を疑う所見です．救急室で肺炎の診断に胸部聴診所見は信頼性に欠けるといわれるように，肺炎を疑ったら胸部X線検査を行いましょう．通常は胸部正面像だけで診断に十分です．しかし，発症から早い時期にX線検査をすると肺炎の所見がみられないことがあるので注意してください．

咳がほとんどなく，発熱だけの肺炎(occult pneumoniaと呼ばれる)もあります．とくに1歳前後の乳幼児に多いようです．また，発熱の始まりから肺炎であったと考えられる症例もあります．これらの肺炎例では，高熱，白血球増加，CRP上昇が胸部X線検査を行う動機になっていました．咳を伴っていなくても，診断のつかない発熱児では，胸部X線検査を行いましょう．

2009年に出現した豚由来の新型インフルエンザ(H1N1)による肺炎は，早期発症が印象的でした．発熱後短時間であっても喘鳴や呼吸困難の症状，SpO_2の低下を認めれば胸部X線検査で肺炎の有無を確認すべきです．

case 5-1

発症時から肺炎であったと考えられる症例

患児：9歳，男児

既往歴，家族歴：特記すべきことなし

現病歴：10月26日午前9時過ぎに38.5℃に熱発し，午後から39.5℃に上昇し，夕方に1回嘔吐した．痰からみの咳を時々認めたが，咽頭痛，鼻汁，頭痛，胸痛はなかった．夜間も39℃台の発熱が続き，27日朝にも1回嘔吐し，午前8時半に当科を受診した．

身体所見：体温 39.3℃，咽頭軽度発赤，後鼻漏なし，胸部聴診異常なし，腹部異常なし，髄膜刺激症状なし，発疹なし，リンパ節腫大なし

臨床経過：高熱であったので，血液検査を実施したところ，白血球数が 36,100/μL（好中球 92.5％），CRP が 18.5 mg/dL であったので，胸部 X 線検査を実施し，右上葉に肺炎像（**図 5-2**）を認めた．

6) クループ

　犬吠性咳嗽，嗄声，吸気性喘鳴の三徴が揃っている場合が多く，診断は難しくありません．臨床的には重症度の評価が最も重要です．重症度の評価に一番よく使われている[7]のが Westley Croup Score です（**表 5-5**[8]）．クループは夜に向けて症状が悪化する傾向にあり，午前の診察で泣いた時に軽い吸気性喘鳴を認める程度だったのに，夕方から喘鳴，呼吸困難が悪化して夜間に入院することがあります．症状が軽くても安心せずに，悪化した場合の再診など，対処を説明しておくことが大切です．

　クループや急性喉頭蓋炎による上気道閉塞は生命を危うくするので，気道確

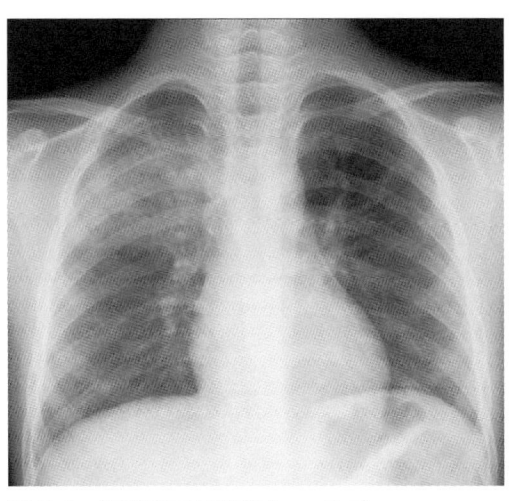

図 5-2　胸部正面 X 線像（case 5-1）

表 5-5　Westley Croup Score

評価の基準		点数
陥没呼吸；retractions	なし	0
	軽度	1
	中等度	2
	重度	3
呼吸音：air entry	正常	0
	減弱しているが聴取可能	1
	著しく減弱	2
吸気性喘鳴：inspiratory stridor	なし	0
	泣いたり暴れたりすると	1
	安静時に聴診器で聴取	2
	安静時に聴診器なしで聴取	4
チアノーゼ：cyanosis	なし	0
	泣いたり暴れたりすると	4
	安静時に	5
意識状態：alertness/level of responsiveness	意識清明	0
	落ち着きがない，不安げ	2
	異常な精神状態	5

軽症：0～1点，中等症：2～7点，重症：8点以上
Aehlert B：Mosby's comprehensive pediatric emergency care revised edition. Mosby JEMS, 2007 より筆者訳

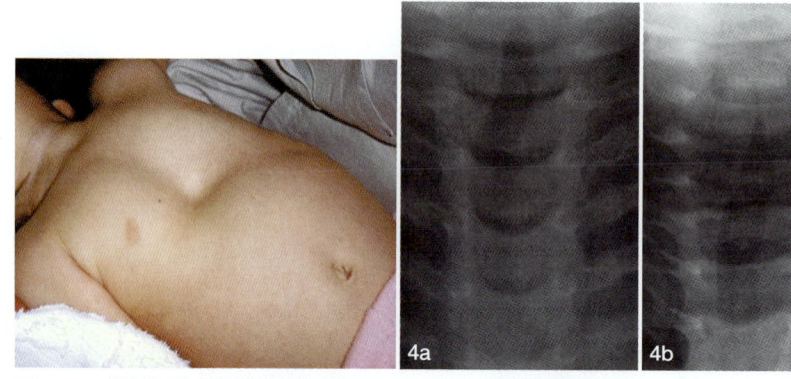

図 5-3　喉頭気管気管支炎の陥没呼吸（1歳，女児）

図 5-4　Steeple sign
a：正常（1歳6カ月），b：クループ（1歳3カ月）．

保が治療の中心になります．胸骨部の陥没呼吸を伴う呼吸困難（図 5-3）は喉頭気管気管支炎によるもので緊急事態です．このような呼吸窮迫状態では X 線検査（図 5-4, Steeple sign）など検査をする前に，すぐに気管内挿管をして気

道閉塞を防止しなければなりません．インフルエンザ流行期に重症クループを経験しているので，この時期のクループの患児はとくに注意するようにしています．また，咽頭の診察のために舌圧子で舌を押さえる刺激により呼吸停止を起こす危険があるので，陥没呼吸を伴うような重症例では無理な咽頭の観察をしないほうが賢明です．

　クループの一般的な治療は，①デキサメタゾン（デカドロン®）1回投与，②エピネフリン（ボスミン®）吸入，③冷湿気（cool mist）の吸入です．なお，抗菌薬は不要です．

　『Nelson小児科学18版』の記載のように，軽症も含めてデキサメタゾン治療が標準的治療になったことが最近のトピックです．デキサメタゾンの投与量はこれまで0.6 mg/kg/回や0.3 mg/kg/回が有効とされました[9]が，0.15 mg/kg/回でも同等の効果があることが示されています．また，デキサメタゾンの効果は経口，筋注，静注でも同等です．軽症の場合にデカドロンエリキシル®またはベタメタゾン（リンデロンシロップ®）1.5 mL/kg/回を外来で内服させて経過観察のうえで帰宅させます．薬液量が多い時はボスミン吸入の合間に分割して内服させるのもよい方法です．入院する場合はデキサメタゾン0.15 mg～0.3 mg/kg/回を筋注か静注をしています．

　エピネフリン吸入はデキサメタゾンと違って自然経過を変える治療ではありませんが，一時的に症状を軽減させる効果があります[7]．0.1％ボスミン®注または吸入液0.1～0.2 mLを生理食塩水に希釈して吸入させます．30分以上の間隔をあければ反復吸入可です．この吸入量は症状の早期改善に不十分ではないかという見解があるので，より多い量での吸入が今後推奨されるかもしれません．

　音ミスト加湿器や浴室での水蒸気浴により軽症クループの症状が軽快することがヒントになり，冷湿気（cool mist）の吸入が治療法になっています．軽症クループでは生理食塩水だけのネブライザー吸入により症状が軽くなることもあります[8]．

　入院の適応は，外来での治療に反応がなくWestley Croup Scoreが3点以上ある場合とされます[8]．夜間の救急外来では，吸気性喘鳴を聴診器なしで聴取するような患児は入院させるほうが，保護者にとっても医師にとっても安心できる選択だと思います．

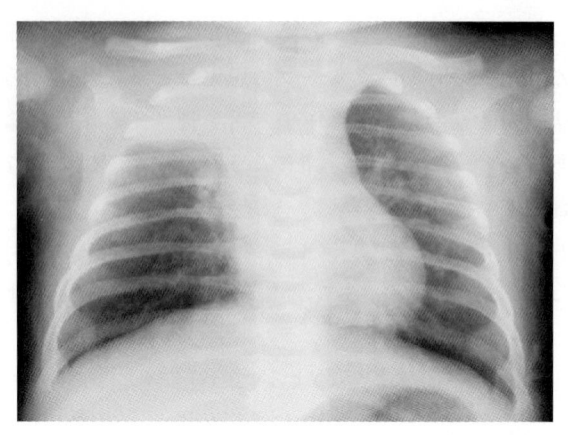

図 5-5　RSV 細気管支炎にみられた右上葉無気肺
（2 カ月，女児）

7）細気管支炎

　RS ウイルス（RSV）による細気管支炎は冬から春先に好発しますが，暑い季節にもみられます．

　米国の小児救急のテキストには入院の適応として次の 8 項目が挙げられています：①生後 3 カ月未満，②早産児（在胎＜34 週），③先天性心疾患，④パルスオキシメータで SpO_2＜95％，⑤呼吸数＞70/分，⑥胸部 X 線で無気肺あり（図 5-5），⑦重症感がある，⑧経口摂取不良．このなかで経口摂取不良はプライマリ・ケアで入院の適応を判断する一番の指標だと思います．咳き込みや呼吸困難により哺乳ができなくなれば，入院治療を考慮しましょう．

　細気管支炎は 6 カ月未満と記載している教科書がありますが，6 カ月以上の児も RSV 細気管支炎に罹患します．6 カ月未満児では発熱を伴わない症例が多いのが特徴で，とくに 2 カ月未満児は喘鳴でなく無呼吸発作（case 5-2）を起こして受診することがあるので注意してください．

　米英の教科書には，治療は酸素投与と輸液の支持療法だけと記載されています[10]．わが国では，近年，デキサメタゾンの早期投与が重症化を防ぎ入院率を低下させると報告[11, 12]されており，私も同様の感触をもっています．発症早期とは鼻汁と咳だけの段階か，喘鳴が始まった段階かといった解決すべき課題もありますが，試みてよい治療法だと思います．

case 5-2

無呼吸発作がみられた RS ウイルス細気管支炎の症例

患児：生後 47 日，男児
主訴：顔色が青くなった
家族歴：4 人兄弟の 4 番目，兄たちがかぜ
現病歴：妊娠・分娩に異常なく在胎 37 週，2,702 g で出生した．12 月 15 日頃から咳を認めていたが，27 日より荒い呼吸をするような感じになり，また鼻汁も認めた．29 日と 30 日の夜に顔色が青くなったので，30 日午後 11 時 57 分に救急センターを受診した．受診前に発熱はなかった．母乳栄養児で，咳をして吐乳することはあったが，哺乳量は普通と変わらなかった．
臨床経過：トリアージ看護師が待合室から「先生，顔色が悪い！」と患児を診察室に連れてきた．体温は 36.6℃で，顔色は白っぽく土色をしており，呼吸は浅く，呼吸数は 75 回/分と多呼吸で，鼻翼呼吸，陥没呼吸を認め，胸部聴診で笛声音を聴取した．すぐに酸素を吸入させ，鼻汁の RS ウイルス抗原迅速検査は陽性であった．RS ウイルス細気管支炎による無呼吸発作と診断し，保育器に収容し，酸素投与と輸液を行った．入院後は無呼吸発作がなく，呼吸状態は次第に改善し，1 月 8 日に退院となった．

◆ 長引く咳に対する診断アプローチ

　急性上気道炎に関連した咳は 1〜3 週以内に大部分が消退し，発症後 25 日経っても咳が残っているのは 10％です[2,4]．亜急性咳嗽(2 週間以上，4 週間未満)の場合は，胸部 X 線検査とスパイロメータ検査(6 歳以上が対象)で異常がなければ，通常は急性ウイルス性上気道感染症後の咳(postviral cough)か急性気管支炎なので，経過観察し，咳が改善しなければ精査[4]とされています．長引いている咳には，このような感染症に伴う咳もありますが，しかし，気管支喘息のような気道過敏性による咳が診断の中心で，長引く咳の鑑別診断は喘息以外の原因を除外していく消去法で考えます．

1）気管支喘息かどうかを考えよう

　気道過敏性による咳は，夜間，とくに就寝時や起床時に咳が多いとか，走り回った後や，はしゃいだ後に咳き込むという病歴が特徴で，胸部に笛声音（wheeze），いびき音（rhonchus）を聴取すれば間違いありません．喘鳴を認めず，症状は咳だけで，喘息と診断できない段階の小児もいます．2週間以上咳が続いているような状態であっても，3～4日間の短期間のステロイド薬内服で改善します．

2）胸部X線検査をしよう

　咳が長引いているために精査希望で受診した患児では，胸部X線検査を行いましょう．撮影をしないと保護者に不満が残ります．発熱を伴っている症例では肺炎の鑑別診断が一番重要ですが，発熱がなくても咳が2週間前後続いている症例でマイコプラズマ肺炎に時々出会います．長引く咳で問題となる感染症にはマイコプラズマ，百日咳，肺炎クラミジアがあり，確定診断に血清抗体価を測定します．

3）副鼻腔気管支炎

　プライマリ・ケアでよくみかける病態です．診察で膿性の後鼻漏があれば副鼻腔炎を疑うのは容易ですが，鼻閉や膿性鼻汁など副鼻腔炎を疑う症状がない例も多いので，副鼻腔X線検査（Waters位撮影）をしないと副鼻腔炎を診断できません．胸部X線像ではほとんど異常を認めません．顔面の超音波検査で副鼻腔炎を診断している医師もいます．湿性咳嗽が夜間，とくに就寝時と起床時に多いことが特徴で，咳以外に鼻閉や鼻汁が長く続いている小児では副鼻腔気管支炎を考慮しましょう．

case 5-3

副鼻腔気管支炎による遷延性咳嗽

患児：6歳，女児

既往歴，家族歴：特記すべきことなし

主訴：咳

現病歴：約2カ月前から咳が続くので近医で投薬を受けていた．1カ月前に38℃前後の発熱が1週間続き肺炎のなりかけと近医でいわれた．解熱してからも咳は軽快せず，内服をずっと続けていたが，3日前から痰のからんだ咳がひどくなったので当科を初診した．当初は朝晩に咳が多かったが，近頃は日中も夜間も咳をしている．鼻閉や膿性鼻汁は認めなかった．

診断：診察では胸部聴診に異常がなく，また後鼻漏も認めなかった．胸部X線写真（図5-6）は肺炎の所見がなく，両側気管支周囲陰影の増強を認めた．Waters位副鼻腔撮影（図5-7）で両側上顎洞は含気なく陰影を認めた．以上の所見より，副鼻腔気管支炎と診断した．

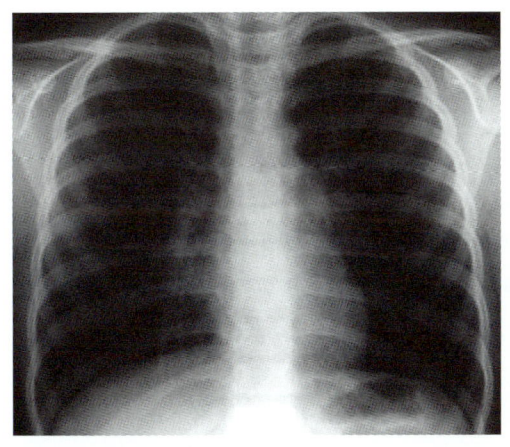

図5-6　胸部正面X線像（case 5-3）

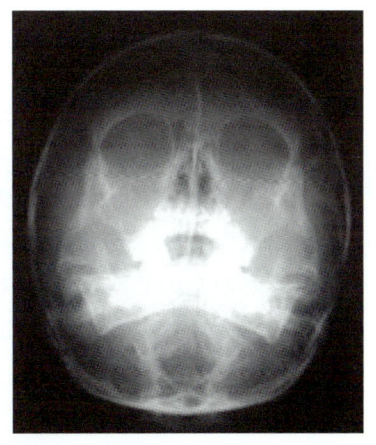

図5-7　副鼻腔X線像（case 5-3）

3）気管支喘息と誤診されやすい疾患

wheezing は喘息と関連しますが，wheezing があれば即喘息とはいえません．喘息の治療を続けても改善がみられない場合は，喘息の診断に誤りがないかを再検討しましょう．

(1) 気道異物

喘息と誤診されることの最も多い疾患は異物です．診断の決め手は病歴です．何か食べていた時とか患児の周囲にピーナッツが散らばっていたといった状況で，突然に咳き込みが始まったことを確認できれば，異物を疑って，吸気位と呼気位で胸部 X 線撮影をします．チェックバルブ現象により過膨張になっている部位がないかを探しますが，胸部 X 線検査で明確な所見がみられないこともしばしばあります．設備があれば，CT 検査が有用です．気管支異物の摘出も大変な仕事です．**case 5-4** はきわめて幸運な男児で，私の 30 年余りの経験のなかで唯一の自然排出例です．

case 5-4

喘息と診断されていた気管支異物

患児：2 歳 0 カ月，男児

既往歴，家族歴：特記すべきことなし

主訴：喘息が治らない

現病歴：11 月 13 日にチョコボール®を食べていた時から，咳をするようになり，ゼーゼーしているので，14 日に近医を受診したところ喘息と診断された．喘息の薬を内服していたが，ゼーゼーが続き軽快しないので，29 日に当科を初診した．胸部 X 線検査で気管支異物が疑われたので，胸部 CT 検査を行うために静脈路を確保していた際，泣き暴れて激しく咳き込んだ拍子に，突然口からピーナッツを喀出した．

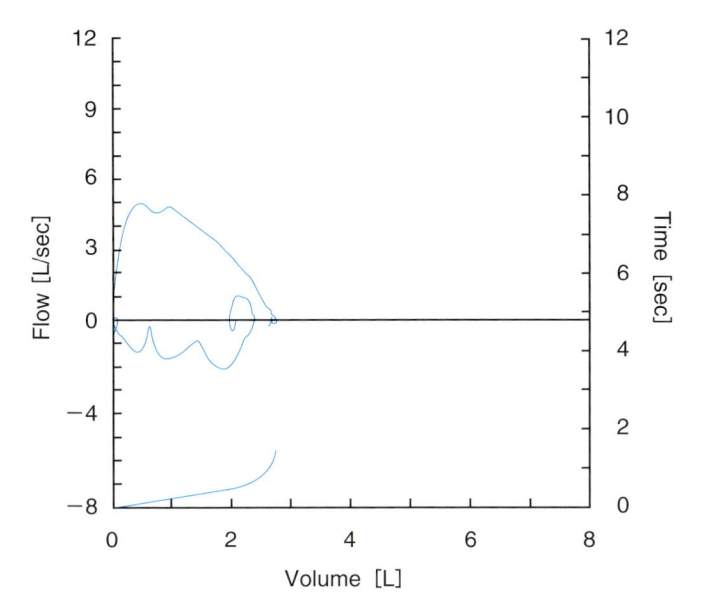

図 5-8　特発性喉頭痙攣のフローボリューム曲線

(2) 特発性喉頭痙攣 vocal cord dysfunction [13]

　心因性喘息と誤診することのある疾患です．息苦しさの訴えが強いこと，夜間睡眠中に息苦しさが生じないこと，診察などで患児のそばにいると喘鳴がひどくなることが特徴的症状で，不登校になっている症例もあります．ステロイド薬も含めて喘息の治療に反応しません．図 5-8 は息苦しさを訴えて不登校になった中学 1 年女子のフローボリューム曲線で，特徴的な吸気相の平坦化と波打ち現象あるいは羽ばたき現象がみられます．スパイロメータによるフローボリューム曲線は，喘息との鑑別診断に有用です．

4) 習慣性咳嗽，心因性咳嗽

　習慣性咳嗽 habit cough，心因性咳嗽 psychogenic cough の使い分けはよくわかりませんが，同意語と考えてよさそうです．咳の特徴は honking cough と英語で表現されます．喉から息を無理して吐き出す感じの咳払いのような咳

をイメージしてください．それに寝ている時に咳が出ないのも特徴です．この点が喘息との大きな違いです．これらの特徴を知っていれば，診察室でも咳払いのような咳を続けるので疑いをもつのは容易です．学校など人前で咳をしないように意識すると咳が止まらないと訴えます．吸入ステロイド薬など喘息の治療を続けているが咳が改善しないために，開業医から紹介される例もあります．私の経験した症例は，ほとんどが中学生でした．

5）百日咳[14]

最近，慢性咳嗽の原因として最も話題になっている疾患です．乳幼児の百日咳は，吸気性笛声を伴う連続的なスタッカート様咳嗽を発作的に繰り返す典型的な症状（レプリーゼ）を認め，リンパ球優位の白血球増加があれば，診断に迷うことはありません．3カ月未満児では無呼吸がみられます．

一方，年長児や成人の百日咳は典型的な咳を呈さず，咳が長引くだけで，疑ってかからないと診断できないという点が問題です．確定診断には培養か核酸増幅法による百日咳菌の検出が必要ですが，一般的な検査でありません．プライマリ・ケアでは抗体価による診断に頼らざるをえないので，確定診断までに時間がかかるのが欠点です．

百日咳には発熱がありません．百日咳の患児が発熱した場合は2次的な感染を考えます．長引いている咳と発熱で入院した乳児を百日咳＋2次的細菌性肺炎と診断したところ，肺結核で教授から一喝された苦い記憶があります．

◆ 気管支喘息は重要な疾患

気管支喘息は急性，亜急性，慢性の咳すべての原因になります．気管支喘息は咳嗽の鑑別診断に気道感染症と並んで大きな存在です．また，気管支喘息の診断と治療は小児科医に必須のスキルで，急性発作の治療ができなければ救急外来を担当できません．日本小児アレルギー学会が刊行している『小児気管支喘息治療・管理ガイドライン2008』（協和企画）を参考にしましょう．

喘息の治療は，この10年あまりで以下のように大きく様変わりしました．

1) ステロイド薬が治療の中心になったこと

以前はステロイド薬の使用に非常に厳格でしたが，喘息をアレルギー性の炎症ととらえる概念が基盤となったガイドラインが作成された結果，私自身も使い過ぎかと心配になるほど発作時にステロイド薬を使用するようになりました．長期管理に吸入ステロイド薬を使用するようになってから，発作のコントロールが容易になったのは事実です．

2) テオフィリンが舞台から消え去りつつあること

テオフィリン製剤（テオドール®）がなければ喘息の治療ができないと思えたほど，急性発作の治療にも長期管理にも第1選択薬としてよく使用しました．しかし，テオフィリン関連性痙攣の問題，発作の治療にadd-on効果がないことなどにより，この数年新規に処方しなくなりました．

3) いわゆる抗アレルギー薬が消えたこと

抗アレルギー薬として最初に登場したトラニラスト（リザベン®）とケトチフェンフマル酸塩（ザジテン®）はそれ以前の抗ヒスタミン薬と違って乳幼児の発作予防に効果的な薬だと感じていましたが，抗アレルギー薬は，DSCGクロモグリク酸ナトリウム（インタール®）吸入とロイコトリエン受容体拮抗薬を除いてガイドラインから消えたので，喘息の治療にまったく使わなくなりました．

4) 急性発作の薬物治療

急性発作の治療（表5-6）からアミノフィリンの点滴静注も消えつつあることと，ステロイド薬をよく投与することになったことが大きな変化です．

β_2刺激薬は急性発作治療の大黒柱です．β_2刺激薬吸入を反復（20～30分間隔で3回吸入）して，ステロイド薬の経口または静注を行っても，発作の改善がなければ入院治療になります．重症発作で死亡することもあるので，呼吸窮

表 5-6　急性発作の治療

1. β_2刺激薬吸入
2. 輸液
3. アミノフィリン点滴静注・持続点滴
4. ステロイド薬投与(静注, 経口)
5. 酸素投与
6. イソプロテレノール持続吸入
7. 人工呼吸管理

迫状態であれば外来で無理をせず入院治療に移しましょう.

◆ 咳に対する薬

　激しい咳き込みにより経口摂取が不良になったり，体力を消耗したり，睡眠が妨害されたりする場合を除いて，咳は気道から気道内分泌物や異物を除去する生体防御反応でもあります．また急性ウイルス性上気道炎に伴う自然に改善する咳の場合が多いので，無原則に鎮咳薬，抗ヒスタミン薬，去痰薬を処方するのは考えものです．

　乾性咳嗽に中枢性鎮咳薬を，湿性咳嗽に末梢性鎮咳薬(気管支拡張薬と去痰薬)を処方するのが鎮咳薬処方の基本的な考え方です[1]．コデインリン酸塩(リン酸コデイン®)やメジコン®のように咳中枢に強く抑制的に作用する薬剤は，気道内に気管支分泌物を停滞させるので湿性咳嗽に使用しません．チペピジンヒベンズ酸塩(アスベリン®)は非麻薬性の中枢性鎮咳薬ですが，コデインリン酸塩より咳中枢抑制作用が弱く，気管支拡張作用や去痰作用ももっているので，急性上気道炎に伴う咳によく使用される薬剤です．気管支拡張薬であるβ_2刺激薬は，去痰薬とともに湿性咳嗽の第1選択薬です．乾性咳嗽でも気管支収縮が咳反射の引き金になっているので，β_2刺激薬はチペピジンヒベンズ酸塩としばしば併用されます．β_2刺激薬を咳に対する基本的な治療薬として私は使っています．

この講の Point

- 呼吸困難が存在すれば，酸素投与をすぐに開始し，入院を考慮する．
- 急な咳の鑑別診断は，急性上気道炎以外の原因を除外する消去法で進める．
- 長引く咳の鑑別診断は，気管支喘息以外の原因を除外する消去法で進める．

文献

1) 久保政次（編）：新しい考え方による小児気道疾患の日常診療．南山堂，1981．＜以前は一芸に秀でる特色のある教室がいくつかあった．呼吸器感染症の研究で名を馳せた久保教授門下の著作で，診療の参考になる点が多い＞
2) Chang AB：Cough. Pediatr Clin N Am **56**：19-31, 2009. ＜文献2-4を私はChangの3部作と勝手に名づけている．EBMの切り口で咳嗽に関して読みやすくまとめた総説で，一読の価値あり＞
3) Chang AB, et al：A review of cough in children. J Asthma **38**：299-309, 2001. ＜Changの3部作の最初の作品．この文献を読んで咳に対する私の考えを整理できた．急性，亜急性，慢性に分けて咳に対する診断アプローチを解説している＞
4) Chang AB, et al：Guideline for evaluating chronic cough in pediatrics. Chest **129**(1suppl)：260S-283S, 2006. ＜米国胸部疾患学会による小児慢性咳嗽の診療ガイドライン．多数の文献を基に慢性咳嗽について網羅的に再検討している＞
5) 日本外来小児科学会（編）：小児のプライマリ・ケア龍の巻．医学書院，2003．＜付録のDVDでクループと百日咳が動画で体験できる＞
6) Mellis C：Respiratory noises：how useful are they clinically? Pediatr Clin N Am **56**：1-17, 2009. ＜呼吸音の異常に関心のある人の必読文献＞
7) Everard ML：Acute bronchiolitis and croup. Pediatr Clin N Am **56**：119-133, 2009. ＜細気管支炎とクループをEBMの観点から簡潔にまとめている＞
8) Aehlert B.：Mosby's comprehensive pediatric emergency care revised edition. Mosby JEMS, 2007. ＜PALSのための自習書．内容は具体的，実践的で，小児科研修医の必読書．エルゼビア・ジャパンから日本向けの書き直しもある日本語版が出版されている．両者を読み比べると新たな興味が沸いてくる＞
9) 細川卓利，他：クループと喉頭疾患のステロイド療法．小児科臨床 **55**：575-586, 2002. ＜クループに対するステロイド療法に関する歴史的な考察とクループスコアの一覧も参考になる．ただし2001年までの文献的考察なので，その後のエビデンスに欠ける＞
10) Subcommittee on diagnosis and management of bronchiolitis：diagnosis and management of bronchiolitis. Pediatirics **118**：1774-1793, 2006. ＜米国小児科学会による細気管支炎の治療に関する基本的な提言＞

11) 成相昭吉：RSウイルス細気管支炎に対する外来におけるデキサメサゾン単回皮下注射の適応. 日児誌 110：1222-1226, 2006. ＜米国のほとんどの文献はステロイド治療の効果を認めていないが，わが国は米国より発症から早い受診が多いので，治療のタイミングが早く，結果に差が出たものと思う. 成相の方法はデキサメサゾン 0.4 mg/kg/回 皮下注＞
12) 河村一郎：RSウイルス感染症の臨床的検討. 外来小児 9：270-275, 2006. ＜河村はデキサメサゾン 1 mg/kg/日, 分2で2～5日間経口投与する方法をとっている＞
13) 本田元, 他：Vocal cord dysfunction/特発性喉頭けいれん. 小児科 45：2053-2059, 2004. ＜自験例の報告も含めた総説. 息苦しさを訴えている時に SpO_2 の低下を確認できないこととフローボリューム曲線の特徴的な変化を気管支喘息との鑑別点に挙げている＞
14) 岡田賢司：百日咳. 豊原清臣（編）：開業医のための小児科学 改訂5版. pp.274-280, 南山堂, 2007. ＜わが国の百日咳の権威による総説, 診断基準など詳細な解説があるので一読を勧める＞

腹痛の診かた

第6講

　「小児科医として40年間さまざまな体験を積んできたが，どのような症状よりも，注意を払いながら不安な気持ちで，急性の腹痛を訴える子どもを今でも診察している」

　米国の著名な小児科医 Joseph Brennemann の言葉が示すように，腹痛の診療は本当に難しいものです．

視点1：腹痛の診療はなぜ難しいのか

◆ 腹痛はさまざまな原因により起こる

　腹痛の原因には腹部疾患だけでなく腹部以外の疾患もあり，しかも緊急に外科的な処置を要する狭義の急性腹症も含まれます．したがって，腹痛の診療では迅速かつ正確な診断が常に医師に要求されます．

◆ 腹痛かどうかの判断が難しい

　腹痛を言語化できない乳幼児では，機嫌が悪い，ひどく泣いている，苦しそうな表情をしているといった挙動や外観から医師が腹痛を判断しなければなりません．逆に，頭が痛くても，耳が痛くても，満たされないことがあっても，「ポンポンが痛い」と訴える幼児もいるので，本当に腹痛なのか医師が判断する必要があります．

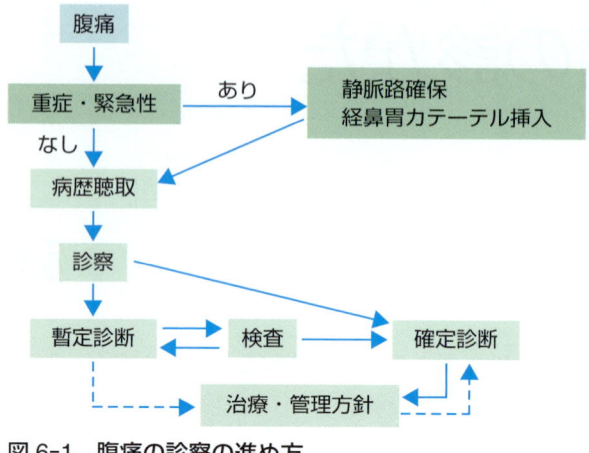

図 6-1　腹痛の診察の進め方

視点 2：腹痛の診断をどのように進めるか

◆ 腹痛の診断でも十分な病歴聴取と診察が基本[1]

　超音波検査や CT 検査の進歩により迅速に精度の高い腹腔内の画像診断が可能になりましたが，落とし穴もあります．超音波検査は施行医により信頼性に格差があります．CT 検査は超音波検査より客観性が高い検査ですが，異常所見が存在しても読影されないこともあります．画像検査の結果にとらわれ過ぎると誤診や診断の遅れを招くので，腹痛の診療も十分な問診と診察が診断の基礎になります．

◆ 腹痛の診察の進め方（図 6-1）

　腹痛の診察は，患児が診察室に入ってくる瞬間から始まります．
　最初に重症か，緊急性があるかを判断し，重症・緊急性がある場合はすぐに静脈路を確保し，経鼻的に胃カテーテルを挿入します．処置をしながら，並行して病歴を聞き診察をします．重症・緊急性のない場合は，病歴聴取後に診察をします．病歴と診察の結果から鑑別診断を考え，必要であれば検査をしま

す．病歴と診察だけで診断がつくこともあります．確定診断ができれば，治療・管理方針をたてます．検査の後でも確定診断できないこともあります．その場合は暫定診断をして経過観察にするか，さらに必要な検査を行って確定診断をします．

視点3：病歴からどのように迫るか

◆ 病歴聴取時のポイント

腹痛の鑑別診断は，次の8つのポイントの情報を基に考えます．
①急性腹痛か，慢性反復性腹痛か？
②腹部外傷の有無は？
③緊急性があるか？
④腹痛の性状は？
⑤腹痛の部位は？
⑥腹痛以外の随伴症状は？
⑦年齢は？
⑧腹部以外の疾患である可能性は？

◆ 急性腹痛か，慢性反復性腹痛か？

最初に急性腹痛か慢性反復性腹痛かを区別します．反復性腹痛(recurrent abdominal pain：RAP)は日常活動に支障をきたすような腹痛が3カ月間に少なくとも3回以上ある場合(Apleyの定義[2])という基準が欧米で用いられています．

プライマリ・ケアでは不登校の身体症状としての腹痛にしばしば遭遇します．その対応を誤ると患児に余計な負担を与え，状況がさらに混乱することを経験しています．発症時期が明確で腹痛が1〜2週間持続している症例は急性腹痛として，腹痛が2週間以上反復している症例は慢性反復性腹痛として診断を進めるほうが実際的だと考えています．

腹痛の発症が，①突発的か，徐々であるか，または急速に強くなっているか，②腹痛は持続性か，反復性か，③腹痛の持続期間はどれくらいか．これらの点を質問して，腹痛の発症形式や発症からの経過より急性か慢性反復性かを判断します．

◆ 腹部外傷の有無は？

軽微と思われる腹部打撲でも，内臓器の損傷をきたすことがあります．腹部鈍的外傷 blunt abdominal trauma[3] に注意して，腹部を打ったとか，ぶつけたなど外傷のエピソードを必ず確認してください．また，説明のつきにくい腹部鈍的外傷では，児童虐待を疑ってアプローチすることも大切です．

case 6-1

腹部打撲による脾破裂

患児：11歳，男子

既往歴，家族歴：特記すべきことなし

主訴：左側腹部痛

現病歴：午後4時半頃に学校の玄関で級友に押されて転倒し，階段の手すりに左腹部をぶつけた．帰宅後，左側腹部痛を訴えるので近医を受診し，強い腹痛を認めたので当院に救急搬送になった．悪心を認めたが嘔吐はなく，下痢や発熱もなかった．腹部CT検査（図6-2）で脾破裂を認め，脾摘除術が行われた．

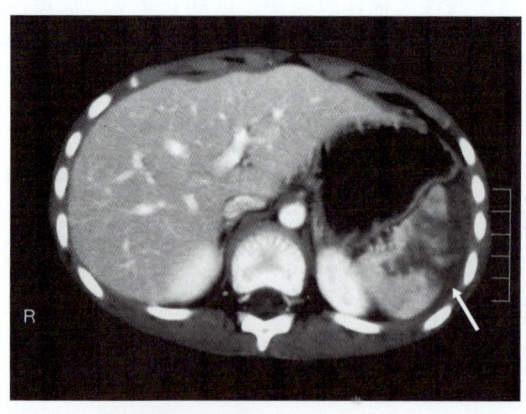

図6-2 腹部造影CT像（case 6-1）

表 6-1　急性腹症を疑わせる腹痛および関連所見

1. 激しい腹痛，激しい号泣が続く
   - 体動や咳嗽で増強する腹痛
   - 顔面蒼白，苦悶状顔貌，冷汗
   - 前傾姿勢，歩行不能
2. 体動が少なく動こうとしない
3. 激しい嘔吐，胆汁性嘔吐，糞便性嘔吐が続く
4. ショック状態を伴う
5. 吐血，下血を伴う
6. 急激な腹部膨満がある
7. 腹膜炎，筋性防御や反跳痛のような腹膜刺激症状がある
8. 直腸診で限局した圧痛を認める

表 6-2　見逃してはならない疾患

- 腸重積症
- 急性虫垂炎
- 胃・十二指腸潰瘍の穿孔と大出血
- 腸軸捻転
- 重症急性膵炎
- 外傷による腹腔内出血
- 嵌頓鼠径ヘルニア
- 精巣捻転
- 卵巣嚢腫茎捻転
- 術後癒着性イレウス

◆ 緊急性があるか？

　急性の腹痛では，緊急手術や処置を要する狭義の急性腹症の存在を念頭に置いて常に診察します．急性腹症と考えるべき症状（表6-1）は，激しい腹痛が続いている患児，それにショック，イレウス，腹膜刺激症状を伴う腹痛の患児です．とくに，激しい腹痛が3〜4時間以上持続し軽快しない場合，腹部膨満が急速に進行する場合，胆汁様嘔吐や糞便様嘔吐が続く場合，腹膜刺激症状がある場合は，緊急手術になる可能性が高い症状として一般に挙げられています．

　緊急性が高いので見逃してはならない主要な疾患を表6-2に示しました．そのなかで，腸重積症と急性虫垂炎がプライマリ・ケアでとくに重要な疾患です．

◆ 腹痛の性状は？

1）腹痛の程度

　疝痛か，鋭痛か，鈍痛かを質問し，睡眠や遊びを妨げるような痛みか，自制できる痛みかを聞きます．私が重視しているのは，日常生活に支障があるような腹痛です．case 6-2のように，夜間睡眠中に覚醒する腹痛は器質的な疾患を疑って診断を進めましょう．

case 6-2

***Helicobacter pylori* 菌陽性十二指腸潰瘍**

患児：14歳，男子

主訴：左側腹部痛

既往歴，家族歴：特記すべきことなし

現病歴：5月の中旬より上腹部正中に腹痛を認めるようになり，とくに夜間に痛みが強く，夜中に痛みで目が覚めた．腹痛は食事との関連がなく，1日のうちで何時でも起こった．悪心や嘔吐はなく，食欲に変化はなかった．排便は毎日あり，黒色便はなかった．体重減少もなかった．腹痛時に正露丸®を内服していたが，腹痛の訴えが続くので，6月9日に受診した．

その後の経過：血液・尿検査に異常はなく，胃内視鏡検査で十二指腸潰瘍を認め，RUTおよび血清Hp抗体が陽性であったので，除菌療法を実施した．除菌療法終了時点で腹痛の訴えがなく，夜間覚醒もなくなった．

2）腹痛の変化

腹痛は持続的なものか，間欠的なものか？ 腹痛の程度が発症から増強しているのか，変わらないのか，強弱があるのか，軽減しているのかを聞きます．

3）腹痛の発現時刻

腹痛が反復する患児では，1日のなかでいつ腹痛が起こるのかを聞きます．登校前や登園前に常に腹痛を訴える場合は，不登校や登園しぶりを疑うきっかけになります．

4）腹痛に関連する事象

食事や食事内容と腹痛との関連は，食物アレルギーや不耐症を疑う場合や，胃・十二指腸潰瘍の鑑別に役立つかもしれません．排尿や排便との関係も手が

かりになります．排卵痛や月経痛でも腹痛を訴えるので，年長女子では月経周期と腹痛との関連を必ず尋ねます．また妊娠も稀にあるので最終月経や無月経も質問しましょう．

◆ 腹痛の部位は？

「腹痛が臍から離れた部位であればあるほど，器質的疾患である可能性が高くなる[2]」（Apleyの法則）

臍を押さえて「ポンポンが痛い」と時々訴える子どもは，重大な疾患がないことが普通です．臍から離れた部位を痛がる子どもは真剣に診察しましょう．腹痛は内臓痛，体性痛，関連痛の統合した痛みで，通常内臓痛または体性痛に始まり時間経過とともにこれらの複合したものになります．内臓痛は腹腔内臓器自体の痛みで，一般に鈍い痛みで限局性に乏しく，主として正中部です．体性痛は腹膜刺激痛で壁側腹膜や腸間膜，横隔膜などから由来し，鋭い痛みで限局性のことが多い痛みで，局在診断の重要な手がかりになります．関連痛は疾患臓器と同一のデルマトームの離れた部位で痛みを感じるものです[4]．たとえば，急性虫垂炎の典型的な腹痛は心窩部痛から右下腹部痛へ移動限局していくように，発症時の腹痛の部位，発症後の腹痛部位の移動は診断に重要な情報になります．

心窩部痛では，急性胃炎，胃・十二指腸潰瘍など胃・十二指腸の疾患を最初に考えますが，急性虫垂炎が心窩部痛で始まることがあり，逆流性食道炎や膵炎もあります．

右上腹部では，胃・十二指腸潰瘍，急性胆嚢炎，胆石，急性肝炎のような肝胆道疾患を考えます．それに稀ですが，肺炎や胸膜炎でも右上腹部痛を訴えることがあります．

左上腹部では，脾破裂・出血，胃・十二指腸潰瘍，膵炎，それに肺炎・胸膜炎などです．

臍周囲痛は，急性胃腸炎，便秘，過敏性腸症候群，臍疝痛，機能性（心因性）腹痛などで，子どもがよく訴える痛みです．急性虫垂炎でも臍周囲痛を訴えます．

右下腹部痛では，急性虫垂炎が鑑別診断で最も重要な疾患ですが，腸間膜リ

ンパ節炎，回腸末端炎，水腎症，腎盂腎炎，尿路結石，卵巣嚢腫，メッケル憩室炎などもあります．

　臍下部（下腹部正中）痛は，膀胱炎，急性虫垂炎，急性腸炎，便秘，潰瘍性大腸炎，骨盤内炎症性疾患，右卵巣嚢腫茎捻転などによりますが，この部位の腹痛を訴える急性虫垂炎は診断が遅れがちになるので要注意です．

　左下腹部痛は，便秘や腸炎のように便に関連する原因をまず考えます．卵巣嚢腫，水腎症，腎盂腎炎，尿路結石，骨盤内炎症性疾患，鼠径ヘルニア嵌頓，過敏性腸症候群，潰瘍性大腸炎，S状結腸捻転などもあります．

　腹部全体の腹痛は，急性腸炎，腹膜炎，イレウス，アナフィラクトイド（Schönlein-Henoch）紫斑病，腸間膜リンパ節炎などがあります．

case 6-3

右季肋部痛を訴えたマイコプラズマ肺炎例

患児：12歳，男子

既往歴，家族歴：特記すべきことなし

主訴：右季肋部痛

現病歴：6月1日の夜に腹痛を訴えたが，2日は腹痛を訴えなかった．3日の起床時から右季肋部痛を訴え，登校したが，腹痛が続き，37.9℃の微熱があったので，養護教諭から虫垂炎かもしれないといわれ早退し受診した．嘔吐や下痢はなく，登校後に咳嗽を時々認め，咳嗽時に右季肋部が痛むと訴えた．

受診後の経過：受診時，体温は38.1℃で，痛みのために右側臥位をとり起き上がろうとしなかった．咽頭は軽度発赤で，胸部聴診は異常なく，腹部は平坦かつ軟で，右季肋部に自発痛があったが圧痛はなかった．胸部X線（図6-3）で横隔膜に接する肺炎像があり，マイコプラズマ抗体の有意な上昇を認めた．

◆ 腹痛以外の随伴症状は？

　食思不振や悪心，嘔吐，下痢，便秘のような腹部症状があるかどうかは，消化管疾患と他の腹腔内器官の疾患を鑑別する手がかりになります．

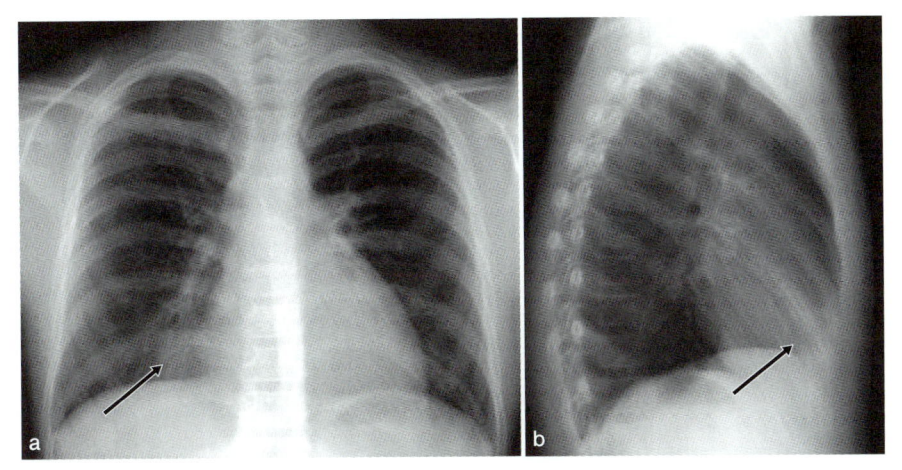

図 6-3　胸部 X 線像（case 6-3）
a：正面像，b：側面像

表 6-3　腹痛と嘔吐の関係

- 腹痛が嘔吐に先行する ➡ 急性の外科的腹部疾患
- 嘔吐が腹痛に先行する ➡ 急性の内科的腹部疾患

　腹痛が嘔吐に先行する場合は，急性の外科的腹部疾患を考えます．嘔吐が腹痛に先行する場合は，ウイルス性胃腸炎のような急性の内科的腹部疾患を考えるという原則があります（表 6-3）．

　紫斑を認めればアナフィラクトイド紫斑病を，吐血やタール便を伴えば胃・十二指腸潰瘍を，反復性の胆汁様嘔吐があれば腸閉塞を疑います．間欠的に啼泣する乳児で嘔吐や血便を伴えば，腸重積症を疑うのは小児科の常識です．発熱，下痢，嘔吐，粘血便があれば細菌性腸炎を疑い，家族に腹痛や下痢など同様の症状の人がいれば，食中毒やウイルス性胃腸炎を想定して検査をします．

　血尿があれば尿管結石など腎尿路系の疾患を鑑別します．発熱，咽頭痛，咳嗽，喘鳴，腹痛以外の疼痛などがあれば，感染症や腹部疾患以外の原因を考えます．急性上気道炎，扁桃炎で高熱がある場合にも腹痛を訴えることはよくあります．

表 6-4　急性腹痛の主な原因（下線：外科的急性腹症を示す）

	2 歳未満	2～6 歳	6～12 歳	12～15 歳
よくみられる疾患	感染性胃腸炎 便秘 急性上気道炎	感染性胃腸炎 便秘 急性上気道炎 周期性嘔吐症 心因性腹痛	感染性胃腸炎 便秘 急性胃炎 急性上気道炎 <u>急性虫垂炎</u>	感染性胃腸炎 便秘 <u>急性虫垂炎</u> 過敏性腸症候群 月経痛，中間痛（排卵痛）
時々みられる疾患	<u>腸重積症</u> 乳児コリック 尿路感染症 ミルクアレルギー	<u>急性虫垂炎</u> アナフィラクトイド紫斑病 肺炎・喘息発作 尿路感染症 <u>腸重積症</u>	胃・十二指腸潰瘍 回腸末端炎 アナフィラクトイド紫斑病 腹筋痛 尿路感染症	胃・十二指腸潰瘍 回腸末端炎 腹筋痛 急性腎盂腎炎
見逃してはならない疾患	<u>鼠径ヘルニア嵌頓</u> 外傷（虐待も含む） <u>急性虫垂炎</u> <u>精巣捻転</u> <u>中腸軸捻症</u>	<u>鼠径ヘルニア嵌頓</u> <u>精巣捻転</u> <u>総胆管拡張症</u> 外傷（虐待も含む） 糖尿病性ケトアシドーシス	<u>鼠径ヘルニア嵌頓</u> <u>精巣捻転</u> <u>卵巣嚢腫（茎捻転も含む）</u> 外傷 糖尿病性ケトアシドーシス	妊娠 骨盤内感染症 <u>卵巣嚢腫（茎捻転も含む）</u> 外傷 糖尿病性ケトアシドーシス

加藤英治：腹痛．五十嵐隆，大薗恵一，高橋孝雄（編）：今日の小児診断指針　第 4 版．p.285，医学書院，2004 より引用

年齢は？（表 6-4）

　年齢により腹痛の原因疾患が異なるので，鑑別診断は年齢を考慮して進めます．どの年齢層でも感染性胃腸炎と便秘が多い疾患です．乳幼児では腸重積症，年長児では急性虫垂炎が鑑別すべき重要な疾患です．

腹部以外の疾患である可能性は？

　腹痛＝腹部疾患ではありません．成人の心筋梗塞と同様に，川崎病の患児が腹痛を訴えると心筋梗塞を考えろといわれます．糖尿病性ケトアシドーシスの患者が急性腹症として救急室に受診するかもしれません．喘息発作，肺炎や胸膜炎，急性上気道炎や扁桃炎（とくに溶連菌感染症で）などの高熱時に腹痛を訴えることもあります．腹性てんかんや片頭痛，薬剤や金属などの誤飲や毒物による中毒も腹痛の原因になります[6]．

case 6-4

インフルエンザ A の高熱時に腹痛を訴えた幼児

患児：4 歳，男児

既往歴，家族歴：特記すべきことなし

主訴：腹痛，発熱

現病歴：1 月 4 日午前 4 時頃に腹痛を訴えて起きてきたので検温すると 39℃の発熱を認めた．その後も 38℃台の発熱が続き，臍周囲痛を訴え，食欲もなかった．嘔吐や下痢はなかったが，咳嗽を軽度認めた．午後 2 時に 39℃の発熱があったので解熱薬の坐薬を挿肛したが解熱せず，腹痛も訴えているので，午後 4 時過ぎに救急センターを受診した．受診時に体温は 39.2℃で，咽頭は軽度発赤し，胸部聴診は異常なく，腹部は平坦かつ軟で，臍部に軽度圧痛を認めたが，筋性防御や反跳痛はなかった．インフルエンザウイルス抗原迅速検査は A 型が陽性で B 型が陰性であった．

視点 4：診察からどのように迫るか

◆ 診察を始める前の注意点

　診察する前に，冷たい手や聴診器で体に触れて子どもをびっくりさせないように温めておきます．とくに冬の寒い時期はお湯で手を温めるなど気をつけてください．爪は傷つけないように短く切っておきます．これらは小児科医の基本的なエチケットです．

　子どもが泣いたり緊張したりすると腹壁が硬くなるので，腹部所見がわかりにくくなります．子どもを泣かさずに診察することは大切ですが，そう簡単ではありません．乳幼児では，おもちゃやキャラクター人形などを見せたり触らせたり，おしゃぶりをくわえさせたりして，診察から注意をそらすような工夫をします．緊張している年長児では，興味をひくような話をして緊張をほぐすようにします．

診察は所見の見落としがないように裸でするのが原則です．とくに女子の場合は，小学校の高学年になると裸になるのを嫌がります．看護師に手伝ってもらうなど配慮し，かさばる上着だけを脱いでもらい，下着を動かして腹部を露出して診察します．乳幼児は衣服を一気に脱がせると泣き出すことがあるので，母親にゆっくりと脱がせてもらいます．

　腹部しか診察しないのは誤診の元です．腹部以外に診断に重要な手がかりとなる所見があるかもしれません．常に全身の診察を系統的に行いましょう．

◆ 診察は診察室に入る瞬間から始まる

　診察室のドアが開いた時から目を凝らして全身状態を観察します．歩いてくるはずの子どもが抱っこや背負われて，または車椅子で入室する場合は激しい腹痛があると考えましょう．右下腹部をかばうように右手で押さえ，体幹を前屈させた姿勢（図6-4）を見れば急性虫垂炎を疑います．

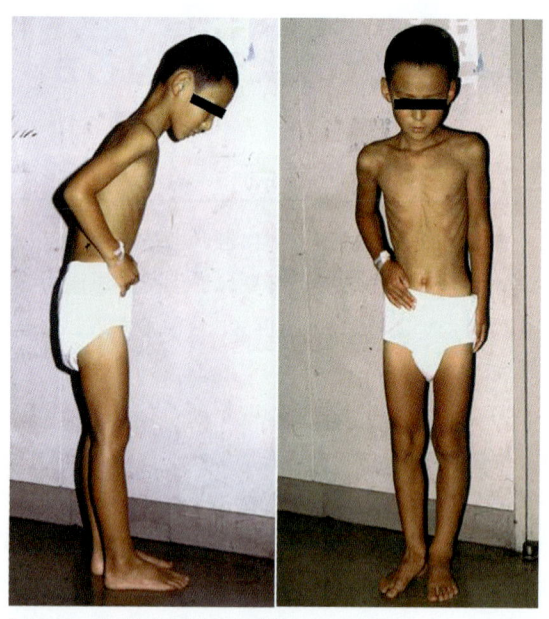

図6-4　急性虫垂炎の姿勢（8歳，男児）

最初に重症感の有無を，入室時の印象から判断します．重症と判断すれば，スピードが一番大切です．バイタルサイン，意識状態，腹痛の程度，腹部膨満や筋性防御の有無をすばやく把握しましょう．

　苦悶状顔貌，意識低下，顔面蒼白，呼吸促迫，冷汗，頻脈，前屈位で両膝を抱えるようにじっとしている状態は重症です．

　無欲様顔貌で反応に乏しい，嗜眠など意識レベルの低下がみられれば，ショック，脱水症，または重篤な状態です．頻脈は脱水症やショックを考えますが，腹痛による不安や発熱でもみられます．多呼吸は代謝性アシドーシス，肺疾患，敗血症，発熱を考えます．麻痺性イレウス，腹膜炎，腹腔内出血などによる顕著な腹部膨満は胸郭を圧迫するので，呼吸抑制が起こります．傾眠傾向や，苦痛で転げまわるとか，苦痛に耐え，横になってじっとしている時には，緊急の外科的疾患の可能性があります．軽症にみえても，腹部をかばうように用心してゆっくりと体を動かす時も，急性虫垂炎のような腹痛がひどい状態を考えます．

　診察ベッドに助けなしで登れる子どもであれば，「ベッドに上がってごらん」と1人で診察ベッドに登らせます．楽しそうな顔をしてベッドに登れば，腹腔内の炎症はまずないでしょう．急性虫垂炎が疑わしい場合に，低いベッドであれば，ベッドから床にジャンプさせて腹痛の部位を確認します．着地後にやったという感じでニコニコしていれば急性虫垂炎ではないでしょう．

◆ 腹部以外の診察

　皮膚の観察は大切です．紫斑（とくに下腿に），関節痛や腫脹があれば，アナフィラクトイド紫斑病（**図6-5**，**6-18**，p.132）を疑います．納得しがたい外傷や熱傷を認めれば，児童虐待を念頭に置いてアプローチします．結膜や皮膚に黄疸を認めれば，肝胆道系の疾患を鑑別します．

　腹痛の患児では，通常，頭頸部，胸部，四肢を診察してから腹部を診察し，口腔，咽頭，鼓膜の診察は嫌がられるので最後に診察するようにします．乳幼児が中耳炎による耳痛を腹痛と訴えることもあるので，鼓膜も診察しましょう．喘息発作，下葉の肺炎，胸膜炎でも腹痛や時に嘔吐もみられるので胸部聴診も大切です．

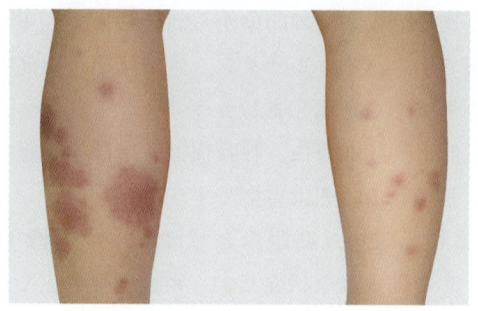

図 6-5　アナフィラクトイド紫斑病の紫斑
（6 歳，男児）

◆ 腹部の診察[7, 8)]

1）腹部視診

　前腹壁だけでなく，側・後腹壁も視診します．腹部膨満，蠕動不穏，鼠径部の腫瘤，過去の手術や創傷による腹壁の瘢痕，外傷の有無をみます．鼠径ヘルニア，精巣捻転を見逃さないように，鼠径部も必ず観察します．臍ヘルニアが稀に嵌頓を起こすことがあるので，号泣する乳児では臍部も観察しましょう．

　鼠径ヘルニアは還納されていると診断できません（図 6-6b）が，立位で下腹部に力を入れさせると鼠径部に腫脹が出現し診断できることがあります（図 6-7）．鼠径部の腫脹が小さくても，その部位の皮膚に発赤が明確であれば嵌頓鼠径ヘルニアと考えましょう．また，女児で卵巣が脱出していると腫脹のなかに弾性硬の大豆大〜小指先大の腫瘤を触診します．そのような場合は無理な徒手整復を避け，小児外科医に紹介しましょう．

　睾丸を痛がり，陰嚢が腫脹している場合は急性陰嚢症と考えて，精巣捻転（図 6-8，右陰嚢の腫脹と発赤を認めた），精巣垂捻転，精巣上体炎を鑑別します[9)]．とくに精巣捻転は手術までの golden time が 6 時間で，迅速な診断が必須になります．しかし，羞恥心のために睾丸痛があることをいわないことが多いので，急性陰嚢症を考慮しなければならない患児では必ず外性器を視診しましょう．

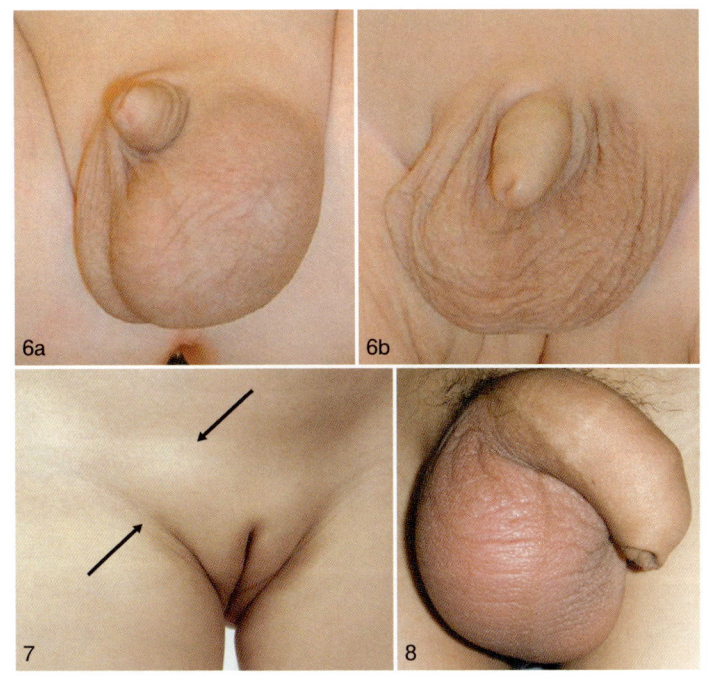

図 6-6　左側外鼠径ヘルニア（10 カ月，男児）
　　　　a：脱出時，b：還納時．
図 6-7　右側外鼠径ヘルニア（4 歳，女児）
図 6-8　右精巣捻転（13 歳，男子）

2）腹部聴診

　有響性金属音 metallic sound，グル音の亢進や減弱に注意します．股動脈，腹腔内動脈の血管雑音も聴診します．機械的イレウスでは高調性の「キリンキリン」という有響性金属音が聴取されるので，手術痕がある患者で有響性金属音を聴取すれば絞扼性イレウスを考えます．急性虫垂炎のグル音は，早期であれば正常に聴取しますが，汎発性腹膜炎を起こすと消失します．

3）腹部触診

　触診から診断に直結する所見を得る場合が多いので，細心の注意を払い丁寧

な触診を心がけましょう．「腹痛の部位から離れた部位から始め，最後に腹痛の部位で行うこと」が触診の原則です．腹痛の部位を触れると，腹壁が緊張して所見がわからなくなります．触診の前に不用意に聴診器を当てると同様な現象が起こるので，腹部の診察は視診，触診，そして聴診という順がよいと思います．

　まず触診する前に，「一番痛いところを指1本でさして教えてね」と最も痛い部位を確かめます．腹痛のなさそうな部位から触診を始め，指さした部位を最後に触診します．

　触診は手を使って通常行いますが，母親の膝のうえで泣かずに胸部聴診をさせた乳幼児では，聴診器を使って腹部を触診することもあります．最初は聴診器で腹壁を押さえずに聴診だけで様子をみます．泣かなければ，聴診しながら聴診器に圧を加えて前腹壁全体を触診します．用手による触診では，腹壁に平行に静かに手掌を置き，饅頭の皮に窪みをつけないような気持ちで指腹を腹壁に優しく当てて触診するようにしてください．指先でお腹を押さえるように荒々しく触診すると正確な所見を得られにくく，また，微妙な筋性防御はとらえることができません．双手法で触診する場合は，上に置いた手で圧力を加え，腹壁に置いた下の手は感覚センサーとして所見を取ります．下の手も上の手と同期して力を入れて腹壁を押すと双手法の意味がなくなります．腹壁に緊張がある場合は，深呼吸をさせるか，または，膝を立てさせてから大腿を腹側に少し屈曲させて緊張を取るようにします．泣いている時は，呼気時に腹壁の緊張がとれる瞬間にすばやく所見をとるのがコツです．くすぐりに弱い子も腹壁を触れる前から笑いこけて腹部を硬くさせるので触診が困難になります．笑いながら体を左右に振って触診から逃れようとする場合は，たいてい緊急性のない腹痛です．

　触診では，圧痛，筋性防御，腹壁緊張，反跳痛 rebound tenderness，腫瘤や便塊の有無を確認します．触診中は腹部ではなく子どもの表情を観察します．痛いといわなくても，顔をしかめるとか，体をピクッと動かすが耐えているような表情であれば，圧痛があると判断します．筋性防御は圧痛部位を診察医の手が触れた時に起こります．痛いと訴えた部位を指先に力を少し加えて筋性防御を確認します．汎発性腹膜炎では腹壁全体が板状硬になります．反跳痛は腹膜炎の重要な徴候です．指を腹壁から離した時に痛みが増強するかどうか

でみます．指先の力に強弱をつけて触診することや，聴診器で腹壁を押さえてさっと離すことでも反跳痛を引き出すことができます．右下腹部に反跳痛があれば，急性虫垂炎を一番に鑑別診断します．

4）腹部打診

腹部膨満がある場合に必ず行います．麻痺性イレウスや呑気症では鼓音を認めます．濁音界移動があれば腹水貯留を考えます．大きな腹部腫瘤の場合に腫瘤を打診すると濁音を認めます．肋骨脊椎角（CVA）の打診で痛みがあれば，腎または腎周囲の炎症を考えます．

5）直腸指診

女子中学生くらいになると遠慮しがちになりますが，直腸指診も大切な診察法です．ダグラス窩の圧痛，腫瘤の触知，波動の所見を認めることで急性虫垂炎を確定診断することもあります．便秘症では指先に硬い糞塊を触知します．直腸指診で血便や出血を認めれば腸重積症や内痔核などの診断のきっかけになります．骨盤内感染症では子宮腟部を少し押さえただけで強い痛みを訴えます．

直腸指診は，それ以前に診断がすでに確定していれば省きますが，腹部診察だけで診断が不明な場合には実施しましょう．

視点5：診断に迫るほかの手段は

◆ 腹部超音波検査を活用しよう

腹部の診察だけですべて診断できるわけではありません．腹部超音波検査は被曝もなく手軽にできる非侵襲性の検査で，腹部X線検査より得られる情報が多く，プライマリ・ケアで活用すべき検査法です．内田正志先生の著書[10]をガイドにして小児科医は少なくとも腸重積症を診断できるようになりましょう．

◆ 浣腸は重要な診断手段

プライマリ・ケアで，腹痛に対し最初にしばしば行われる処置は浣腸です．浣腸反応便を観察すれば，下痢便や血便のような便の性状がわかります．便秘による腹痛は，浣腸により硬便を多量に排泄すると腹痛が消失するので，診断兼治療になります．

浣腸をする前の注意点は，汎発性腹膜炎，腸管穿孔，妊婦，腹部外傷で禁忌になっていることです．また，浣腸により腸管蠕動が誘発されると，腸管の内圧が上がり，穿孔の危険性が高まるので，急性虫垂炎，消化管穿孔，高度の消化管狭窄が疑われる症例に対し浣腸をするかどうかを慎重に判断するようにともいわれています．虫垂炎の診断に注腸造影が役立つという文献を読んだこともあり，私の経験からしても，虫垂炎の患児に浣腸を行っても通常トラブルは起こらないでしょう．

50％グリセリン浣腸液の使用量は1〜2 mL/kg/回ですが，1 mL/kg/回を目安にすれば十分です．体格のよい中学生でも30 mLの浣腸で反応します．反応がない場合にもう1度同量を浣腸します．

視点6：腹痛が続く，されど診断できない場合

◆ 診断がつかない時にどうするか

外科医から外科的疾患でないと突っぱねられたが，確定診断ができず，腹痛を訴えて苦しんでいる患児は，入院させて観察することが原則です．帰宅後に別の病院で急性虫垂炎の手術を受けた子どもの保護者から苦情を受けた経験があります．外科的疾患が疑われるケースは，緊急手術可能な病院に紹介入院させるほうが賢明でしょう．

入院後は，経口摂取を禁止して，輸液を行い，1時間ごとにバイタルサインを観察し，2〜3時間ごとに診察します．必要であれば再検査をして，外科的疾患と判断した時には即座に外科に対診します．

診断までに時間を要し強力な鎮痛薬が必要であった腹痛の原因は，私の経験

では，急性虫垂炎とアナフィラクトイド紫斑病であったことがほとんどだったので，頑固な腹痛が続く場合はこの2つの疾患を想定して診療しましょう．

◆ 腹痛の患者に鎮痛薬を投与すると診断が遅れるか

「鎮痛薬，鎮痙薬の投与により腹痛が抑制されると確定診断が遅れるので強力な鎮痛薬を使ってはいけない」と教えられ，そう思ってきました．最近，この考え方は揺らいでいます．診断前にモルヒネを使って鎮痛しても確定診断が遅れないとする報告が，米国から小児科領域[11]も含めてなされています．強い腹痛の場合には，鎮痛薬で腹痛を軽減させてから診断を進めてもよいでしょう．

腹痛時に使用する鎮静・鎮痛薬と投与量の目安は，抗ヒスタミン薬〔ヒドロキシジン(アタラックス®-P)：1 mg/kg/回静注，最大25 mg〕，ペンタゾシン(ソセゴン®，ペンタジン®：0.2 mg/kg/回静注，0.5 mg/kg/回筋注，最大15 mg)，モルヒネ塩酸塩(塩酸モルヒネ)(0.05〜0.1 mg/kg/回静注，筋注，最大10 mg)です．激しい腹痛の患児には，私はペンタゾシンを使用します．

視点7：急性虫垂炎を誤診しないために[7, 11]

◆ 急性虫垂炎に泣かされる

小児のプライマリ・ケアで最も頻度が高く重要な外科的急性腹症は，急性虫垂炎です．子どもが腹痛を訴えれば保護者が急性虫垂炎ではないかと疑うほど，急性虫垂炎は一般に知れわたっている疾患ですが，「外科医はアッペに始まり，アッペに終わる」という格言があるように，虫垂炎の診療は手ごわく奥が深いものです．小児科医はアッペに悩み，アッペに苦しみ，アッペに泣かされます．

◆ 小児の急性虫垂炎は穿孔する前に診断せよ

　小児の急性虫垂炎は高齢者や妊婦と並んで診断が難しいといわれます．小児でも典型的な症状を呈すれば診断は容易です．小児の虫垂炎の特徴は虫垂壁が菲薄で穿孔しやすく，大網が未発達なために汎発性腹膜炎をきたしやすいことです．小児では虫垂炎の発症後 36〜48 時間で穿孔するといわれます．穿孔前の早期診断が最重要な診療課題であると重々承知していても，典型的な症状や身体所見を呈さない例もしばしばあり，診断までに時間を要し穿孔性腹膜炎を起こしてから診断することになります．case 6-5 は小児科医歴 20 年目に経験した私の苦い思い出です．虫垂炎の診療はこのように後手を引くと患児や家族に肉体的・精神的に大きな負担を強いるだけではなく，経済的にも大きな負担をかけます．

case 6-5

遺残膿瘍を併発した穿孔性急性虫垂炎

患児：7 歳，女児

主訴：下腹部痛

既往歴・家族歴：特記すべきことなし

入院前経過：×年 10 月 29 日に深夜から強い下腹部痛を訴えたので受診した．急性虫垂炎が疑われたので，腹部超音波検査を放射線科医に依頼したが，虫垂の腫大を認めないという返事で，白血球数は 22,300/μL，CRP 値は 1.6 mg/dL であった．午後になって 37.8℃ までの微熱を認め，腹痛も続いたので，夕方に再診した．臍下部に圧痛を認めたが，筋性防御はなく，浣腸便は有形便であった．夜間は下腹部痛が激しく眠れなかった．30 日の再診では前日と同様な腹部所見で，超音波検査の再検でも回盲部リンパ節腫大を認めただけで虫垂は確認できなかった．浣腸便は，便中白血球が陰性であったが，茶色の泥状便であったので，感染性腸炎に伴う腸間膜リンパ節炎と診断しホスホマイシンナトリウム（FOM）を処方した．帰宅後，夜間にかけて水様便が数回あり，腹痛のために眠れなかった．31 日午前 6 時に 39℃ の高熱が出現し，臍から下腹部の疼痛も続くので入院になった．

入院時身体所見：顔貌は苦悶状であったが，咽頭や胸部に異常はなかった．腹部は平坦かつ軟で，腸雑音は正常に聴取した．臍周囲から下腹部に顕著な自発痛と圧痛を認め，踵落下試験(heel-drop jarring test)は臍の正中下部を指差して陽性であったが，反跳痛や筋性防御を認めなかった．

入院時検査成績：白血球数は 20,000/μL (N-Stab 12.5%，N-Seg 71.5%)と増加し，CRP 値は 28.1 mg/dL，ESR 値は 74/114 であった．AST は 29 U/L，ALT は 10 U/L，Amy は 49 U/dL で，血清電解質にも異常はなかった．尿検査では蛋白(2+)，潜血(−)，ケトン(1+)で，沈渣に異常はなかった．便の性状は濃黄色の水様便で，便潜血と便中白血球は陰性であった．

入院後経過(図 6-9〜11)：腹部超音波検査の結果は「虫垂全体を観察できず，観察できる範囲では径 3 mm 程度で腫大なし」で，造影 CT 検査でも「小腸全体が拡張し壁が厚めであったが，腫大した虫垂や膿瘍は認めない」という結果だったので，細菌性腸炎と再確認し，抗菌薬の投与を開始した．入院後，解熱傾向を認めたが，強い腹痛が続き，下痢も頻回にあり，11 月 1 日から排尿痛も訴えた．5 日朝に腹部膨満と腹部全体の圧痛と筋性防御が出現したので汎発性腹膜炎と判断し，超音波検査で小骨盤内膿瘍を認め，CT 検査でも膿瘍を認めたので緊急開腹手術になった．入院時の CT 画像を見直すと膿瘍の所見があった．12 日に排液がなくなったのでドレーンを抜去し，15 日にセフメタゾールナトリウムの投与を中止したが，17 日に再び発熱し，腹痛も訴えるようになった．遺残膿瘍を認めたので抗菌薬を再投与し，発熱と腹痛はおさまった．12 月 4 日に左側鼠径部痛を訴え，6 日に遺残膿瘍が腟瘻を形成し腟からの排膿を認めた．12 日に排膿が消失するとともに治癒となり 18 日に退院となった．

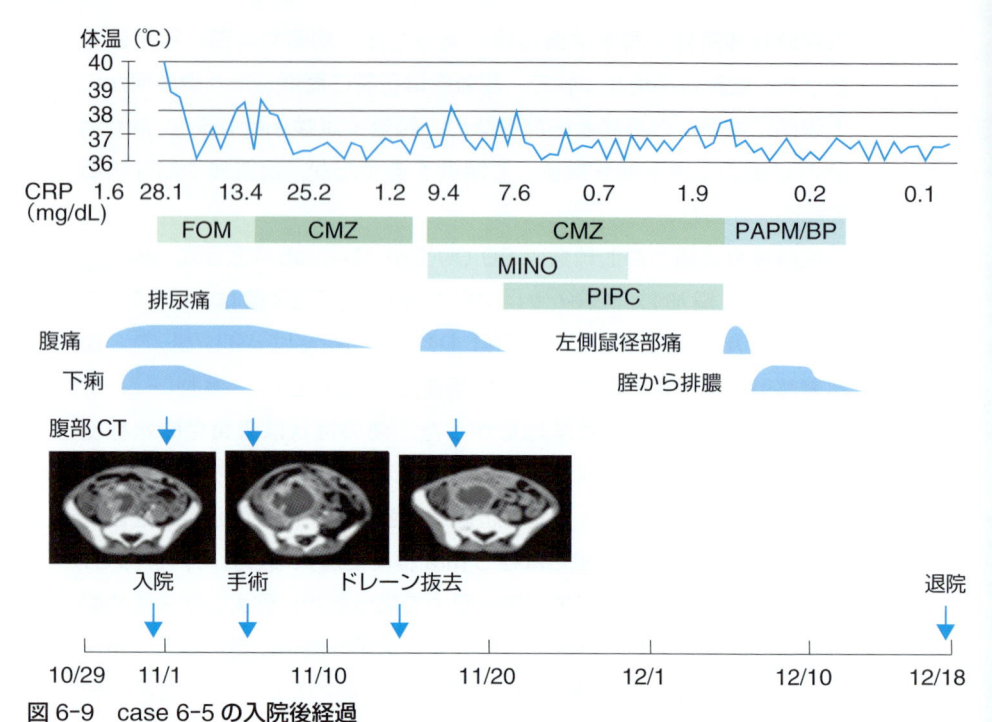

図 6-9　case 6-5 の入院後経過
FOM：ホスホマイシンナトリウム，CMZ：セフメタゾールナトリウム，PAPM/BP：パニペネム・ベタミプロン，MINO：ミノサイクリン，PIPC：ピペラシリンナトリウム

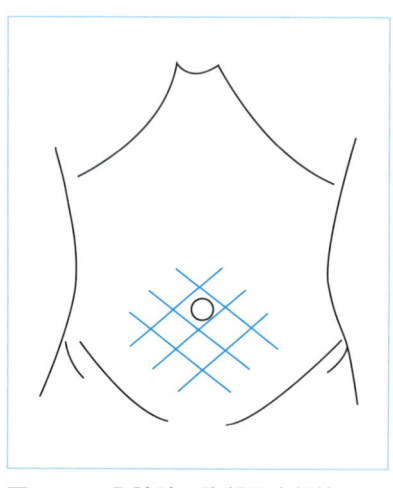

図 6-10　入院時の腹部圧痛部位
（case 6-5）

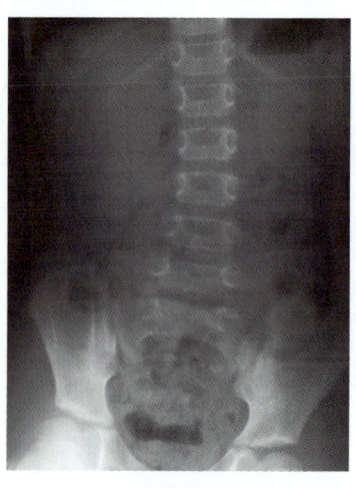

図 6-11　入院時の腹部単純 X 線
（case 6-5）　右側脊柱側弯と右側腸腰筋陰影の不鮮明化がみられる．

表 6-5　最初に認めた腹痛の部位
（市立敦賀病院，1979 年 1 月～1980 年 10 月）

腹痛部位	カタル性	蜂窩織炎性	壊疽性	穿孔性	計
全体	7	8→1*			15（16.5％）
臍周囲	5	5→4*	4→2*	3	17（18.9％）
心窩部	8→7*	1→1*	1→1*	1	10（11.0％）
右下腹部	34	13		2	49（53.8％）
計	54	27	5	5	91（100％）

＊腹痛部位がその後右下腹部に移動したもの

◆ 右下腹部痛はすべて急性虫垂炎を疑え

　急性虫垂炎の三徴は腹痛，悪心・嘔吐，発熱です．このなかで腹痛が最も重要な診断の手がかりです．

　典型的な腹痛は，心窩部痛や臍周囲痛で始まり右下腹部痛に移行します．私の以前の経験では（表 6-5），最初に右下腹部痛を認めたのが 53.8％ と一番多く，小児で多いとされる臍周囲痛は 18.9％，腹部全体が 16.5％，心窩部痛は 11％ でした．心窩部痛または臍周囲痛から右下腹部へ腹痛部位が移行した典型例は 16.5％ と多くありませんでしたが，最終的に右下腹部痛を認めたのは全症例の 71.4％ でした．右下腹部痛を訴える小児は，すべて急性虫垂炎と考えて鑑別診断を進めるのが基本です．

case 6-6

右下腹部の圧痛が診断のきっかけになった幼児例
患児：2 歳 11 カ月，男児
既往歴，家族歴：特記すべきことなし
主訴：腹痛，発熱
臨床経過：×年 9 月 1 日の夕方から「おなかが痛い」と訴え，夜間も思い出したように時々腹痛を訴えた．2 日の未明にぐずったので検温すると 37.8℃ だった．午前中は時々臍を押さえて腹痛を訴えたが遊んでいた．しかし昼前に 38℃ に発熱したので，母親はかぜと思っ

て午後2時に患児を連れて受診した．下痢，嘔吐，咳嗽，鼻汁はなかった．

　診察で，咽頭は軽度発赤していたが，胸部聴診は異常なかった．腹部は平坦かつ軟であったが，触診すると顔をしかめるような圧痛と軽度の筋性防御を右下腹部に認めた．母親に急性虫垂炎の疑いがあることを説明し，超音波検査を施行した．腫大した虫垂と虫垂結石の所見（図6-12）を認めたので，急性虫垂炎と診断し外科に紹介した．緊急虫垂切除術の結果は蜂窩織炎性虫垂炎で，術後の経過は順調で4日に退院となった．なお，入院時の白血球数は16,000/μL（好中球70.5%），CRPは5.4 mg/dLであった．

◆ 腹痛以外では下痢と頻尿に注意せよ

　通常，急性虫垂炎では腹痛が嘔吐に先行し，急性胃腸炎では嘔吐が腹痛に先行します．腹痛に次いで多く認められた症状は悪心・嘔吐で，悪心が69.2%，嘔吐が38.5%でした（表6-6）．下痢は7.7%でしたが，壊疽性で40%，穿孔性で20%と高かった点に注目してください．穿孔例では，腸管刺激による下痢

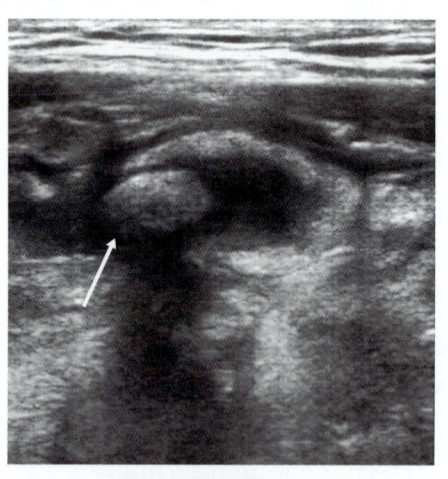

図6-12　**超音波検査画像**（case 6-6）
　　　　矢印は虫垂結石

表 6-6　腹痛以外の腹部症状（市立敦賀病院，1979 年 1 月〜1980 年 10 月）

症状	カタル性	蜂窩織炎性	壊疽性	穿孔性	計
悪心	31/54 (57.4%)	22/27 (81.5%)	5/5 (100%)	5/5 (100%)	63/91 (69.2%)
嘔吐	14/54 (25.9%)	12/27 (44.4%)	5/5 (100%)	4/5 (80.0%)	35/91 (38.5%)
下痢	2/54 (3.7%)	2/27 (7.4%)	2/5 (40.0%)	1/5 (20.0%)	7/91 (7.7%)

表 6-7　発症から初診時までの最高体温
（市立敦賀病院，1979 年 1 月〜1980 年 10 月，水銀体温計で計測）

体温（℃）	カタル性	蜂窩織炎性	壊疽性	穿孔性	計
＜ 37.0	35	8		1	44 (48.4%)
37.0〜37.4	10	9			19 (20.9%)
37.5〜37.9	3	3	2	1	9 (9.9%)
38.0〜38.9	3	6	2	2	13 (14.3%)
39.0 ≦	3	1	1	1	6 (6.6%)
計	54	27	5	5	91 (100%)

や，頻尿，尿意逼迫などの膀胱刺激症状がみられることがあります．細菌性腸炎や膀胱炎と誤診しないように注意しましょう．

◆ 高熱は急性虫垂炎を否定しない

　急性虫垂炎でみられる発熱は，一般的に 37〜38℃台とされます．若い頃に外科の大先輩から「39℃になる虫垂炎はない」といわれました．私のデータでは，38℃以上の発熱を呈した症例が 20.9％あり，39℃以上の高熱は壊疽性や穿孔性で多くみられました（**表 6-7**）．一方で発熱がなかった症例は 48.4％で，カタル性が大部分でした．発熱は炎症の程度を反映していると考えたほうがよく，発熱の有無や程度で虫垂炎か否かの判断はできません．

◆ 腹部診察では圧痛を重視せよ

　急性虫垂炎の診断には，腹部の診察が一番大切です．McBurneyの圧痛点，Psoas sign，Blumberg sign，Rosenstein sign，Rovsing signなどが教科書に記載されていますが，圧痛の所見を私は最も重視しています．右下腹部の筋性防御も認めれば決め手となる重要な所見です．汎発性腹膜炎のために腹壁全体が板状硬になれば気づかない医師はいないでしょうが，経験の少ない医師だと微妙な筋性防御はなかなかとらえることができません．圧痛部位の反跳痛は虫垂炎を疑う大切な所見ですが，小児では反跳痛が明確でないことがよくあります．

　圧痛の部位が右下腹部とは限りません．虫垂の位置がWakeleyの分類で骨盤性の場合は，圧痛の部位が下腹部正中（臍下部）で，自発痛の位置も右下腹部より正中側か臍下部になります．

　圧痛を認めた場合には，必ず踵落下試験をしましょう．爪先立ちをさせて，踵を急速にドンと床に落とさせます．自発痛や圧痛の部位に痛みを感じれば陽性です．踵の落下ができない小児では，右足ケンケンや診察台から床へのジャンプや踵をたたくことで代用できます．

　右下腹部から正中下腹部の範囲に認められる圧痛を，私は身体所見のなかで最重視しています．圧痛に，反跳痛，筋性防御，踵落下試験陽性を認めれば100％虫垂炎と考えて診断を進めます．

◆ 白血球数を当てにするな

　白血球数は10,000〜15,000/μL程度に増加すると教科書に記載されています．20,000/μL以上の増加が10％あまりあった一方で，白血球数が正常であった例は45％もありました（表6-8）．白血球数増加もCRP値上昇も急性虫垂炎に特異的な異常でありません．単に急性炎症の指標として判断すべきで，腹痛と白血球増加があれば急性虫垂炎だと短絡的に考えないようにしてください．また，白血球数が正常だからといって急性虫垂炎を否定する根拠にはなりません．

表 6-8 初診時の末梢白血球数（市立敦賀病院，1979 年 1 月〜1980 年 10 月）

白血球数 ($/\mu L$)	カタル性	蜂窩織炎性	壊疽性	穿孔性	計
＜5,000	2				2（2.4％）
5,000〜8,000	12	2		1	15（17.6％）
8,000〜10,000	16	5			21（24.7％）
10,000〜15,000	14	10	1	1	26（30.6％）
15,000〜20,000	3	4	2	2	11（12.9％）
20,000〜30,000	5	2	1	1	9（10.6％）
30,000＜			1		1（1.2％）
計	52	23	5	5	85（100％）

◆ 画像検査では超音波検査が役立つ

1）腹部超音波検査

　超音波検査は case 6-6 のように診断に最も有用です．被曝もなく，手軽に行えるので最初に実施すべき画像検査です．腫大した虫垂や虫垂結石（図 6-12）を認めれば診断が確定します．膿瘍形成があれば穿孔性虫垂炎を考えます．また，超音波検査により精度の高い鑑別診断ができるので，不要な手術が減り，appendicitis normalis という診断名を耳にしなくなりました．

　超音波検査にも落とし穴があります．第 1 に，施行医の腕前に所見が左右されます．第 2 に，腸管麻痺がある場合のように腸管のガスが多くなるとエコーが通らないので，十分な検査ができません．第 3 に，虫垂の盲端まで十分に観察しないと腫大の有無は判断できません．根部の径が正常でも盲端部が腫大していることや，穿孔すると盲端を描出できなくなることがあります．施行医のレポートに，「虫垂の根部の径は腫大なし，盲端は不明」とか「虫垂全体を観察できなかった」という記載は虫垂炎かどうかわからないことを示す隠喩と考え注意します．虫垂に異常がないと受け取ると落とし穴が待っているでしょう．

2）腹部単純 X 線検査

　急性虫垂炎の所見は，回盲部に限局する鏡面像，限局性麻痺性イレウス，右下腹部軟部組織陰影の増強，右腰部線状陰影の変化，虫垂結石（糞石），腸腰筋陰影の変化とその下方の不鮮明化，虫垂内ガス，腹腔内の遊離ガス，盲腸変形，脊柱側弯です．これらのなかで私が信頼を置いている所見は虫垂結石と脊柱側弯（図 6-11）だけです．腹部単純 X 線検査は超音波検査で所見を得られない場合に実施すべきで，必ずしも診断に必要な検査でないと思います．

3）腹部 CT 検査

　CT 検査は超音波検査に比べ客観性が高い検査ですが，最初に行う検査ではありません．虫垂炎の可能性が高くても超音波検査で虫垂炎の所見が不明な場合や，腎盂腎炎のような虫垂炎以外の腹腔内疾患の鑑別診断が必要な場合に実施すべきです．診断に役立つ情報が多くなるので，造影 CT を実施しましょう．

◆ なぜ診断が遅れるのか──苦い経験からの教訓

　急性虫垂炎の診断のために作成された Pediatric Appendicitis Score（Samuel Score：表 6-9）は診断の参考になります[13]が，点数が 5 点以下であっても虫垂炎の症例があります．実はそのような症例で診断が遅れ，荊の道を歩くことになります．誤った判断を防ぐために私が教訓にしている項目を説明します．

1）下腹部痛（臍下部痛）に気をつけよ

　小児では盲腸の固定が十分でないため，圧痛点が右下腹部と限りません．入院させていたのに診断が遅れた症例のほとんどは，case 6-5 のように発症時から下腹部痛が続く場合です．虫垂が膀胱のほうへ向いている場合は臍下部に圧痛点があり，反跳痛や筋性防御も現れにくく，穿孔を起こすと超音波検査で所見が得られにくくなり，ずるずると時間だけが経ってしまいます．初診時に

表6-9 Pediatric Appendicitis Score（Samuel score）

診断指標	点数
1. 心窩部から右下腹部への腹痛の移動	1
2. 食思不振	1
3. 悪心/嘔吐	1
4. 右下腹部の圧痛	2
5. 咳嗽・跳躍・打診で右下腹部の圧痛	2
6. 発熱	1
7. 白血球数増加（≧ 10,000/μL）	1
8. 白血球左方移動	1

合計点数	評価	推奨される行動
≦ 5	虫垂炎でない	経過観察
≧ 6	虫垂炎	手術

Samuel M : Pediatric appendicitis score. J Pediatr Surg 37 : 877-881, 2002 より筆者訳

下腹部痛が強い場合や踵落下試験陽性の場合は，急性虫垂炎と考えて対処してください．

また，肝下部に虫垂がある場合は，右側腹部から上腹部に圧痛点があります．超音波検査は右下腹部に虫垂を確認できないので注意してください．穿孔前の診断が困難かもしれません．診断にはCT検査が有用です．

2）腹痛が軽快したからとすぐに喜ぶな

穿孔を起こすと一時的に腹痛が軽快します．改善したと誤解すると後で大変になります．

case 6-7（図6-13）は入院時の超音波検査で「虫垂炎の腫大がなく，小腸はイレウスの所見だった」ので細菌性腸炎として治療しました．眠れないような腹痛が続いた後に，入院4日目に腹痛が軽快し発熱もなく食事も摂るようになったので，「改善したね」と親とともに喜んだ翌朝に再び激しい腹痛を訴え腹部全体に圧痛と筋性防御を認め，汎発性腹膜炎に進行したので緊急手術になりました．術後は親に会わせる顔がなく，診察のたびに辛い思いをしました．

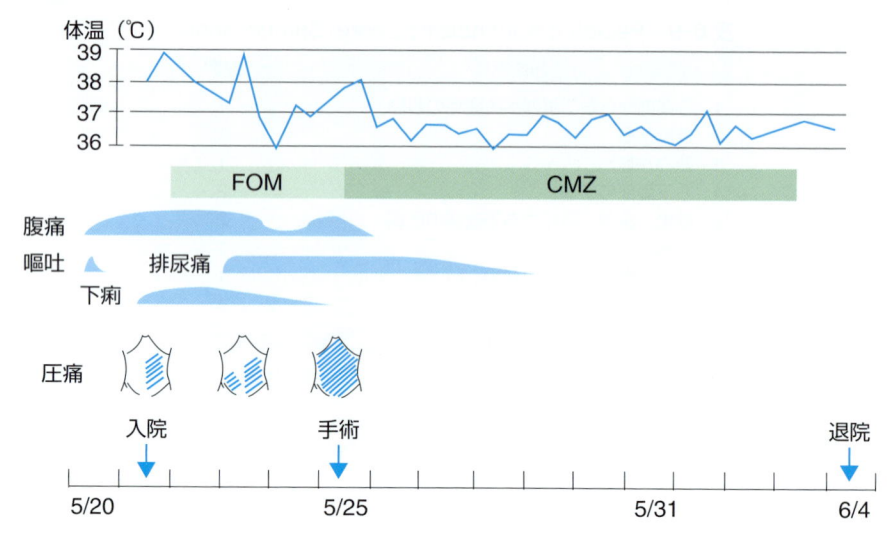

図 6-13　腹痛が一時軽快した穿孔性虫垂炎(case 6-7：5歳，女児)
FOM：ホスホマイシンナトリウム，CMZ：セフメタゾールナトリウム

3）下痢や膀胱刺激症状に注意せよ

　高熱，腹痛，下痢の3症状がそろえば細菌性腸炎を考えますが，必ず便の性状を確認しましょう．case 6-5 と 6-7 でも下痢を認めましたが，便中白血球は陰性で，細菌性腸炎と安易に診断すべきでありませんでした．虫垂炎が疑われる患児で下痢や膀胱刺激症状を伴う場合は，壊疽性や穿孔性虫垂炎と考えて迅速に対処しましょう．

4）激しい腹痛が続けば急性虫垂炎と考えよ

　鎮痛薬や鎮痙薬の投与を要するような自制しがたい激しい腹痛が続く患児や，睡眠もままならずベッド上で身動きもせず耐えているような表情でじっと一日中過ごしている患児をみたら，虫垂炎の鑑別診断のために腹部 CT 検査を積極的に実施しましょう．このような症例の最終診断は，すべてといってよいくらい虫垂炎でした．内科的疾患では，アナフィラクトイド紫斑病で激しい腹痛が続くことがあります．

5）直腸指診を忘れるな

診断に悩むような場合は，躊躇せず直腸指診をしましょう．腹部 CT 検査をしなくても直腸診で虫垂炎の診断がつくことが多々あります．

6）腹部所見を重視せよ

画像検査の結果報告をうのみにするとひどい目に遭うことがあります．客観性が高いはずの CT 検査でも所見を見落とすことがあります．虫垂炎に否定的な結果報告であっても，診察所見から虫垂炎の可能性が高い場合は自分の判断を優先して診断を進めましょう．

7）外科医への相談をためらうな[14]

以前は外科にコンサルトすると即手術になることが多かったので，虫垂炎に間違いないと確信がもてなければ外科医に相談しにくい雰囲気でしたが，最近は手術の判断を慎重に行い安易に手術する外科医が少なくなっています．虫垂炎の疑いがあれば，外科医と一緒に診断するつもりで相談するのが，患児のためにも自分のためにも賢明なやり方です．

◆ 急性虫垂炎と間違いやすい疾患

急性虫垂炎と他医または私が誤診した疾患には，急性回腸末端炎，腸間膜リンパ節炎，感染性胃腸炎，メッケル憩室炎，アナフィラクトイド紫斑病，急性腎盂腎炎，卵巣囊腫，喘息重積発作，妊娠（陣痛），急性心筋炎，腸間膜囊腫がありました．米国で小児外科専門医に急性虫垂炎の疑いで紹介されたが虫垂炎でなかった症例を**表 6-10**[15]に挙げましたが，私の経験と重なる疾患が多く，このような疾患が急性虫垂炎の鑑別診断の対象になります．

表 6-10 急性虫垂炎が疑われた小児の最終診断

診断	症例数
胃腸炎	54
便秘	31
腹痛	23
感冒	9
卵巣嚢腫	7
肺炎	6
咽頭炎/溶連菌	4
腸間膜リンパ節炎	2
膵炎	2
腎盂腎炎	2
腹筋痛	1
糖尿病性ケトアシドーシス	1
月経困難症	1
その他	3
計	146

Kosloske AM, et al：The diagnosis of appendicitis in children: outcomes of a strategy based on pediatric surgical evaluation. Pediatrics 113：29-34, 2004 より筆者訳

◆ 帰宅させる場合の注意点

急性虫垂炎の診断は簡単だと一般に思われているので，初診時に急性虫垂炎の疑いがあるが確診に到らない場合は，虫垂炎の疑いがあることを患児と保護者に明確に説明して，予防線を張っておきます．心窩部痛だけの場合には，右下腹部に印を付けます．その部位に腹痛を認めるようになれば，また軽い右下腹部痛の場合には腹痛が強くなれば，再診するように指示します．

◆ 急性虫垂炎を忘れるな

私だけかもしれませんが，急性虫垂炎の診療は学習効果が乏しいのか，痛い思いをしても同じような誤りを繰り返します．「アッペは忘れた頃にやってくる」を自戒の言葉にしています．

視点 8：腸重積症を見逃さないために

◆ 診断には腹痛・不機嫌と嘔吐を重視せよ

　腸重積症は，2歳以下に好発する乳幼児の急性腹症で最も重要な疾患で，三主徴は，間欠的な腹痛(啼泣，不機嫌)，嘔吐，血便です．しかし，この三主徴が常にみられるわけではありません．当科の症例では，腹痛・不機嫌は73％，嘔吐は64％，血便は47％で，腹痛・不機嫌，嘔吐，血便の三主徴がそろった例はたったの23％でした(表6-11)．

　年齢別に診断の手がかりになった症状をみると，6カ月未満では嘔吐，血便，12カ月未満では嘔吐，不機嫌，1歳以上では腹痛・不機嫌でした．

　腸重積症の血便はイチゴゼリー様の粘血便が特徴的と教科書に記載されていますが，時間経過とともに血便の性状が変化します[16]．図6-14のような暗赤色の血便のことが多いと思います．また，血便を認めた症例は受診時の浣腸や直腸指診で確認した血便も含めて47％であった(表6-11)ように，血便は常にあると限らないので，血便の有無を診断の根拠にしないほうがよいと思います．とくに，発症から短時間で受診した場合には浣腸をしても血便が出ないことがあります．浣腸で血便を認めないことは腸重積症を否定する根拠になりません．

表6-11　腸重積症の症状の頻度(福井県済生会病院小児科)

年齢	例数	男児	女児	腹痛・不機嫌	嘔吐	血便	腫瘤	三主徴あり
0歳	32	16	16	50.0%	87.5%	65.6%	50.0%	28.1%
＜6カ月	13	5	8	30.8%	92.3%	84.6%	53.8%	30.8%
＜12カ月	19	11	8	63.2%	84.2%	52.6%	47.4%	26.3%
1歳	20	15	5	90.0%	55.0%	45.0%	50.0%	30.0%
2歳	10	8	2	100.0%	40.0%	0.0%	50.0%	0.0%
3〜6歳	8	7	1	87.5%	25.0%	37.5%	25.0%	12.5%
計	70	46	24	72.9%	64.3%	47.1%	47.1%	22.9%

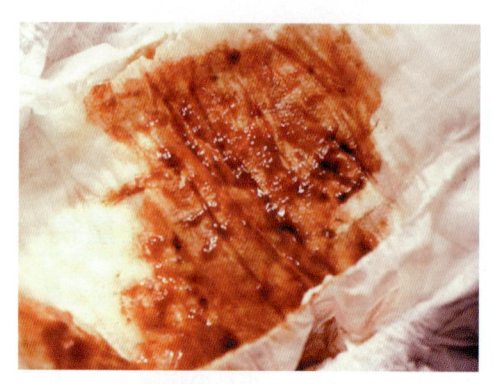

図 6-14　腸重積症の血便

　"腸重積症はイレウスである"と認識していれば，診断はそれほどむずかしくありません．イレウスを疑う症状は腹痛，嘔吐です．乳児では嘔吐を，幼児では腹痛を診断で重視してください．腹痛・不機嫌あるいは嘔吐を訴える乳幼児では，腸重積症を必ず念頭に置いて診察しましょう．

◆ 腸重積症の疑いがあれば腹部超音波検査をする

　腸重積症の腹部所見は，ソーセージ様の右上腹部腫瘤の触知と Dance 徴候です（図 6-15）．腸重積症の好発時期である乳幼児は診察時に激しく泣くことが多いので，腫瘤を触知するのが困難になります．鎮静後に触診をすると腫瘤を発見することもよくあります．当科の経験では，腫瘤を触知しなかった症例を含めて腹部超音波検査を実施したすべての腸重積症の患児で腫瘤の所見を認め，偽陰性はありませんでした．腸重積症を疑ったら，腫瘤の触知にこだわらずに，すぐに腹部超音波検査を行い腸重積症に特徴的な target sign や pseudokidney sign を確認するのが賢明です．

◆ 腸重積症の診断アプローチ

　乳幼児の急な不機嫌の原因として，武谷[17]は①便秘症，②腸重積症，③ヘルニア嵌頓，④アフタ性口内炎，⑤肘内障，鎖骨骨折，肩関節脱臼，⑥肌着に

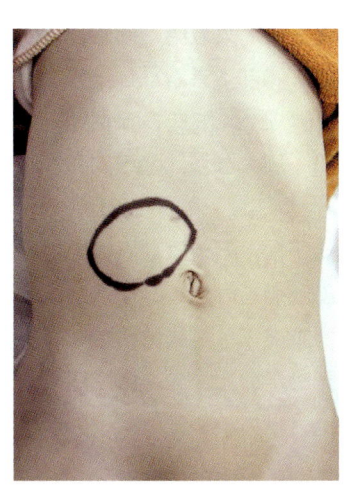

図 6-15　腸重積症の腹部腫瘤
　　　　（10 カ月男児）

図 6-16　腸重積症の診断アプローチ

付着したピン，トゲなどの刺激，昆虫などによる刺傷，⑦ three month colic，⑧中耳炎を挙げています．便秘と腸重積症は浣腸により鑑別診断ができるので，あやしても泣きやまない乳幼児に浣腸を試みる意味があります．case 6-8 のように，泣き止まないとか元気がない乳幼児で嘔吐を伴っている場合や，嘔吐だけでも乳幼児の様子が気になる場合は腸重積症を考えましょう．

　腸重積症の診療の目標は，早期診断し非観血的整復で治すことです．腸重積症を疑った場合は，早期診断するために腹部超音波検査を中心に私は診断を進めています（図 6-16）．

case 6-8

嘔吐だけで受診した腸重積症

患児：1 歳 7 カ月，女児

主訴：嘔吐

既往歴，家族歴：特記すべきことなし

現病歴：入院当日午前 1 時頃からぐずり始め，眠ったり起きたりしていた．3 時，5 時，7 時に嘔吐したので受診した．なお，発熱，下

痢，咳嗽，鼻汁は認めなかった．
身体所見：体温 36.7℃，意識清明，不機嫌な表情，大泉門：閉鎖，結膜：黄疸・貧血なし，ツルゴール：良，咽頭・胸部：異常なし，腹部：平坦かつ軟，腸雑音：減弱や亢進なし，肝：2 cm 触知し弾性硬で辺縁鋭，脾・腎・腫瘤：触知せず，リンパ節：腫大なし，髄膜刺激症状なし
診察後経過：私に慣れていていつも笑顔のある子が，不機嫌な表情で伏し目がちで体を動かそうとしなかった．腹部腫瘤を触知しなかったが，下痢もなく，3回の嘔吐があったので，胃腸炎よりも腸重積症を考えた．腹部超音波検査で腸重積症の所見を認めたので，すぐに高圧浣腸による整復を行った．

視点9：プライマリ・ケアでどのような疾患が問題になるか

◆ 腹痛児の診療は怖いことばかりか

腹痛の診療では急性虫垂炎や腸重積症のような急性腹症の診断の重要性を強調されますが，武谷[17]が示しているように，実際のプライマリ・ケアでは便秘や急性胃腸炎による腹痛などがほとんどで（**表6-12**），運動後の腹筋痛や女

表6-12 プライマリ・ケアでの小児の腹痛の主な原因[17]

①便秘症（30〜40％）
②急性胃腸炎（15〜20％）
③かぜ症候群（10〜20％）
④心因性腹痛
⑤反復性腹痛（器質的疾患が5％）
⑥アセトン血性（周期性）嘔吐症
⑦腸重積症
⑧虫垂炎その他の外科疾患
⑨アナフィラクトイド紫斑病

子では中間痛や月経痛のこともあります．怖い疾患は少数なので，不安がらずに腹痛児を診察しましょう．ただ，腹痛を言葉で表現できない乳幼児では，急性腹症の診断に手間取ると生命にかかわることになるので注意しましょう．

◆ 便秘

　小児の腹痛で一番多い原因は便秘です（表6-12）．乳幼児が急に腹痛を訴える場合は便秘によるものが結構あります．浣腸すると多量の便とガス排泄があり，掌を返したようにけろっとして遊びだす子どもがいます．あわてて救急センターを受診した親が「便秘でしたか．どうもすみません」と恐縮することもあります．また，4, 5歳になると保護者が排便を観察していないことが多く，「毎日排便しています」と保護者がいっても便秘のこともあります．保護者の言葉をそのまま信じないようにしましょう．

　左下腹部痛は，便秘や下痢のような便通の異常と関連します．左下腹部痛を訴えたり，触診で便塊を認めたり，病歴から便秘が疑われる場合には最初に浣腸を行ってみましょう．

　腹部を押さえて泣きながら急性腹痛のために受診した3歳男児の浣腸反応便は，成人男性の手拳大の硬い便塊（図6-17）でした．それを見た患児の祖母は驚きの声を上げました．

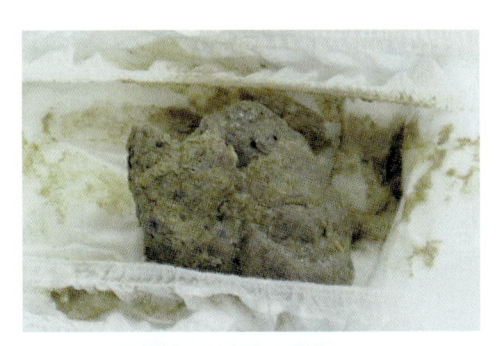

図6-17　便秘児の浣腸反応便

◆ 感染性胃腸炎

　嘔吐と下痢，または下痢だけの患児が腹痛を訴えれば，感染性胃腸炎による腹痛と判断するのは容易です．ウイルス胃腸炎は，嘔吐が先行しその後下痢になる症例が多く，下痢がなく嘔吐だけの症例もあります．case 6-8 のように，嘔吐だけで不機嫌や腹痛を呈する場合は胃腸炎の始まりか腸重積症かと診断に迷うことがあります．

　年長児に多いようですが，嘔吐や悪心はなく，また下痢もないか，あっても軽い軟便程度で，腹痛が続く細菌性腸炎があります．入院で経過観察すると腹痛が数日から1週間続くこともあります．入院当初に実施した便培養からサルモネラやカンピロバクターが検出されて初めて診断がつきます．便の性状が悪くなくても，腹痛が続く場合は便培養も必要です．

◆ 急性回腸末端炎[18]

　超音波検査が腹痛の診断に導入されてから診断されるようになった疾患です．当科では，急性虫垂炎を疑われて紹介される患児で一番多い疾患です．エルシニア菌による回腸末端炎(case 6-9)はよく知られていますが，サルモネラやカンピロバクターによる場合もあります．急性虫垂炎と同じように右下腹部痛を認めますが，筋性防御を認めません．強い圧痛や反跳痛を認めることもあるので，触診所見だけでは鑑別できません．超音波検査がなかった頃は開腹手術になった症例が多かっただろうと推測します．

case 6-9

エルシニア菌(Yersinia enterocolitica)による急性回腸末端炎

患児：11歳，男子

家族歴：特記すべきことなし

既往歴：2歳時に鼠径ヘルニアの手術，7歳時に尿路感染症

現病歴：入院前日，学校で2限目に腹部が押されるような感じがして，給食の前に吐き気があった．当日朝，腹痛があり食欲もなかったので，紹介医を受診し登校した．4限目に吐き気があり，下校後から

腹痛を訴えた．夕食後に 38.9℃の発熱を認め，右下腹部痛を訴えたので，紹介医を再診し，急性虫垂炎の疑いで紹介入院となった．
身体所見：咽頭・胸部：異常なし，腹部：平坦かつ軟，右下腹部に強い圧痛あり，反跳痛なし，筋性防御なし，直腸指診：圧痛など異常なし
腹部超音波検査：虫垂の腫大なし．回腸末端の壁の肥厚と腸間膜リンパ節の腫大あり．
血液検査：白血球数 12,800/μL，好中球 82%，CRP 6.1 mg/dL
入院後経過：腹部超音波検査で虫垂の腫大を認めなかったことと，腹部所見より虫垂炎よりも回腸末端炎と判断し，外科医の対診のうえで，抗菌薬の静脈内投与で経過観察とした．腹痛は徐々に軽快し，入院時の便培養で Yersinia enterocolitica を検出した．

◆ 腸間膜リンパ節炎

　急性虫垂炎と間違えられる疾患で，腹部超音波検査により診断できます．腸間膜リンパ節炎は通常感染性胃腸炎に伴って起こりますが，下痢がなく腹痛だけが長く続く症例もあります．大きなリンパ節腫大が持続する場合は，悪性リンパ腫との鑑別が必要になります．

◆ アナフィラクトイド紫斑病

　強い腹痛が続く内科的疾患の一番手です．Schönlein-Henoch 紫斑病，血管性紫斑病，アレルギー性紫斑病とも呼ばれ，紫斑などの皮膚症状，腹痛などの腹部症状，関節痛などの関節症状が三大症状です．少し盛り上がった丘疹様の特徴的な紫斑（**図6-18**）を認めれば診断は容易ですが，強い腹痛だけが紫斑に先行して続き，急性腹症として検査しても診断できず，ようやく紫斑が出現して確定診断される症例があります．

　超音波検査が一般診療に利用される以前の話ですが，右下腹部を中心に激しい腹痛を訴えた 12 歳男子で，入院後も腹痛が続き，急性虫垂炎をどうしても否定できず，外科医も急性虫垂炎と診断し虫垂切除術を行いました．虫垂は発

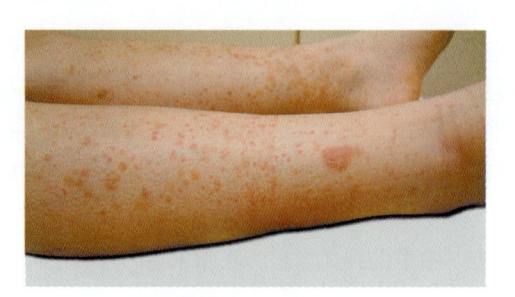

図 6-18　下腿の紫斑（8歳，男子）

赤してカタル性虫垂炎の所見だったと外科医からいわれたのでほっとしていると，手術翌日に看護師から血便が出たと連絡がありました．慌ててトイレを覗くと暗赤色の血便が残されていました．手術の合併症かと動揺しながら患児を診にいくと，足首と下腿に紫斑が出現していました．手術の合併症でなかったことに安堵するとともに，もう1日待てたら手術をしなくてすんだのに，と反省した苦い経験があります．

　急性虫垂炎のような外科的疾患を否定できる小児で，鎮痛薬や鎮痙薬の反復投与が必要な激しい腹痛を訴える場合は，アナフィラクトイド紫斑病を想定して経過観察しても誤りはないでしょう．

◆ 急性腎盂腎炎

　急性腎盂腎炎は発熱，背部痛（または側腹部痛）を主訴に受診すれば，診断は通常容易です．しかし，case 6-10 のように，稀に急性虫垂炎を思わせるような右下腹部痛を訴える場合があります．腎盂腎炎は高熱で発症し，虫垂炎は腹痛で発症し，発症時に高熱を伴うことが通常ない点が鑑別になります．虫垂切除術後，抗菌薬を投与されている場合，月経中の場合など尿検査や腹部所見で腎盂腎炎を診断できません．そのような場合は腹部造影 CT 検査が最も有用です．

case 6-10

急性虫垂炎を思わせた腎盂腎炎

患児：10歳，男子

主訴：発熱，嘔吐，腹痛

既往歴：特記すべきことなし

家族歴：父方祖父；肺がん，弟；アトピー性皮膚炎

現病歴：入院前日の夕方から39℃台の高熱が出現し，入院当日未明から午前7時までに6回の嘔吐を認め，午前6時頃から右下腹部に激しい腹痛を訴えたので受診し入院となった．排便は前日午前7時に普通便を1回認めた．

身体所見：体温39.5℃，顔貌苦悶状，右下腹部に右手を置き体幹を前屈させ右下で横臥している．咽頭・胸部：異常なし，腹部：平坦かつ軟，右下腹部全体に強い圧痛あり，反跳痛なし，筋性防御なし，肝，脾，腎：触知せず

検査成績：白血球数 27,400/μL (N-Stab 21%, N-Seg 70%)，ESR 15/40，CRP 7.8 mg/dL，Na 131 mEq/L，K 3.7 mEq/L，Cl 99 mEq/L，BUN 12.2 mg/dL，Cr 0.5 mg/dL

尿検査：蛋白(±)，潜血(±)，尿沈渣；赤血球数 5-10/HPF，白血球数 1-2/HPF．

入院後経過：腹部超音波検査で虫垂炎の所見を認めなかったので，腹部造影CT検査を実施した．右腎に楔形の造影欠損像を認めたので右腎盂腎炎と診断し，抗菌薬治療を行った．尿細菌培養の結果は *Escherichia coli* 10^6/mL で，排尿時膀胱造影でIV度の右側膀胱尿管逆流を認めた．

慢性反復性腹痛

プライマリ・ケアでは慢性反復性腹痛の診療も大切です．原因は器質性，心因性，機能性に3分類され，器質原因は10%未満で，大部分は心因性や機能性の腹痛です．

器質性の疾患を見逃して安易に心因性と診断すると，患児および家族に余計

表 6-13 慢性反復性腹痛の主な原因

	2歳未満	2〜6歳	6〜12歳	12〜15歳
よくみられる疾患	便秘 乳児コリック	便秘 臍疝痛 心因性腹痛 周期性嘔吐症	便秘 機能性反復性腹痛 心因性腹痛 過敏性腸症候群 起立性調節障害	便秘 心因性腹痛 過敏性腸症候群 起立性調節障害 月経痛
考慮すべき疾患	食物アレルギー 乳糖不耐症 腸回転異常症	食物アレルギー 乳糖不耐症 総胆管拡張症 間欠性水腎症	胃・十二指腸潰瘍 腸間膜リンパ節炎 卵巣嚢腫 上腸間膜動脈症候群 逆流性食道炎	胃・十二指腸潰瘍 卵巣嚢腫 炎症性腸疾患 上腸間膜動脈症候群 逆流性食道炎

加藤英治:腹痛．五十嵐隆，大薗惠一，高橋孝雄（編）：今日の小児診断指針　第4版．p.286，医学書院，2004 より引用．

な負担をかけることになります．逆に，不登校の身体症状として腹痛を訴えているのに，器質性疾患の診断で治療されていると，子どもが抱えている問題に誰も気付かず子どもの心を受け止めてくれる人がいない状況をつくります．

登校前に毎朝腹痛を訴えると不登校かと考えがちですが，腹痛の診療だけではなく小児診療全般において肝に銘ずべきことを友政[19]が述べています．『大腸運動は起床後30〜60分くらいでピークになるので，大腸の運動異常が反復性腹痛の一因であるとすれば，朝ばかりお腹が痛いことはうなずける現象ではある．医師も親も「精神的なもの」と決めつけて，学校に行きたくないためだと子どもを叱ると，本当に腹痛を感じる子どもにとって辛いことになる．もちろん本当に学校へいくのが嫌な子もいるのだが，それでも医師が痛みを信じてあげるところから診療をスタートしなければ，「診断はついても子どもを救ってあげられない」ということになってしまう』

心因性腹痛，機能性腹痛は，器質的原因を除外したうえで診断するのが原則です．表6-13はこれまで参考にしてきた教科書や総説の内容と私の経験を基に作成したもので，慢性反復性腹痛の診断で考慮すべき疾患を挙げました．また，器質的原因を疑うサインを表6-14に示しました．

間欠性水腎症，総胆管拡張症，腸回転異常症，上腸間膜動脈症候群のような腹痛を繰り返す疾患は，心因性や機能性腹痛と誤診されることがあります．ことに心因と推測できるような背景があれば関連付けて考えがちです．**case**

表 6-14 反復性腹痛の危険信号

1. 病歴
   - 臍から離れた部位の腹痛
   - 下痢，便秘，夜間の便通など便通の変化に関連した腹痛
   - 夜間覚醒するような腹痛
   - 繰り返す嘔吐，とくに胆汁性嘔吐
   - 反復性発熱，食欲不振，活動性低下のような全身性症状
   - 4歳以下の小児
2. 身体所見
   - 体重減少または身長成長速度の低下
   - 腹部臓器の腫大
   - 腹部圧痛の局在，とくに臍から離れた部位
   - 直腸周囲の異常（亀裂，潰瘍，見張りいぼなど）
   - 関節の腫脹，発赤，熱感
   - 腹壁ヘルニア

Thiesser PN : Recurrent abdominal pain. Pediatr Rev **23** : 39-46, 2002 より引用

6-11のように，保護者が心身症と考えている場合もあります．*Helicobacter pylori* 感染症による慢性反復性腹痛は時々あります．

プライマリ・ケアでよくみられる反復性腹痛の原因には，便秘症，過敏性腸症候群，起立性調節障害，不登校の身体症状などがあります．

心因性腹痛，機能性腹痛の診断は，検査を十分に実施したうえで行いましょう．器質性疾患による腹痛と考えている保護者の場合，腹部の診察だけでは簡単に納得しないでしょう．検査結果に異常がなかったことを丁寧に説明することが会話のきっかけになり，信頼関係を構築する助けになることもあります．友政が述べているように，医師と保護者が子どもの腹痛を受け止めることから診療が始まります．

case 6-11
心身症を疑われた *Helicobacter pylori* 陽性の十二指腸潰瘍

患児：11歳，男子
主訴：上腹部痛
家族歴：胃潰瘍，十二指腸潰瘍なし
既往歴：水痘，ムンプス罹患のみ
現病歴：2年前から給食前や下校後など空腹時に時々上腹部痛を訴

え，紹介医で H₂ ブロッカーを投与されたこともあった．X 年 9 月中旬より，下校後に活気がなく家のなかで横になることが多く，夜間に腹痛をたびたび訴えた．連合体育大会の混合リレーの選手で，大会前日の 19 日夕方から食欲がなく夜間にひどい腹痛を訴えた．その後も上腹部痛が続くので 9 月 30 日に当科へ精査紹介となった．嘔吐や下痢はなかった．母親は「この子はプレッシャーに弱く，大会の前になるといつもお腹が痛くなる」と心身症を疑っていた．

臨床経過：腹部の診察で異常所見を認めず，血液生化学検査・尿検査でも異常はなかったが，上腹部痛が続いているので，胃・十二指腸潰瘍の鑑別のために胃内視鏡検査を実施した．十二指腸前壁に径 5〜6 mm の A₂ 潰瘍を 2 個認め，*H. pylori* の RUT と血清 IgG 抗体が陽性であった．除菌療法後に，放課後は以前のように外へ遊びに出かけるようになり，人が変わったように元気になったと母親が述べた．現在成人になっているが，潰瘍の再発がなく健康に暮らしている．

◆ 浣腸は大きな武器である

　腹部超音波検査や CT 検査は腹痛の診断にきわめて有用ですが，浣腸は処置としてだけでなく，検査法としてそれら以上にプライマリ・ケアでは価値があります．浣腸により血便を認めたので腸重積症と確診することや，浣腸便が下痢であったので急性腸炎の始まりと診断することもあります．便秘では浣腸が診断および治療になります．

　プライマリ・ケアで浣腸は安価で手軽な大きな武器です．設備のある病院の医師も，小児の腹痛診療における浣腸の意義を忘れないでください．

この講の Point

- 腹痛の診断には詳細な病歴と正確な身体所見が基礎になる．
- 腹部超音波検査をできる医師になろう．
- 右下腹部痛や激しい腹痛をみれば，急性虫垂炎を疑う．
- 乳幼児では腸重積症，学童以上では急性虫垂炎に気をつける．
- 激しい腹痛が続けば，急性虫垂炎とアナフィラクトイド紫斑病を考える．
- 浣腸を診断にうまく利用する．

文献

1) Youssef NN, et al：Abdominal pain：approach to a diagnosis. *In*：Burg FD, et al（ed）：Current pediatric therapy 18ed. p.39, Saunders, 2006. ＜この本は代表的な治療に関する教科書．腹痛の診療で大切な点を簡潔にわかりやすく記載している＞

2) Apley J：The child with abdominal pains 2nd ed. Blackwell Scientific Publications, 1975. ＜反復性腹痛をテーマにした小冊子，腹痛に関する英米の総説で基本的な文献としてしばしば引用される．考察は超音波検査も CT 検査も存在しなかった時代の小児科医の業績集としても読める．定義は p.7 に，法則は p.71 に記載がある＞

3) Potoka DA, et al：Blunt abdominal trauma in the pediatric patient. Clin Ped Emerg Med **6**：23-31, 2005. ＜診断の進め方のシェーマが参考になる＞

4) 加藤英治：小児の腹痛の鑑別診断．小児内科 **37**：1060-1064, 2002. ＜体性痛の部位別原因の図は私がピカイチだと推薦したい図を引用しているのでご覧あれ＞

5) 加藤英治：腹痛．五十嵐隆，大薗恵一，高橋孝雄（編）：今日の小児診断指針 第4版．pp.283-287. 医学書院，2004.

6) McCollough M, et al：Abdominal pain in children. Pediatr Clin North Am **53**：107-137, 2006. ＜緊急的腹部疾患の診断と管理の説明が丁寧である．研修医はぜひ読んで欲しい＞

7) Kliegman RM：Acute and chronic abdominal pain. *In*：Kliegman RM, et al（ed）：Practical strategies in pediatric diagnosis and therapy 2nd ed. Elsevier Saunders, 2004. ＜急性および慢性腹痛に対するアプローチを丁寧に解説している．一読の価値あり＞

8) 井 清司：救急外来腹部診療スキルアップ．シービーアール，2006. ＜実践的な記述で，図や写真も多く，研修医が腹痛の診療を理解するのに有用な本である．小児に関する記載は少なく内容も物足りないのが玉に瑕．急性虫垂炎に関して，手術できる立場の外科医からみた虫垂炎の臨床が具体的に記載されているので，手術をお願いする立場の小児科医としての私の見解と対比して読んでほしい＞

9) 佐藤嘉一，他：急性陰嚢症．臨泌 **58**：17-21, 2004. ＜精巣捻転症を中心に急性陰嚢症の

診断・治療を解説している＞
10) 内田正志：小児腹部超音波診断アトラス 改訂版．ベクトル・コア，2002．＜超音波検査に興味をもっている小児科医のバイブル的存在で自習書として役立つ＞
11) Green R, et al : Early analgesia for children with acute abdominal pain. Pediatrics **116** : 978-983, 2005. ＜小児の急性虫垂炎で診断前にモルヒネによる鎮痛を行っても診断の遅れや合併症が増えないことを示している＞
12) Paris CA, et al : Appendicitis. *In* : Moyer VA, et al (ed) : Evidence-based pediatirics and child health 2nd ed. pp.393-404, BML Books, 2004. ＜小児科日常臨床のEBMを学ぶのによい教科書である．急性虫垂炎の症状，検査についてエビデンスをまとめているので，私の経験と異なった観点から診断を考えることができる＞
13) Schneider CS, et al : Evaluating appendicitis scoring systems using a prospective pediatric cohort. Ann Emerg Med **49** : 778-784, 2007. ＜急性虫垂炎の診断用に発表されたAlvarado ScoreとSamuel Scoreの有用性を検討した論文，双方とも診断に役立つ情報になるが，これらのスコアの点数だけを手術の適否を決定するには真の陽性率が十分でないと結論している＞
14) 金森　豊：腹痛をきたす小児の重要疾患—その診断と治療(2)急性虫垂炎．臨消内科 **20** : 687-694, 2005. ＜小児外科からの総説，最近話題の delayed appendectomy にも言及がある＞
15) Kosloske AM, et al : The diagnosis of appendicitis in children: outcomes of a strategy based on pediatric surgical evaluation. Pediatrics **113** : 29-34, 2004
16) 武谷　茂：腸重積症．小児内科 **34** : 1129-1132, 2002. ＜腸重積症の経時的な便性の変化を示す写真が秀逸である．腸重積でみられる血便の理解にぜひ一読してほしい＞
17) 武谷　茂：腹痛．豊原清臣(編)：開業医の外来小児科学 改訂5版．pp.101-104，南山堂，2007．＜開業医による開業医のための開業医の小児科テキストである．コンパクトに実践的内容がまとめられている．経験の少ない小児科医にも経験のある小児科医にも有用である＞
18) 片山啓太，他：急性回腸末端炎の臨床的検討：急性虫垂炎との比較．日児学誌 **107** : 484-488, 2003. ＜当科での経験をまとめた報告で，小児の急性回腸末端炎の入門編として読んでほしい＞
19) 友政　剛：朝，お腹が痛い．五十嵐隆(編)：小児科研修医ノート—医のこころ．p.150, 2003. ＜ストレスは何かありませんかという一言が家族の呪縛になった経験をもつ私にとっても，すべての小児科医にとっても含蓄に富むコラムである＞
20) Thiessen PN : Recurrent abdominal pain. Pediatr Rev **23** : 39-46, 2002. ＜反復性腹痛の診療が簡潔にまとめられている＞

嘔吐の診かた

第7講

◆ 最も多い原因は急性胃腸炎である

嘔吐は小児でしばしばみられる症状です．乳幼児は吐きやすく，泣きじゃくったり，薬を無理矢理に飲まされたりすると嘔吐する子どもがいます．嘔吐の原因にはささいなことから生命にかかわるものまでさまざまありますが，プライマリ・ケアで最も多い原因は急性胃腸炎による嘔吐です．

◆ 嘔吐か逆流かをまず判断しよう

嘔吐に関する教科書の記述には，わかりにくい用語が出てきます．私がこれまで読んだなかで最も理解しやすい記述[1]を紹介します．

逆流 regurgitation は食事中または食後すぐに口のなかに少量の食物が上がってくることを指します．新生児や乳児で授乳中や授乳後に逆流が起こると溢乳と呼びます．嘔吐 vomiting は横隔膜や腹筋を使って胃を空っぽにするように胃内容物を戻すことです．口のなかに戻ってくるような胃内容物がなく，ただオェー，オェーとなる状態を空いたき retching（福井方言かもしれません）といいます．反芻 rumination は慢性に繰り返す逆流を指します．自然に治る反芻は乳児でしばしばみられますが，反芻に体重増加不良を伴う場合には心因的な要因を疑うべきです．

胃内容を口から戻すとすべて「吐いた」「嘔吐した」と受診するので，最初に嘔吐か逆流かを区別します．新生児や乳児では，哺乳後に口角からダラダラとミルクが出てくる溢乳や，空気嚥下によるゲボッと吐く吐乳がよくみられます．

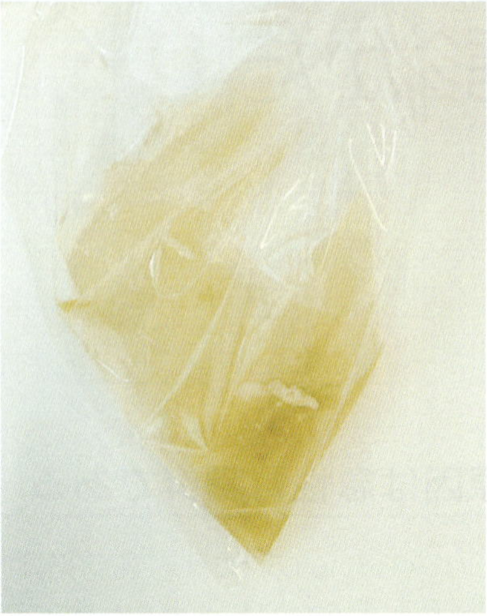

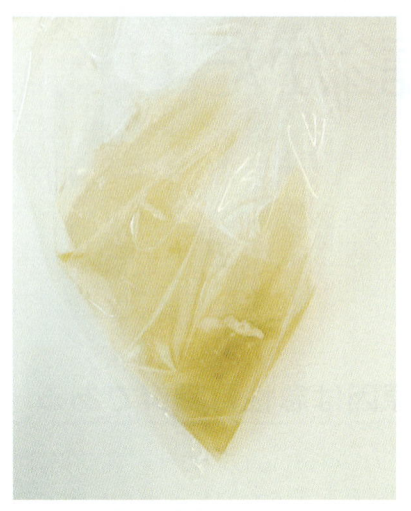

図 7-1　黄色い胃液？

◆ 吐物を確認する

　嘔吐と判断したら，次に吐物を確認します．食物残渣や胃内容物だけなのか，胆汁性の嘔吐か，血性の嘔吐であるかを尋ねるだけではなく，できれば吐物を観察しましょう．胆汁性や血性の嘔吐であれば迅速な対応が必要です．

1）黄色い胃液を吐きました

　「何回もひどく吐いたので最後は黄色い胃液まで吐きました」と母親が図7-1のような吐物を持って受診しました．世間では胃液の色を黄色と信じている人が多いようです．胃液は無色透明で，黄色や黄褐色は胆汁性吐物です．胃液を吐いたと訴える保護者には必ず「どんな色ですか？」と尋ねるようにしましょう．小児では嘔吐が起こる時に十二指腸内容物が胃内へ逆流しやすいので，急性胃腸炎やアセトン血性嘔吐症で強い嘔吐が続くと胆汁性の嘔吐がしばしばみられます．
　しかし，新生児や乳児で胆汁性嘔吐を認めれば消化管閉塞を疑います．年長児でも比較的多量の胆汁が混入する時は腸閉塞を疑います．とくに腹部膨満や

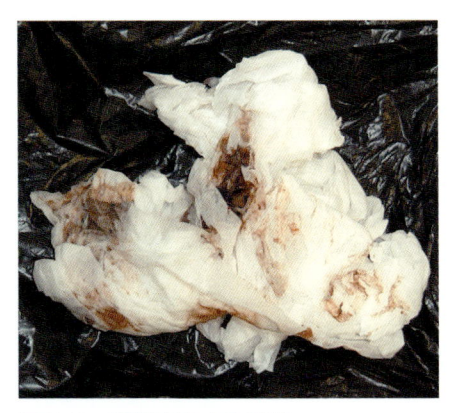

図 7-2　鼻出血による吐物

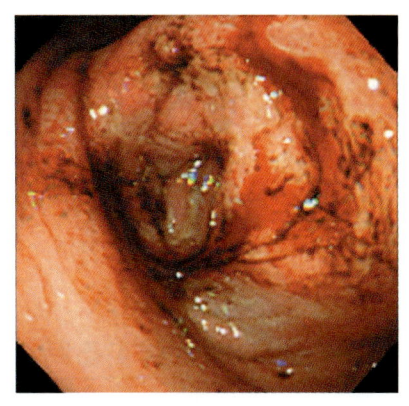

図 7-3　急性胃粘膜病変による出血
　　　　（6 歳，男児）

強い腹痛を伴う症例は要注意です．

2）血を吐きました

　小児でも血性嘔吐はただごとでありません．日常診療では，上部消化管出血よりも鼻出血を飲み込んだものを吐いて吐血だと受診するケース（図7-2）のほうがはるかに多いので，慌てる前に鼻出血の有無をみてください．新生児では母体血嚥下を最初に鑑別します．母乳栄養児では哺乳時に母親の乳首からにじみ出た血液を嚥下した血性の嘔吐がみられます．母乳を搾乳してもらって出血の有無を確認します．

　胃十二指腸潰瘍による吐血も小児で時折遭遇します（図7-3）．また，強い嘔吐を繰り返すと，アセトン血性嘔吐症でも，Mallory-Weiss症候群をきたし吐血することもあります．貧血やショックがみられる場合は重症で緊急処置が必要です．出血の活動性は胃チューブを挿入し出血の有無を確認して判断します．

　肥厚性幽門狭窄症は血性嘔吐を伴うことがあるので，噴門弛緩症との鑑別点になります．

◆ 咳嗽に伴った嘔吐ではないか

　乳児が咳き込みだすと，次第に顔を充血させ苦しそうに激しく咳をして，最後に吐きそうになるか嘔吐して終わります．喘息発作や百日咳に伴う嘔吐は常識ですが，ありふれた気道感染症による咳き込みでも嘔吐をしばしば伴います．咳嗽に伴った嘔吐であれば，鑑別診断には呼吸器疾患を考えます．

◆ 嘔吐を診断する時の3原則

　嘔吐の原因は急性胃腸炎が最も多いので，嘔吐の診断は急性胃腸炎以外の原因の鑑別診断になります．嘔吐の診察では，次の3原則を念頭に置きます．

1）原則1：嘔吐の原因は消化管疾患だけではない

　急性胃腸炎，腸重積症のような消化管疾患だけが嘔吐の原因ではありません．急性肝炎のような消化器疾患や，髄膜炎，脳腫瘍，アセトン血性嘔吐症，先天性代謝異常症，糖尿病性ケトアシドーシス，薬物中毒など消化器以外の疾患でも嘔吐がみられます．

2）原則2：体重減少を伴う嘔吐は危険信号である

　短期間でみられる体重減少は脱水症によるもので重症度の指標になります．
　慢性や繰り返す嘔吐による体重減少は重大なサインです．精査が必要なので，十分な検討を行えない施設では小児科専門医に紹介しましょう．
　新生児や乳児で体重減少を伴わない嘔吐は，通常心配するものでないでしょう．

case 7-1
嘔吐と体重減少を認めた鞍上部腫瘍
患児：8カ月，女児
主訴：嘔吐，体重増加不良

既往歴：妊娠・分娩経過に異常なく，在胎 39 週，2,956 g で出生した第 2 子

家族歴：特記すべきことなし

現病歴：6 月頃（生後 4 カ月）から 1 日 1 回程度の吐乳を認めるようになった．6 月 12 日の健診で体重は 7,550 g だった．8 月初めから 1 日 3～4 回の嘔吐を認めるようになり，8 月 25 日に体重は 8,100 g であったが，その後体重減少が目立つようになったので，10 月 28 日に当科を初診し体重は 7,680 g と減少を認めた．身体所見には頭囲拡大，意識障害，神経学的な異常を認めなかった．体重減少を伴う嘔吐が毎日続いていたので，消化器疾患より脳腫瘍を疑って頭部 CT 検査を最初に実施し，鞍上部に腫瘍（図 7-4）を認めた．脳神経外科で手術予定であったが，当日に家族より手術中止の要請があったので，病理診断はできなかった．

※ 乳児は体重が日々増える時期なので，8 月 25 日から 10 月 28 日までに 8,100 g － 7,680 g ＝ 420 g の体重減少があったと判断するのではなく，420 g 以上の体重減少があったと考えるべきである．

3) 原則 3：腹痛が先か，嘔吐が先か

腹痛の有無は，鑑別診断の範囲を狭めるので，下痢と並んで重要な手がかりになります．腹痛を伴う嘔吐の小児では腹部疾患を想定して鑑別診断をします．

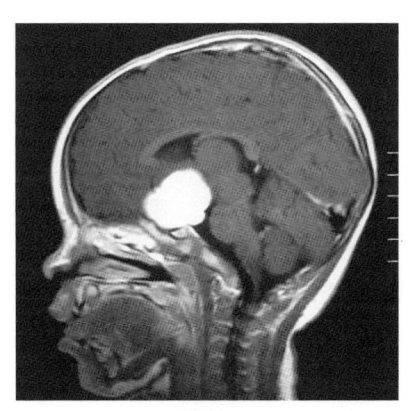

図 7-4　頭部 Gd 増強 MRI 像（case 7-1）

腹痛が嘔吐に先行する場合は急性の外科的腹部疾患を，嘔吐が腹痛に先行する場合は急性胃腸炎のような急性の内科的腹部疾患を考えろ，という原則があるので参考にしましょう．

◆ 下痢はないか？

プライマリ・ケアで嘔吐の原因は急性胃腸炎が最も多いので，咳嗽に伴った嘔吐でなければ，次に下痢の有無を尋ねます．ウイルス性胃腸炎は一般に嘔吐が先で下痢が後に出現します．発症後早く受診すると，嘔吐だけで下痢がなく診断に迷います．またノロウイルスによる胃腸炎は，下痢の程度がロタウイルスより軽く，嘔吐だけで下痢がみられないこともあります．

しかし，嘔吐と下痢があっての急性胃腸炎です（**case 7-2**，**7-5** 参照）．初診時に胃腸炎と診断しても再診時に下痢がなければ，自分の診断に疑問をもち，胃腸炎以外の診断を考えるべきです．嘔吐が続くが下痢がない場合に，安易に急性胃腸炎と診断するのは危険です．

case 7-2

感染性胃腸炎と誤診された腸重積症
患児：7 カ月，男児
既往歴，家族歴：特記すべきことなし
主訴：嘔吐
現病歴：入院 3 日前の夜に嘔吐を認め，2 日前に紹介医を受診し制吐薬を処方された．その後もミルクを飲ませるとすぐに嘔吐する状態が続き，ぐったりしてきた．入院当日紹介医を再診したところ感染性胃腸炎による脱水症で輸液が必要と判断されたので，当科に紹介入院となった．なお，発熱や下痢はなく，また号泣や不機嫌も認めなかった．
来院後経過：傾眠状態で，腹部は全体に膨満し，腸雑音を聴取せず，右腹部に腫瘤を触知したので，腸重積症による麻痺性イレウスと判断した．超音波検査で腸重積の所見を認め，高圧浣腸により整復できた．

溶連菌性咽頭炎/扁桃炎に伴う嘔吐は多い

『Nelson 小児科学第 18 版』に記載があるように,溶連菌性咽頭炎/扁桃炎では嘔吐をしばしば伴います.溶連菌以外の咽頭炎や扁桃炎の小児でも嘔吐がよくみられます.case 7-3 のように嘔吐が先行し,その後に発熱する小児もいます.咳嗽のない発熱や咽頭痛を訴える小児で,咽頭・扁桃の発赤を認めれば,溶連菌抗原迅速検査を実施しましょう.

case 7-3

溶連菌性咽頭炎による嘔吐

患児:6 歳,女児

主訴:嘔吐

現病歴:2 月 25 日の深夜に腹痛を訴えて 2 回目を覚ましたが朝まで眠った.朝食は少し口にしただけで,8 時頃に続けて 2 回嘔吐したので,9 時半に受診した.自宅の検温は 36.8℃ であったが,受診時の検温は 38.4℃ であった.下痢,咽頭痛,咳嗽,鼻汁は認めなかった.

身体所見:体温:38.4℃,不機嫌な表情だが顔色は異常なし,発疹なし,咽頭:中等度発赤,扁桃:II 度で中等度発赤,心肺聴診:異常なし,腹部:平坦かつ軟,臍周囲に軽度圧痛,腸雑音減弱,リンパ節腫大なし,項部硬直なし,Kernig 徴候なし

診断:ウイルス性胃腸炎の始まりか,咽頭と扁桃に発赤を認めたので溶連菌性咽頭炎を疑った.診察後に実施した溶連菌抗原迅速検査の結果は陽性で,溶連菌性咽頭炎による嘔吐と診断した.なお,尿ケトン体反応は陰性で,末梢血白血球数は 25,300/μL,好中球は 87.1%,CRP は 0.7 mg/dL であった.

急に吐いたのか,長引いているのか,繰り返す嘔吐か?

acute vomiting, chronic vomiting, cyclic (episodic, recurrent) vomiting と英語で表現されますが,突然の嘔吐なのか,嘔吐が長引いているのか,それと

も嘔吐を周期的に繰り返しているのかの区別も鑑別診断には大切です．どれくらい続けば慢性と呼ぶのか，何回繰り返せば周期性というのか，一般的な定義はありませんが，急性胃腸炎による嘔吐は長くても通常1〜2日間でおさまるので，それを基準に判断するとよいでしょう．

　長引いている嘔吐や繰り返す嘔吐は，急性胃腸炎以外の原因を考えて診療すべきです．検査を十分にできない施設であれば，専門医に紹介して精査を行いましょう．

　反復性の嘔吐では，周期性嘔吐症，周期的ACTH・ADH放出症候群，腹性てんかん，尿素サイクル異常症などの疾患や，閉塞機転を繰り返す消化管閉塞（例：腸回転異常）と，時には食物アレルギーを考えます．

◆ アセトン血性嘔吐症，自家中毒症，周期性嘔吐症か？

　元気だった子どもが，突然嘔吐して顔面が蒼白になりぐったりします．嘔吐は頑固で，1日数回〜数十回に及ぶこともあり，腹痛，食欲不振，頭痛を訴えることもあります．吐物は胆汁様さらにコーヒー残渣様になることもあり，嘔吐はたいてい1〜2日で消失します．診察で大腿動脈音を聴取し，低血糖はなく，ケトン尿を認めます．嘔吐がひどくなければ，ブドウ糖液の静注により回復します．このような2〜9歳の小児にみられるケトーシスを伴った反復性嘔吐発作を示す症候群をアセトン血性嘔吐症，自家中毒症と呼びます．自家中毒症がアセトン血性嘔吐症よりも保護者に説明しやすいネーミングだったのか，自家中毒症のほうが一般に流布しています．ケトン尿は嘔吐が始まる前から陽性になることが多く，低血糖の有無がケトン性低血糖症との鑑別点です．嘔吐発作を年に数回繰り返しますが，10歳頃になると自然に消失します[2]．

　アセトン血性嘔吐症は，わが国の小児科医が共有していた明確な疾患単位で，私が小児科医になった頃にアセトン血性嘔吐症の患児をしばしば診察しましたが，この10年あまり典型的な患児に出遭わなくなりました．一方，米国では，アセトン血性嘔吐症と同様に嘔吐を繰り返す小児の病態を片頭痛（migraine equivalent）としてとらえ，周期性嘔吐症（cyclic vomiting, cyclic vomiting syndrome）[3-5]と呼び，近年注目されています．

　病名は何であれ注意点が2つあります．第1は，急性胃腸炎による脱水症の

患児で尿ケトンがしばしば陽性になるように，経口摂取不良で飢餓状態になれば小児は容易にケトーシスを起こします．ケトン尿があればアセトン血性嘔吐症と安易に診断するのは危険です．第2には，アセトン血性嘔吐症の嘔吐はせいぜい2, 3日の持続で，1週間以上続くことはありません．case 7-4 は年齢の点でも嘔吐の持続期間の点でも，自家中毒症と診断することは誤りです．

case 7-4

自家中毒症と診断された小脳星細胞腫

患児：14歳，男子

主訴：嘔吐，頭痛

既往歴，家族歴：特記すべきことなし

現病歴：10月18日に頭痛を訴えたので近医を受診し，かぜと診断された．24日まで時々頭痛を訴えることがあった．25日夜から頭痛が強くなり嘔吐も認めたので，26日に近医を再診し，自家中毒症と診断され点滴を受けた．その後も悪心や嘔吐が続いたので27日も28日も近医で点滴を受けたが，27日朝から起き上がることができず，28日から何も食べなくなったので，29日に当科を受診した．経過中に発熱や下痢はなかった．

来院後経過：頭痛や悪心がひどく，立ち上がることができない状態であったので，脳腫瘍を疑ってすぐに頭部 CT 検査を実施し，小脳腫瘍を確認したので，脳神経外科に転科し腫瘍摘出術を受けた．

薬物中毒はないか？

　治療薬による中毒による嘔吐はテオフィリンとジゴキシンが代表的なものです．テオフィリンによる嘔吐は以前時々経験しましたが，最近テオフィリン製剤を使用しなくなったのでみられなくなりました．テオフィリン製剤を投与中の喘息児が嘔吐すれば，最初にテオフィリン中毒を鑑別診断します．薬物の誤飲や得体のしれぬ健康食品などによる嘔吐もあります．黄色ブドウ球菌の食中毒は，食してから30分〜1時間で悪心，嘔吐が始まります．説明のつかない嘔吐の患児では，薬物中毒や食中毒にも注意しましょう．

心因性嘔吐

再診時に嘔吐を訴える保護者に質問すると，内服時にだけ嘔吐する幼児や学童がいます．単なる薬嫌いによる嘔吐も広い意味で心因性ですが，不登校の身体症状としての嘔吐などより深刻な心因性嘔吐がプライマリ・ケアでみられます．心因性と安易に診断せず，器質性疾患の除外診断を十分に行ったうえで診断しましょう．

鑑別診断をする際に

1) 年齢を考える

新生児では先天性の消化管閉塞，高アンモニア血症のような先天性代謝異常症，先天性副腎過形成のような内分泌疾患などの鑑別診断が重要ですが，産科退院後の新生児が吐乳で受診すれば，肥厚性幽門狭窄症，胃食道逆流症（噴門弛緩症と以前は呼んでいました），溢乳，授乳過量，空気嚥下症が鑑別診断の対象になります．肥厚性幽門狭窄症の診断はエコー検査で幽門筋肥厚を確認するのが被曝もなく有用で，最初に実施すべき検査です．

肥厚性幽門狭窄症は噴水状嘔吐が特徴で，図7-5は典型的な外観です．近年，受診が早くなっているためか，このような外観で受診する患児をみません．発症から受診が早すぎると幽門狭窄症の画像検査所見を認めないこともあるので，吐乳が続く場合は最初の検査結果だけで判断しないようにしましょう．

乳幼児では腸重積症を見逃さないように注意します．嘔吐を繰り返す場合は閉塞性消化管疾患，先天性代謝異常症，食物アレルギーなども考慮しましょう．

幼児や学童になるとアセトン血性嘔吐症，心因性嘔吐もみられます．

思春期では，拒食症，女子では妊娠も念頭に置いて診察しましょう．

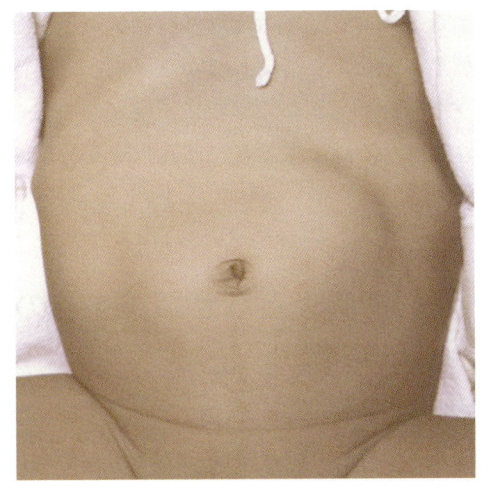

図7-5　肥厚性幽門狭窄症の腹部外観

2) 腹部だけでなく全身を診察する

腹部異常所見の有無に注意して診察することはいうまでもなく大切ですが，髄膜炎，腎盂腎炎のような重症感染症，脳腫瘍などの頭蓋内疾患など消化管以外の疾患を見落とさないように全身を系統的に診察します．

3) 脱水症の徴候を診る

嘔吐が続くと脱水症をきたします．体重減少や脱水症の身体症状を必ずチェックしましょう．

◆ 嘔吐の診療で最も注意すべき点

腸重積症などの急性腹症を見逃さない，細菌性髄膜炎や頭蓋内出血などの中枢神経系疾患を見逃さない，帰宅後の脱水進行を見逃さないことが嘔吐の診療で最も注意すべき点です．胆汁性嘔吐，血性嘔吐，傾眠，経口摂取の拒否は心配すべき随伴症状です．

1，2回の嘔吐だけで受診すると，嘔吐以外の症状が出現していない場合が多いので，確定診断ができません．帰宅してから下痢になるかもしれません．それに，嘔吐を繰り返す場合，何となく診断に不安が残る場合には経過観察が必要になります．経過観察する時は保護者に注意点を十分に説明し，必ず再診させることが大切です．

◆ 急性（感染性）胃腸炎となぜ誤診するのか

一番の理由は思い込みだと思います．振り返って考えれば，下痢がなかったとか原疾患のほかの症状や徴候があったのにということになります．しかし，ロタウイルス性胃腸炎が流行している時期であれば，嘔吐した乳幼児はすべて胃腸炎にみえます．そこに落とし穴があるので，常に冷静かつ謙虚に診察する姿勢が大切です．

case 7-5

感染性胃腸炎と誤診された細菌性髄膜炎

患児：9カ月，女児

主訴：反応がない

既往歴，家族歴：特記すべきことなし

臨床経過：入院6日前の未明に突然泣きだし40.1℃の高熱を認め，嘔吐が1回あり，近医を受診し感染性胃腸炎といわれ投薬を受けた．その後も高熱が続き，嘔吐も頻回にあり，不機嫌で元気がなかった．3日前に近医を再診し，その夜に手を震わせて体を突っ張り顔色が不良になる症状を認めた．同様の症状は続き，入院前日には目がうつろで，足を突っ張り，抱くと激しく泣いて嫌がり，入院当日も発熱が続き，目の動きが変で，呼んでも反応がなく足が突っ張ったままなので，午後8時に救急外来を受診し入院となった．昏睡，痙攣重積を認め，髄液は白濁し，細胞数は21,680/3，蛋白は254 mg/dL，糖は1 mg/dLで，細菌性髄膜炎と診断し，抗菌薬投与，レスピレータによる呼吸管理などを行ったが，20日後に死亡した．なお，髄液と血液培養からHaemophilus influenzae type bを分離した．

嘔吐の診断アプローチ

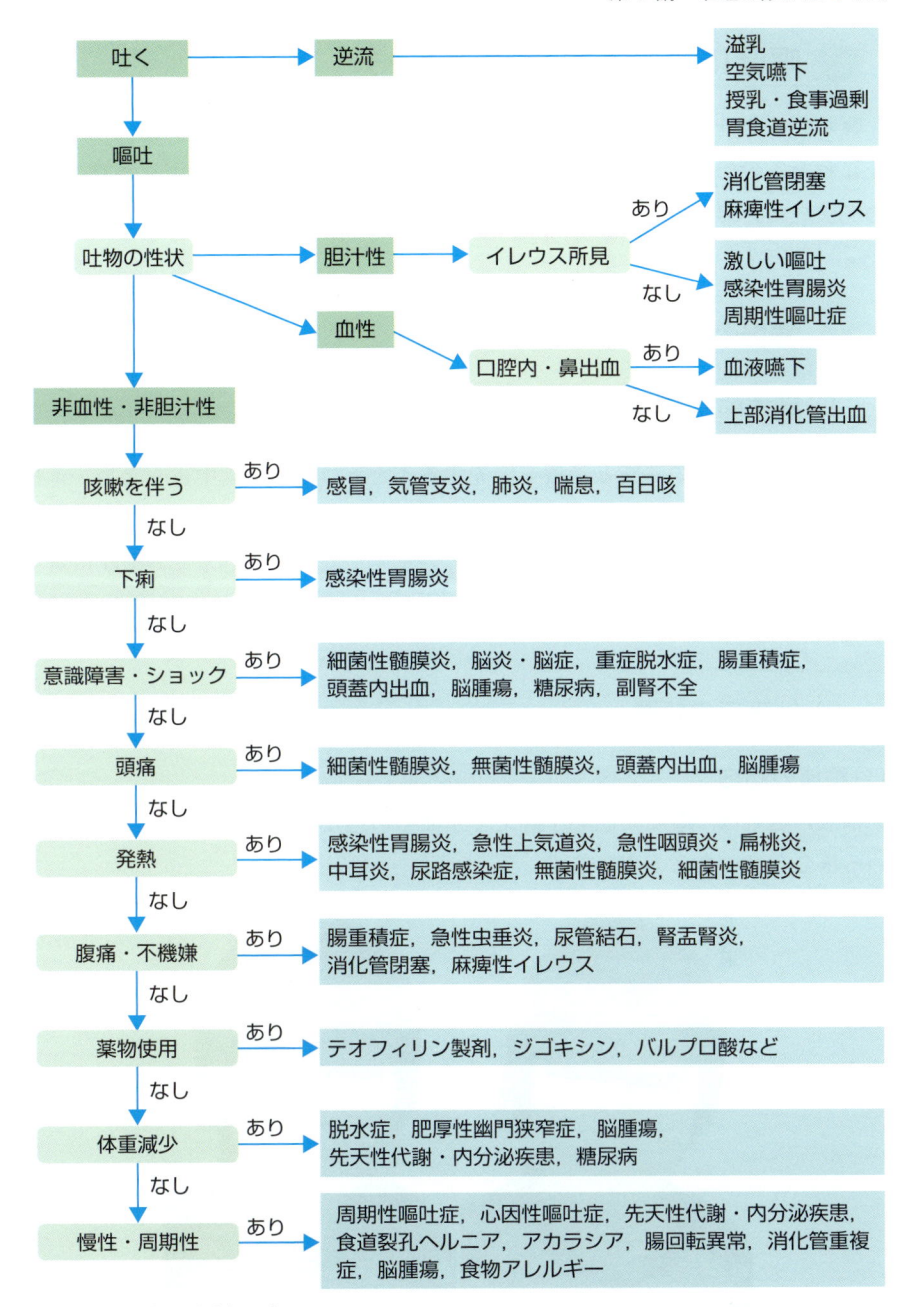

```
吐く ──→ 逆流 ──→ 溢乳
 │                 空気嚥下
 ↓                 授乳・食事過剰
嘔吐                胃食道逆流
 │
 ↓
吐物の性状 ──→ 胆汁性 ──→ イレウス所見 ──あり→ 消化管閉塞，麻痺性イレウス
 │                              └──なし→ 激しい嘔吐，感染性胃腸炎，周期性嘔吐症
 │         └──→ 血性 ──→ 口腔内・鼻出血 ──あり→ 血液嚥下
 │                                    └──なし→ 上部消化管出血
 ↓
非血性・非胆汁性
 │
 ↓
咳嗽を伴う ──あり→ 感冒，気管支炎，肺炎，喘息，百日咳
 │なし
 ↓
下痢 ──あり→ 感染性胃腸炎
 │なし
 ↓
意識障害・ショック ──あり→ 細菌性髄膜炎，脳炎・脳症，重症脱水症，腸重積症，頭蓋内出血，脳腫瘍，糖尿病，副腎不全
 │なし
 ↓
頭痛 ──あり→ 細菌性髄膜炎，無菌性髄膜炎，頭蓋内出血，脳腫瘍
 │なし
 ↓
発熱 ──あり→ 感染性胃腸炎，急性上気道炎，急性咽頭炎・扁桃炎，中耳炎，尿路感染症，無菌性髄膜炎，細菌性髄膜炎
 │なし
 ↓
腹痛・不機嫌 ──あり→ 腸重積症，急性虫垂炎，尿管結石，腎盂腎炎，消化管閉塞，麻痺性イレウス
 │なし
 ↓
薬物使用 ──あり→ テオフィリン製剤，ジゴキシン，バルプロ酸など
 │なし
 ↓
体重減少 ──あり→ 脱水症，肥厚性幽門狭窄症，脳腫瘍，先天性代謝・内分泌疾患，糖尿病
 │なし
 ↓
慢性・周期性 ──あり→ 周期性嘔吐症，心因性嘔吐症，先天性代謝・内分泌疾患，食道裂孔ヘルニア，アカラシア，腸回転異常，消化管重複症，脳腫瘍，食物アレルギー
```

図7-6 嘔吐の診断アプローチ

加藤英治：嘔吐．横田俊平，他（編）：小児の薬の選び方・使い方 改訂2版．p.105，南山堂より一部改変

嘔吐に対する診断アプローチ[6]

嘔吐の小児を診るときの私の考えを図 7-6 に示しました．嘔吐の原因は多岐にわたるので，難しく考えると複雑になりますが，プライマリ・ケアではこのアプローチで十分だろうと思っています．

嘔吐に対する外来治療

1）基本的な考え方

第1に原因疾患の診断と治療を優先することと，第2に食中毒や薬物・毒物の誤飲の場合など，生体防御反応として嘔吐が起こるので，積極的に嘔吐を抑制しないことの2点を基本に診療をしています．しかし，外来での嘔吐に対する治療は対症療法が中心になります．

2）外来での処置

(1) 輸液の適応

輸液の適応は，嘔吐・悪心を訴えて顔面や口唇が蒼白な場合と，脱水症を認める場合の2つを考えています．

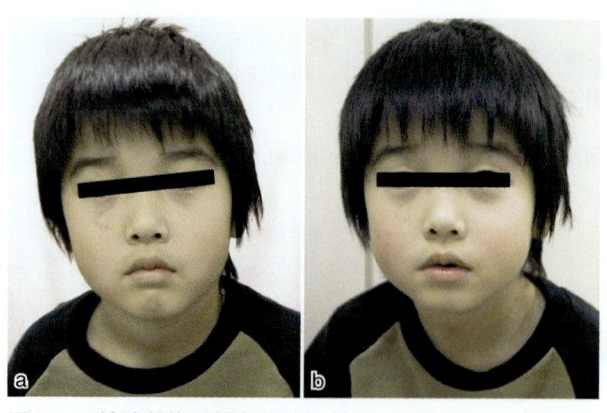

図 7-7　輸液前後の顔色の変化（5歳，男児）
a：輸液前，b：輸液後．

周期性嘔吐症，咽頭炎/扁桃炎などによる嘔吐も含めて，2，3回嘔吐が続いて顔面や口唇が蒼白で受診した小児に輸液をすると劇的に改善することを多々経験しています(**図7-7**)．それで，顔色や口唇色に輸液の基準を置いています．

ブドウ糖を含有したソリタ T1®かヴィーン D®を輸液します．メトクロプラミド(プリンペラン®)を投与しなくても嘔吐が止まることが多いのですが，年長児で嘔吐や悪心が続いている場合にプリンペラン®を輸液に混注することも時々あります．輸液の目安として，乳幼児はソリタ T1® 200 mL を速度 10 mL/kg/時，年長児はソリタ T1® 500 mL またはヴィーン D® 500 mL を速度 10 mL/kg/時(max 250 mL/時)とし，2時間くらい外来で輸液を行って経過観察をします．輸液している間，ぐっすり眠る場合や，顔色が良好になり活発になることがほとんどです．

脱水症を認める場合は輸液を開始します．外来での輸液は 500 mL までとして，500 mL 以上の輸液が必要な患児は入院治療にしています．

(2) 嘔吐・悪心が落ち着き，顔色も良好であるが保護者が心配している場合

保護者が処置をしてほしそうにしている場合や外来受診時に嘔吐した場合には，保護者を納得させるためにドンペリドン(ナウゼリン®)坐薬を挿肛することがありますが，普通は何も処置をしません．五苓散の注腸かドンペリドン坐薬がよいかの論争もありますが，感染性胃腸炎の嘔吐は通常半日くらいすれば消失するので，水分の与え方の説明のほうがより重要だと思っています．

3) 嘔吐の時の水分の与え方

1回でも嘔吐すると脱水になると思い，水分を一気飲みさせられて嘔吐がひどくなる乳幼児をしばしばみます．水分を少しずつ与えると胃に溜まらず吐き気があっても一部しか吐かずに小腸から吸収されるので，少量で頻回に水分を与えるのが原則です．3歳未満で 30 mL/回，3歳以上で 50 mL/回を目安に 30 分～1時間ごとに市販の経口補水液 ORS(第9講 p.177 参照)を与えて嘔吐の具合をみるように指導しています．

4）制吐薬の処方

悪心・嘔吐がある時に内服させると嘔吐を誘発するので，制吐薬は坐薬を処方します．

> **この講の Point**
> - 急性胃腸炎（感染性胃腸炎）による嘔吐が最も多い．
> - 下痢のない嘔吐に気をつけよう．
> - 嘔吐の小児では体重減少に注意する．

文献

1) Rudolf M, et al：Pediatrics and child health 2nd ed. pp.105-108, Blackwell Publishing, 2006.＜医学生向きにイラストも多く内容が簡潔に要点よくまとめられた小児科入門書＞
2) 香坂隆夫：アセトン血性嘔吐症．小林　登（編）：新小児医学大系 17B ―小児代謝病学Ⅱ．pp.179-206，中山書店，1984．＜わが国における周期性嘔吐症の総説＞
3) 榊原洋一：さまよえる診断名アセトン血性嘔吐症．日本臨床 **64**：1954, 2006．＜アセトン血性嘔吐症と周期性嘔吐症に対する概念の違いを簡潔にまとめている＞
4) Venkatesan T, et al：Cyclic vomiting syndrome. emedicine.medscape.com, 2008. (http://emedicine.medscape.com/article/933135-overview)＜米国における周期性嘔吐症の総説，ダウンロードできる＞
5) 児玉浩子，他：周期性嘔吐症―片頭痛関連疾患として．医事新報 **4311**：57-62, 2006.＜片頭痛バリアントの点から最近の考え方，治療法などを総括している＞
6) 加藤英治：嘔吐．横田俊平（編）：小児の薬の選び方・使い方 改訂2版．pp.102-107，南山堂，2007．＜研修医や小児科専門医でない医師向けに作られた実践的な本＞

下痢の診かた

第8講

　小児のプライマリ・ケアでは，下痢もよくみられる症状です．消化管アレルギーなど感染症以外の原因による下痢もありますが，感染性胃腸炎による下痢が大部分です（**表8-1**）．下痢の診断は，感染性胃腸炎をウイルス性か細菌性かに鑑別診断することといっても過言ではありません．

◆ 下痢って何？

　水様便を下痢と訴える母親がいれば，軽度の軟便でも下痢と訴える母親もいるように，下痢の定義は各人各様で幾分曖昧です．『Nelson小児科学18版』[2]には，便中に水分と電解質が過剰に喪失する状態と下痢を定義することが最も適当で，下痢になると，乳幼児では1日当たり10 g/kg以上，小児では成人の1日当たりの排便量の正常上限である200 gを超える排便になると記載されています．日常診療では排便量を測定するわけにもいかないので，普段より水っ

表8-1　小児の急性下痢症の主な原因

	乳児期	幼児・学童期	思春期
よくみられるもの	感染性胃腸炎 腸管外感染症 抗菌薬投与に伴う下痢 授乳過剰	感染性胃腸炎 食中毒 腸管外感染症 抗菌薬投与に伴う下痢	感染性胃腸炎 食中毒 腸管外感染症
稀なもの	二糖類分解酵素欠損症 ヒルシュスプルング病 先天性副腎過形成	毒物摂取	甲状腺機能亢進症

Kugathasan S : Diarrhea. *In* : Kliegman RM, et al (ed) : Practical strategies in pediatric diagnosis and therapy 2nd ed. p.272, Elsevier Saunders, 2004 より一部改変して筆者訳

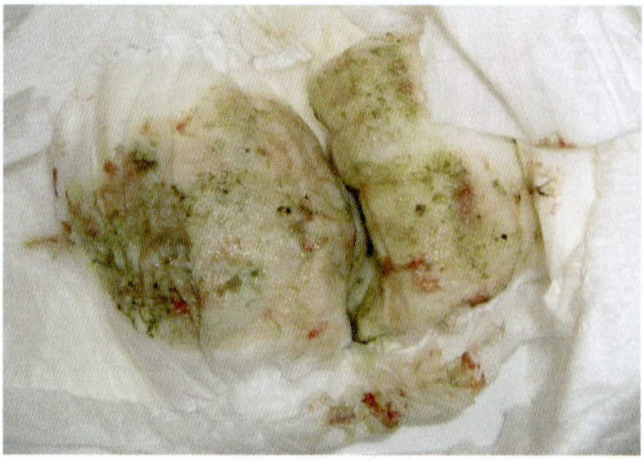

図 8-1　サルモネラ腸炎による粘血便

ぽい便で，しかも排便回数が増加していれば，下痢とみなすのが一般的でしょう．

◆ 下痢の診断は観便から始まる

　以前に腸管出血性大腸菌 O157 感染症が社会問題となった時に，最初に診察した医師が感冒性下痢と診断したために対策が後手にまわったという報道がありました．おそらく便を観察しないで診断を下したのでしょう．観便をすればこのような誤りは起こりません．また図 8-1 のような粘血便でも母親は「下痢です」としかいいません．

　下痢の診断は観便から始まります．下痢の診療では，常日頃から下痢をしたらおむつごと便を持って受診するように保護者を教育しておくことや，受診時に排便がない場合には浣腸をしてでも便を観察する姿勢が大切です．

◆ 下痢に関する病歴聴取のポイント

1）下痢の性状

　便の硬さが軟便なのか泥状便なのか水様便なのかを，最初に尋ねるとともに確認します．血便を伴う下痢であるかどうかも重要な診断ポイントで，血性下

痢の場合には細菌性腸炎をまず考えます．

2）下痢の回数

水様性下痢で回数が多い場合は脱水症に陥りやすいので注意します．

健康な新生児や乳児は，とくに生後3カ月くらいまで排便回数が多いので，普段よりも排便回数が増加しているかどうかを質問します．新生児，早期乳児で排便回数が多くても，体重増加が順調であれば病的な下痢ではありません．

3）嘔吐，腹痛，発熱の有無

嘔吐，発熱を伴う患児では，感染性胃腸炎が最初に考えるべき疾患です．穿孔性など，急性虫垂炎の重症例に発熱と下痢を伴うことがあるので注意してください．血性下痢で腹痛が強い場合は，腸管出血性大腸菌感染症を疑いましょう．

4）急性の下痢か，慢性の下痢か

急性下痢症は2週間以内に治癒するもので，下痢が2週間以上持続する場合を遷延性下痢症または慢性下痢症と一般に定義します．めったにありませんが，新生児および早期乳児期では下痢が遷延する場合に難治性下痢症を疑います．通常，下痢が遷延する場合は，食事過誤（とくに乳児で離乳食を止め，薄めたミルクしか与えていない場合），細菌性腸炎の見落とし，2次性乳糖不耐症，食物アレルギーを考えます．

5）家族や周囲に同様な症状の人がいないか

同じ食物を食べている可能性がある家族や，患児と同じ保育園や学校に通う人が同様の症状を呈する場合は食中毒を考慮すべきです．また，ウイルス性胃腸炎では家族内で順に嘔吐や下痢が伝播するので診断の手がかりになります．

表 8-2　下痢に対する浣腸量の目安

浣腸液	浣腸量
50％グリセリン液	1 mL/kg（最大 30 mL）

6）食事の内容

　食べてから発症が早い黄色ブドウ球菌などの毒素による食中毒を除けば，食中毒を疑う場合は，2〜3 日前に食べた内容を尋ねます．カンピロバクター腸炎ではバーベキューや外食も含めて焼肉や焼鳥を食べなかったかを，*Salmonella enteritidis* による腸炎では生卵かけご飯など鶏卵を使った料理を食べなかったかを尋ねます．

　下痢が遷延している乳幼児では与えている食事内容を，食物アレルギーが疑われる場合は特定できる食物があるかどうかを詳細に質問します．

◆ 便検査

　診断に直結する必須な検査です．浣腸してでも便検査をするという執念で診療をしましょう．頻回に下痢をしている年長児はトイレに行かせると排便するので，「便が出なかったら，浣腸だよ」と約束をしてトイレに行かせ，排便がなければ浣腸をします．便秘と違って下痢の小児では少なめの量でも反応し，中学生でも 30 mL の浣腸でほとんど排便があります（**表 8-2**）．

1）便性状の観察ポイント

　最初に外観を見て，血便，粘血便，粘液便，水様便，泥状便，無形軟便，有形軟便，有形硬便，兎糞様便など便の性状を判断します．自宅から持参した紙おむつの便は，水様性下痢便であっても紙おむつに水分が吸入されるので，排泄時と便の硬さが異なります．排便時の状態を保護者に尋ねた後で便を観察しましょう．血性下痢便，粘血便のように血液の存在，それに粘液や膿の存在の有無にとくに注意して観察します．消化の程度も観察ポイントになるので，不消化便かどうかも観察してください．

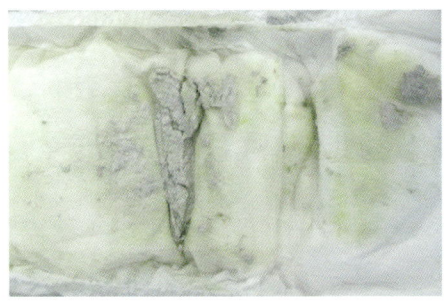

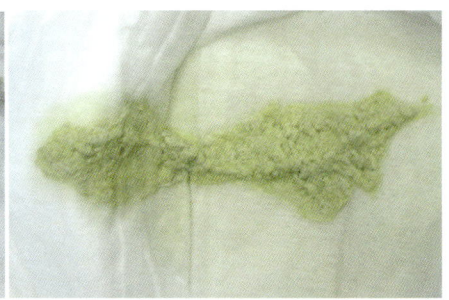

図 8-2　ロタウイルス性胃腸炎による白色下痢便

図 8-3　図 8-2 の 3 日後の便色調

次に色調です．白色や灰白色の水様便であればロタウイルス性胃腸炎を疑います（図 8-2，8-3）．実際には典型的な白色下痢便のことは少なく，薄いクリーム色のことが多いと思います．

精液臭の下痢便は赤痢を疑えと学生時代に習いましたが，便臭では酸臭の有無に注意するだけでよいでしょう．糖質の異常発酵があると酸臭になるので，下痢が遷延して酸臭のある場合は 2 次的な乳糖不耐症を考えます．この酸臭を気にして受診する保護者もいます．

2）便中白血球検査法（図 8-4）

便中白血球の陽性（図 8-5，6）はカンピロバクター，サルモネラ菌，赤痢菌，エルシニア菌，腸管侵入性大腸菌（EIEC：enteroinvasive *Escherichia coli*）のような侵襲性のある細菌による下痢症と関連があり，毒素原性大腸菌（ETEC：enterotoxigenic *E. coli*），腸管病原性大腸菌（EPEC：enteropathogenic *E. coli*），腸管凝集性大腸菌（EAEC：enteroaggregative *E. coli*），エロモナス，ロタウイルス，コレラ菌のような非侵襲性の病原体による下痢症では便中白血球が陰性です[3,4]．細菌性とウイルス性胃腸炎の鑑別に利用できるので，粘液や血液を認めた場合には必ず行うべき検査です．血性でない水様便でも便中白血球を認めることがあります．顕微鏡があれば簡単にできるので，私は泥状便より軟らかい下痢便であればすべて検査するようにしています．

消化管アレルギーが疑われる場合は，好酸球染色を行って好酸球の有無を検

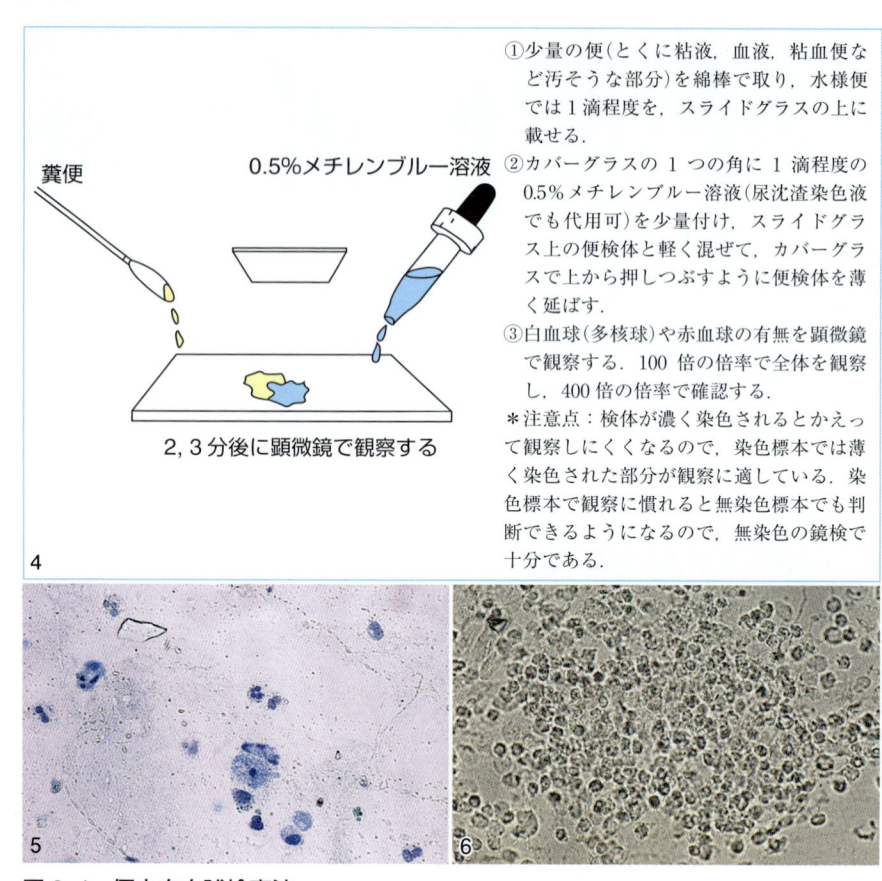

① 少量の便（とくに粘液，血液，粘血便など汚そうな部分）を綿棒で取り，水様便では1滴程度を，スライドグラスの上に載せる．
② カバーグラスの1つの角に1滴程度の0.5％メチレンブルー溶液（尿沈渣染色液でも代用可）を少量付け，スライドグラス上の便検体と軽く混ぜて，カバーグラスで上から押しつぶすように便検体を薄く延ばす．
③ 白血球（多核球）や赤血球の有無を顕微鏡で観察する．100倍の倍率で全体を観察し，400倍の倍率で確認する．
＊注意点：検体が濃く染色されるとかえって観察しにくくなるので，染色標本では薄く染色された部分が観察に適している．染色標本で観察に慣れると無染色標本でも判断できるようになるので，無染色の鏡検で十分である．

図8-4　便中白血球検査法
図8-5　便中白血球（メチレンブルー染色），カンピロバクター腸炎（×400）
図8-6　便中白血球（無染色），サルモネラ腸炎（×400）

査します．

3）便細菌培養の採便法

　菌量は急性期に多く回復期に減少するので，急性期に便培養を実施するのが原則です．しかし，便培養で有意な菌を検出できれば診療に役立つので，初診時に便培養を実施しなかった症例で再診時に便性の悪化がある場合や，遷延性

の下痢のために受診した場合にも便培養を行いましょう．

　滅菌綿棒で便の一部を採取しますが，血液，膿，粘液を認める場合はそれらが混ざっている一番汚そうな部分から採取します．浣腸便では浣腸液の部分を避けて採取します．水様便では綿棒によく便が浸みるように，数回便汁を掻き回すように採便します．どうしても便が出ない場合に，直腸スワブを検体とすることもありますが，原因菌の検出率は直腸スワブのほうが採便よりも低く，また直腸スワブだけにすると便の観察をしなくなるので，当科では直腸スワブを検体にしないことを原則にしています．

4）便中ロタウイルス，アデノウイルス抗原迅速検査

　ロタウイルスとアデノウイルスの迅速検査は保険請求ができるので診療に利用していますが，ノロウイルス検査キットは保険請求できないので特別な場合を除いて使用していません．

　しかし，ロタウイルスであれ，ノロウイルスであれ，ウイルス性胃腸炎に対する治療方針は同じです．一方，細菌性腸炎では抗菌薬投与が必要になることがあるので，臨床的には，細菌による下痢症か否かの判断のほうがはるかに重要です．便中ウイルス抗原迅速検査と便細菌培養検査のどちらかを選択せよと問われれば，ためらわずに便培養検査だけを行います．地域の流行状況を知りたい時や診断にどうしても必要な時でなければ，便中ウイルス抗原迅速検査は実施しなくてもよいでしょう．

◆ 小児の急性下痢症に対するアプローチ（図8-7）

　急性下痢症の主要な原因は，どの年齢層でも感染性胃腸炎です．表8-3は細菌性とウイルス性胃腸炎の鑑別点です．ロタウイルス性胃腸炎は発熱をしばしば伴うことや頻回の下痢も稀でないことなど考慮すべき点がありますが，大筋で誤りはないので診断の参考にしてください．便性状の観察と便中白血球検査を基礎に感染性胃腸炎を診断することを主眼にして私は急性下痢症の診療をしています（図8-7）．細菌性腸炎の疑いがあれば必ず便培養検査を行います．

　乳幼児では，抗菌薬（とくにペニシリン系やセフェム系）投与に伴う下痢もし

```
急性下痢症（下痢の期間＜2週間）
         ↓
    便中白血球 ──あり──→ 細菌性腸炎
         │なし
         ↓
    血便（便潜血）──あり──→ 細菌性腸炎
         │なし
         ↓
    腸管外感染症
  （中耳炎，敗血症，尿路感染症）──あり──→ 腸管外感染症に伴う下痢
         │なし
         ↓
       抗菌薬 ──あり──→ 抗菌薬投与に伴う下痢
         │なし
         ↓
  ウイルス性腸炎または毒素産生性の細菌による下痢
```

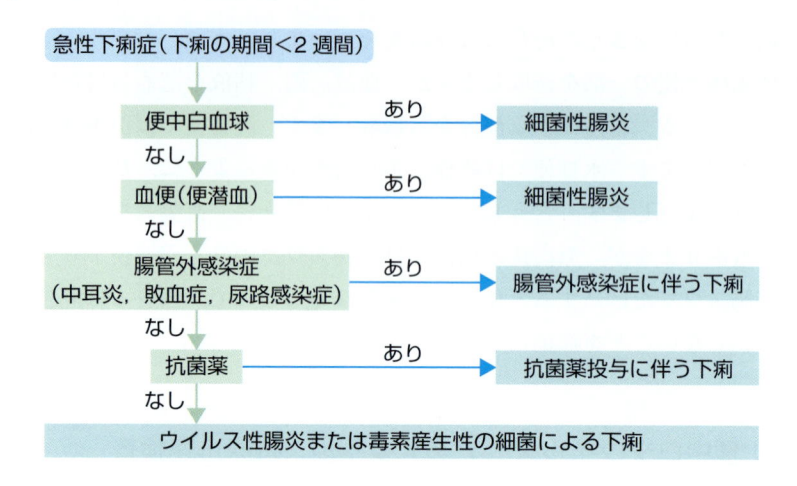

図 8-7　急性下痢症の診断的アプローチ
加藤英治：下痢．横田俊平，他（編）：小児の薬の選び方・使い方 改訂2版．p.110，南山堂，2006 より引用

表 8-3　細菌性とウイルス性胃腸炎の鑑別点

	細菌性	ウイルス性
発熱＞38.5℃	あり	通常ない
腹痛，しぶり腹	あり	通常ない
1日8回以上の排便	あり	通常ない
嘔吐	通常ない	あり
5日以上の症状持続	あり	なし
ESR	亢進	正常
末梢白血球数増加	あり	なし
便中白血球陽性および粘液の存在	あり（赤痢菌，サルモネラ菌，エルシニア菌，カンピロバクター，腸管侵入性大腸菌，プレジオモナス）	なし
便中白血球陰性：分泌性下痢	あり（コレラ菌，毒素産生性大腸菌，エロモナス）	なし
血便	あり（赤痢菌，サルモネラ菌，エルシニア菌，カンピロバクター，腸管出血性大腸菌，クロストリジウムディフィシルによる偽膜性腸炎，プレジオモナス）	なし（未熟児のロタウイルス感染症を除いて）

Feigin RD, Stoller ML : Diarrhea. In : Behrman RE, et al (ed) : Nelson textbook of the pediatrics, 14th ed. p.665, Saunders, 1992 より筆者訳

表8-4 小児の慢性下痢症の主要な原因

	乳児期	幼児・学童期	思春期
よくみられるもの	2次性乳糖不耐症 食物アレルギー・不耐症 単一症候性下痢症	2次性乳糖不耐症 過敏性腸症候群 乳糖不耐症 トドラーの下痢* 炎症性腸疾患	過敏性腸症候群 炎症性腸疾患 乳糖不耐症 下剤乱用
稀なもの	原発性免疫不全症 先天性微絨毛萎縮 先天性クロール下痢症 難治性下痢症 腸炎後症候群 自己免疫性腸症	ホルモン産生腫瘍 仮性腸閉塞症 腸炎後症候群	ホルモン産生腫瘍 原発性腸管腫瘍

＊：Toddler's diarrhea（よちよち歩き児の下痢）
　1～3歳児にみられる慢性非特異的下痢症で，常に軟便であるが，自然治癒する経過をたどり，食欲や成長にはまったく影響がない．

Kugathasan S : Diarrhea. *In* : Kliegman RM, et al (ed) : Practical strategies in pediatric diagnosis and therapy 2nd ed. p.272, Elsevier Saunders, 2004 を一部改変して筆者訳

ばしばみられるので，内服薬だけではなく注射薬も含めて投薬内容を確認しておきましょう．

小児の遷延性下痢症に対するアプローチ

　プライマリ・ケアで稀な慢性下痢症（表8-4）を診療することはありません．通常は急性下痢から2週間以上下痢が持続している遷延性下痢症が対象になります．
　私の診断的アプローチを図8-8に示しました．下痢が治らないと訴えて受診する症例は細菌性腸炎の見落としか，離乳食など固形物を中止して薄めたミルクだけを与えているといった食事過誤による場合が大部分です．与えている食事内容を重点に病歴を十分に聴取することと観便が診断の第1段階です．2次性乳糖不耐症は遷延性下痢の原因として強調されますが，酸臭のある便でクリニテスト陽性であった乳幼児でも，乳糖分解酵素製剤を処方しなくても，通常の食事に戻すだけで治癒する場合が結構あります．

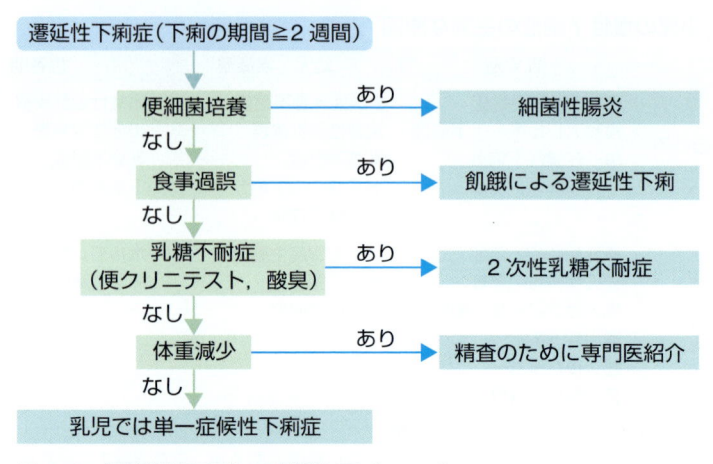

```
遷延性下痢症（下痢の期間≧2週間）
    ↓
便細菌培養 ──あり──→ 細菌性腸炎
    ↓なし
食事過誤 ──あり──→ 飢餓による遷延性下痢
    ↓なし
乳糖不耐症
（便クリニテスト, 酸臭） ──あり──→ 2次性乳糖不耐症
    ↓なし
体重減少 ──あり──→ 精査のために専門医紹介
    ↓なし
乳児では単一症候性下痢症
```

図8-8　遷延性下痢症の診断的アプローチ

　ウイルスや細菌による感染性腸炎による急性下痢が治癒した後も，下痢が2週間以上遷延するものを腸炎後症候群と呼びます．原因病原体の感染の持続，ほかの病原体の2次的な感染，食物抗原への感作により生じた免疫反応による消化管粘膜障害，粘膜障害による2次性乳糖不耐症などが病態として考えられています．

　図8-8は小児科を専門としていない医師や研修医が小児の下痢を診るために作成したものです．小児科医は《精査のために専門医紹介》のカテゴリーに入る下痢症の鑑別診断ができなければなりません．

この講のPoint

- 下痢の診断は便の観察から始まる．浣腸してでも便をみよう．
- 下痢の原因が細菌性かウイルス性かを区別できる臨床能力を身に付けよう．
- 感染性胃腸炎による下痢が否定的である場合にほかの原因を考えよう．

文献

1) Kugathasan S : Diarrhea. *In* : Kliegman RM, et al (ed) : Practical strategies in pediatric diagnosis and therapy 2nd ed. p.272, Elsevier Saunders, 2004. ＜急性と慢性の小児の下痢症を要領よくまとめている．この教科書は購入して損はしない．お勧めである＞
2) Wyllie R : Clinical manifestations of gastrointestinal disease. *In* : Kliegman RM, et al (ed) : Nelson textbook of the pediatrics 18th ed. p.1524, Saunders, 2007. ＜米国の代表的な小児科教科書．この章では腹痛，嘔吐，下痢，消化管出血など胃腸管疾患の症状について要領よく述べられている＞
3) Huicho L, et al : Occult blood and fecal leukocytes as screening tests in childhood infectious diarrhea : an old problem revisited. Pediatr Infect Dis **12** : 474-477, 1993
4) 加藤英治：下痢．横田俊平，他（編）：小児の薬の選び方・使い方 改訂2版．p.110, 南山堂，2006.
5) Feigin RD, et al : Diarrhea. *In* : Behrman RE, et al (ed) : Nelson textbook of the pediatrics 14th ed. p.665, Saunders, 1992. ＜改版により有用な表や図が消えることがある．前版と最新版を読み比べると思いがけない発見をするかもしれない＞

感染性胃腸炎の診かた

第9講

　感染性胃腸炎は，気道感染症に次いで多い感染症です．食生活の変化，腸管出血性大腸菌O157や*Salmonella enteritidis*など新たな病原体による感染症の増加，便中ウイルス抗原迅速検査の普及，経口補液療法の導入，欧米の学会勧告により見直しを迫られている食事療法など，感染性胃腸炎の診療は21世紀に入り大きく転換しました．感染性胃腸炎の診療は小児のプライマリ・ケアの大きな柱の1つです．現在の診療方針をただ暗記するのでなく，温故知新の精神で過去の診療方針や転換する背景となった根拠なども勉強しましょう．

視点1：感染性胃腸炎をどのように診断するか

◆ 感染性胃腸炎の原因病原体

　わが国で感染性胃腸炎の原因となる主要な細菌とウイルスを表9-1に示しました．「夏に細菌性の下痢が多く，冬にウイルス性の下痢が多い」と私が医師になった当時から，小児科の常識としていわれています．確かに細菌性腸炎の患者は暑くなると多くなりますが，1年中患者の発生があります．家族そろって焼肉や焼鳥を食べる機会が多くなるためか，5月連休，夏休み，クリスマス・正月の後に細菌性腸炎の患者が増える印象を持っています．腸炎ビブリオは仕出しの魚介類料理を親戚一同で食べるためか，お盆の頃が当院での発症の特異日です．ノロウイルスは初冬に，ロタウイルスは晩冬から早春に流行し，外来には嘔吐や下痢の患児が次から次へ受診することがあります．一方，アデノウイルスは1年中みられます．

表 9-1 感染性胃腸炎の主な病原体

細菌	ウイルス
カンピロバクター	ロタウイルス
下痢原性大腸菌	アデノウイルス
サルモネラ菌	カリシウイルス（ノロウイルス，サポウイルス）
エルシニア菌	アストロウイルス

表 9-2 下痢患児からの便培養検出菌
（福井県済生会病院小児科，2001 年 1 月～2007 年 12 月）

細菌	検出菌株数	割合
下痢原性大腸菌	309	45.8%
O157	5	0.7%
カンピロバクター	212	31.4%
サルモネラ菌	105	15.6%
Salmonella enteritidis	81	12.0%
エルシニア・エンテロコリチカ (*Yersinia enterocolitica*)	35	5.2%
エロモナス・ハイドロフィラ (*Aeromonas hydrophilia*)	11	1.6%
腸炎ビブリオ	2	0.3%
赤痢菌	1	0.1%

　2001 年からの 7 年間に当科で実施した便培養からの検出菌（**表 9-2**）は 675 株で，下痢原性大腸菌が 46％，カンピロバクターが 31％，サルモネラ菌が 16％，エルシニア菌が 5％でした．このなかで腸管出血性大腸菌 O157 は 5 株で全体の 0.7％で，下痢原性大腸菌のなかでは 1.6％を占めるだけでした．私が小児科医になった 30 年前は *S. typhimurium* がサルモネラ感染症の主要な菌でしたが，鶏卵を介した感染が問題となる *S. enteritidis* が 1990 年代から増加し，この 7 年間のデータでは 75％と検出されたサルモネラ菌の大部分を占めていました．

```
        下痢・嘔吐・腹痛・発熱
                ↓
          感染性胃腸炎の疑い
                ↓
               観便
                ↓
               下痢便
              ↙     ↘
        血便なし   血便あり → 便培養検査
          ↓         ↓
      白色下痢便   便中白血球検査 ─あり→ 便培養検査
          ⇣         ↓なし
     便中ロタウイルス検査  1週間以上続く下痢 ─あり→ 便培養検査
                   ↓なし ⇢ 便培養検査
              便中ロタ・アデノウイルス検査
```

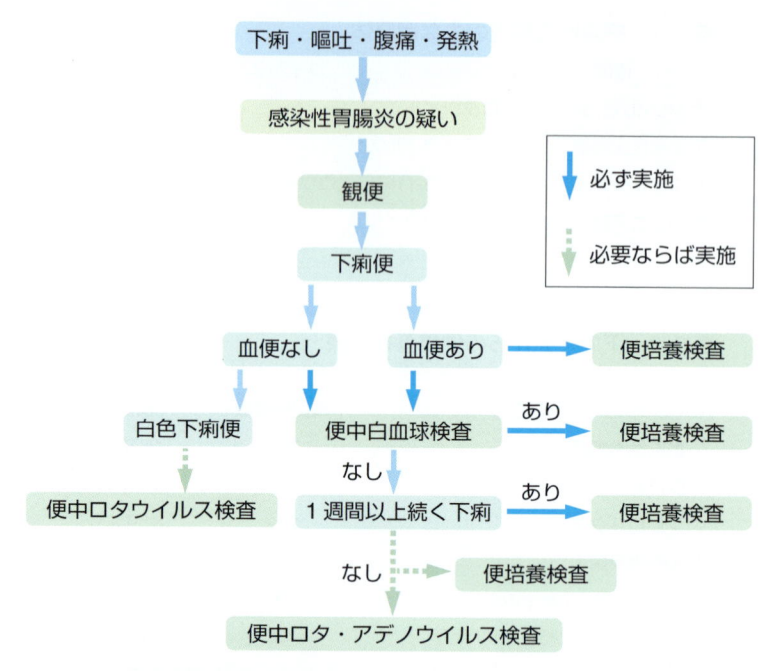

図9-1　感染性胃腸炎の診断アプローチ

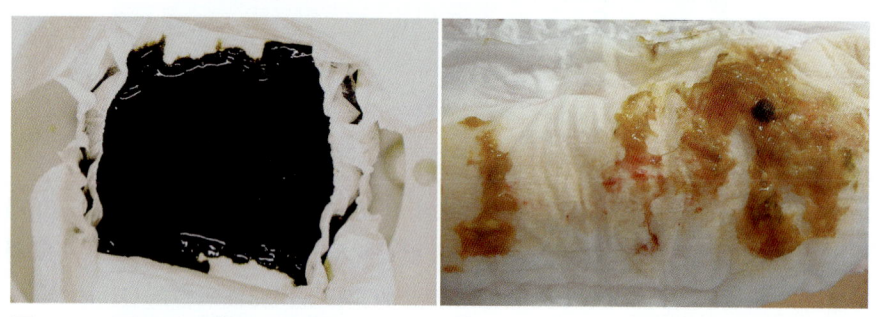

凡例：
- ↓ 必ず実施
- ⇣ 必要ならば実施

図9-2　サルモネラ菌による海苔の佃煮様の下痢便

図9-3　サルモネラ菌による血性下痢便

◆ 感染性胃腸炎の診断（図9-1）

　第8講の復習になりますが，感染性胃腸炎は便の性状（図8-1〜3，p.156, p.159，**図9-2〜10**，図10-1，p.194），便中白血球検査，便細菌培養検査，便中ウ

図9-4　カンピロバクターによる下痢便
図9-5　カンピロバクターによる血性下痢便
図9-6　EPEC O111による下痢便
図9-7　エロモナスによる下痢便
図9-8　膿様下痢便，便培養陰性
図9-9　ロタウイルスによる下痢便
図9-10　アデノウイルスによる下痢便

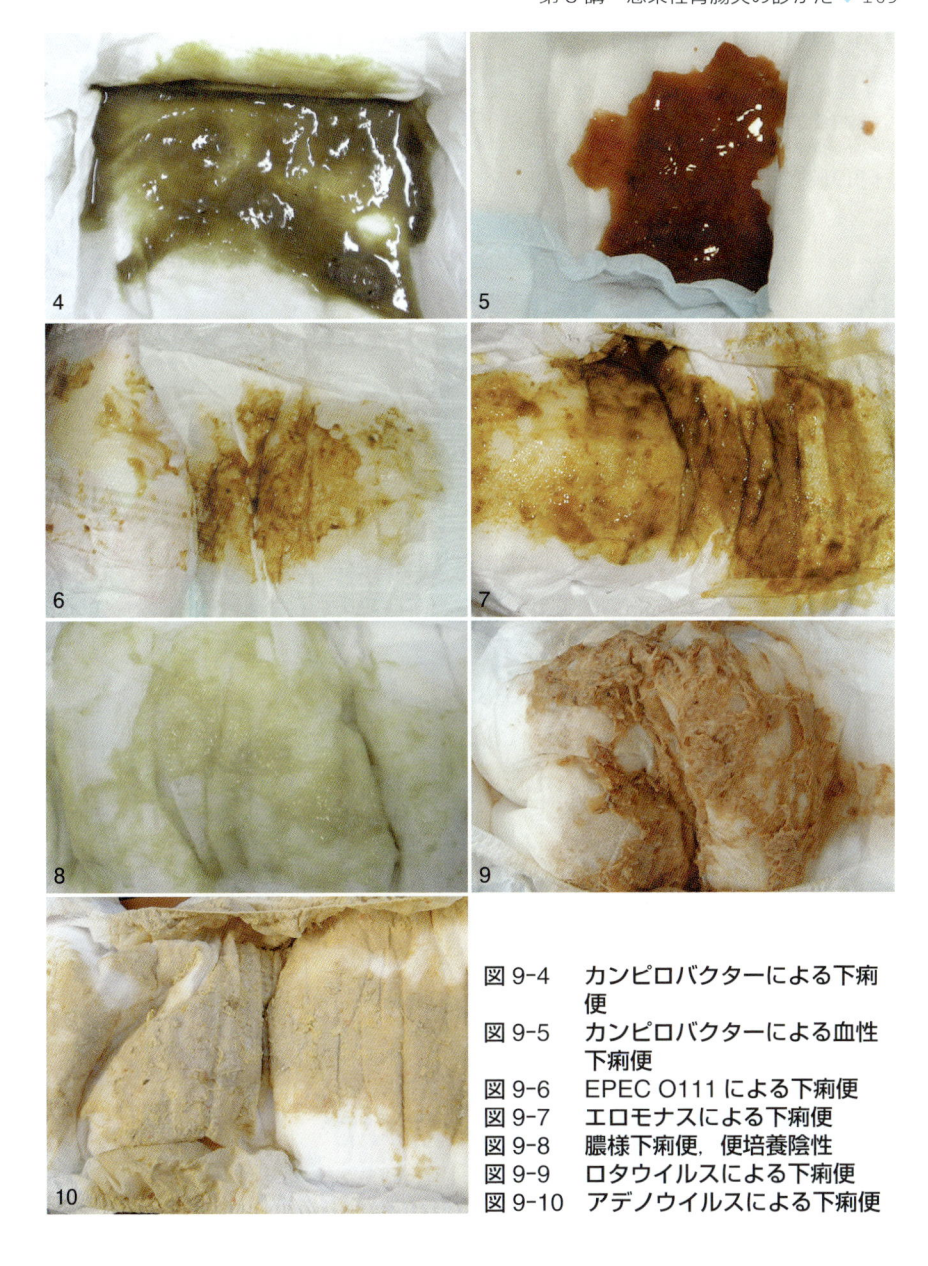

表 9-3　便培養検査を実施する場合

便培養検査を実施する	便培養検査を考慮する
・敗血症が疑われる場合 ・血便や粘液便がある場合 ・免疫能が低下している小児の場合	・最近の海外渡航歴がある場合 ・7日間以上改善しない下痢の場合 ・胃腸炎の診断が確かでない場合

(NICE 診療ガイドライン[1]より)

イルス抗原迅速検査により診断します．

　病原体の診断は臨床的に重要ですが，ウイルス性胃腸炎の治療は適度な水分補給と食事療法しかなく，また原因ウイルスが異なっても治療方針は同様なので，便中ウイルス抗原迅速検査は，疫学的情報を得ることを除けば，臨床的に必須な検査ではありません．

　一方，細菌性腸炎は，原因菌により抗菌薬の選択など治療方針が異なることや，O157 感染症のように保健所に届出が必要な感染症もあります．

　このような理由で，細菌性腸炎の確定診断は臨床的に重要で，便培養検査は診断上できわめて重要な意義をもっています．

　NICE の診療ガイドライン[1]（表 9-3）は，便培養を必ず実施すべき条件に，敗血症が疑われる場合，血便または粘液便である場合，免疫能が低下している小児の場合を挙げています．しかし，細菌性腸炎の疑いが少しでもあれば，必ず便培養検査を実施するべきです．

　しかし，図 9-8 のような便中白血球陽性で膿性の下痢便であっても，便培養で有意な菌を検出しないことがあります．また，便培養から分離した菌は必ずしも原因菌と限りません．下痢の原因ではなく，保菌状態や常在菌と考えるべき場合もあるので，臨床症状やほかの検査所見を総合して判断しましょう．

視点 2：脱水症をいかに防ぐか

◆ 感染性胃腸炎の基本的な治療は脱水症への対処

　乳幼児の胃腸炎による下痢は通常 5〜7 日間続き，2 週間以内に止まり，嘔吐は通常 1〜2 日間続き，3 日以内で治まります[1]．この罹病期間に脱水症に陥

ることが一番の臨床的問題で，感染性胃腸炎に対する基本的な治療は脱水症の防止と対処です．

◆ 脱水症をどのように診断するか

体重減少は，脱水の程度を評価するのに最も標準的な指標です．発症前の体重がわかれば，体重減少を計算できますが，発症前の体重が不明な場合もしばしばあります．しかし，初診時の体重はその後の脱水の進行の判断基準になるので，必ず体重測定を行いましょう．

脱水症の診断に使われる身体所見には，毛細血管再充満時間(CRT)の延長，皮膚ツルゴール低下，泣いても涙が出ないこと，粘膜乾燥，眼球陥没，大泉門の陥凹があります．また，重症の脱水になれば，頻脈，多呼吸，皮膚冷感，脈拍減弱，意識低下，ショックが起こります．これらのなかで5%の脱水症を診断するために尤度を高めるのはCRTの延長，ツルゴールの低下，異常な呼吸パターン(多呼吸)の3つです[1]．私は，体重減少，ツルゴール低下，CRT延長，涙分泌のないこと，おむつが乾いていること(おむつ交換から短時間を除く)を，とくに重視して脱水を判断しています．

◆ 毛細血管再充満時間(CRT)の診かた

CRTは体表の最も温かい部位を指でぎゅっと押して，ぱっと指を皮膚から離して測定します．通常手指の爪を圧迫する方法が用いられますが，乳児では胸骨表面を，それより年長児では心臓と同じ高さで手指か腕を圧迫します[3]．CRTは暖かい環境下で実施すべきで，2秒以内に皮膚色調が元に戻れば正常です．CRTが3～5秒の場合は，末梢循環低下か，寒い環境に置かれていることを示しています．5秒以上はショックを示します．手や指など末梢でCRTが延長している場合は，胸壁のような，より中枢の部位で再検査をして延長を確認しましょう[2]．

表9-4　皮膚ツルゴールと脱水の評価

つまんだ皮膚が元に戻るまでの時間	おおよその脱水の程度
＜2秒	＜5%
2〜3秒	5〜8%
3〜4秒	9〜10%
＞4秒	＞10%

Seidel HM, et al：Mosby's guide to physical exmination 7th ed. p.182, Mosby, 2010 から筆者訳

◆ 皮膚ツルゴールの診かた

　ツルゴールは，臍の高さで外側腹壁の皮膚を親指と人差し指でつまんで診ます[3]．指を離すと瞬時に皮膚が元に戻るのが正常です．指を離した後に皮膚がテント状に残り，元に戻るまでに時間がかかれば異常です（図2-10, p.23）．表9-4にツルゴール低下による脱水のおおよその評価を示しました．ツルゴールは細胞外液の水分喪失を反映するので，高張性脱水症では実際の脱水の程度よりツルゴール低下が軽く出るので注意しましょう．

◆ 脱水症をどのようにみつけるか

　嘔吐や下痢を認める小児では，外来診察時に脱水がなくても，帰宅してから脱水が進むことがあるので，保護者に脱水症対策や再診の注意点を十分に説明すべきです．嘔吐や下痢が続いて経口摂取ができなくなると，脱水になる危険性が高くなるので，顔や体が小さくなったと感じる場合，排尿が半日以上ない場合，泣いても涙が出ない場合，遊びもせずぐったりしている場合は必ず再診するように指導します．

　英国では，電話相談を受けた時に受診させるべき脱水であるかどうかを判断するための目安が作成されています[1]（表9-5）．この表は，看護師が保護者から電話で質問された場合や，外来で保護者への説明や診察の参考になります．赤信号を示す症状や脱水症を示す身体所見に注意し，脱水症を軽度の段階でみつけて治療ができれば，入院しなければならないケースが減るので，患児や保護者にとって利益が大きくなります．

表9-5 脱水症とショックの症状と徴候

		軽症 ← 脱水症の重症度 → 重症		
		臨床的に検知できる脱水症なし	臨床的な脱水症	臨床的なショック
症状	（電話診察・対面診察）	元気そうである	●元気でない，悪くなっている	（－）
		意識清明で反応良好	●反応が悪い（いらいらしている，うとうとしているなど）	意識レベル低下
		尿量正常	尿量低下	（－）
		皮膚色調変化なし	皮膚色調変化なし	蒼白かまだら状の皮膚
		四肢温感あり	四肢温感あり	四肢冷感あり
徴候	（対面診察）	意識清明で反応良好	●反応が悪い（いらいらしている，うとうとしているなど）	意識レベル低下
		皮膚色調変化なし	皮膚色調変化なし	蒼白かまだら状の皮膚
		四肢温感あり	四肢温感あり	四肢冷感あり
		眼球陥没なし	●眼球陥没	（－）
		粘膜湿潤（飲水後は除く）	粘膜乾燥（口呼吸を除く）	（－）
		心拍数正常	●頻脈	頻脈
		呼吸パターン正常	●多呼吸	多呼吸
		末梢脈拍正常	末梢脈拍正常	末梢脈拍減弱
		毛細血管再充満時間は正常	毛細血管再充満時間は正常	毛細血管再充満時間は延長
		皮膚ツルゴール正常	●皮膚ツルゴール低下	（－）
		血圧正常	血圧正常	低血圧（非代償性ショックを示す）

National Collaborating Centre for Women's and Children's Health : Diarrhoea and vomiting caused by gastroenteritis, diagnosis, assessment and management in children younger than 5years. National Institute for Health and Clinical Exellence, 2009.（http://guidance.nice.org.uk/CG84）より筆者訳

注1）脱水の危険因子①1歳未満，とくに6カ月未満の乳児，②低出生体重児で出生した1歳未満の乳児，③24時間以内に下痢を6回以上している小児，④24時間以内に嘔吐を3回以上している小児，⑤診察前に水分補給がなされなかったか，または飲水できなかった小児，⑥胃腸炎を発症してから母乳を止めている乳児，⑦栄養不良の徴候をもつ小児を考慮に入れてこの表を解釈する．
注2）臨床的な脱水症を示す項目の数が多くなるほど，脱水がより重症であることを示す．
注3）臨床的なショックの項目が1つ以上あればショックと判断する．
注4）●の項目は赤信号で，ショックへ進行するリスクの高い小児を同定するのに役立つ．●の項目が疑わしい場合は，●の項目があるものとして扱う．
注5）（－）はショックの特異的な臨床的指標にならない．

表 9-6　急性胃腸炎のよい治療の 9 つの柱石

① 経口補液剤（ORS）を使用する
② 低張性溶液（Na 60 mEq/L，ブドウ糖 74〜111 mmol/L）
③ 脱水は経口補液剤により 3〜4 時間で速やかに補正する
④ 脱水補正後に通常の食事（固形物を含む）を迅速に再開する
⑤ 特殊粉ミルクの使用は不適当である
⑥ 希釈した粉ミルクの使用は不適当である
⑦ いつでも母乳栄養は継続する
⑧ 嘔吐や下痢による経過中の水分喪失は経口補液剤により補給する
⑨ 必要のない薬物は投与しない

Szajewska H, et al : Management of acute gastroenteritis in Europe and the impact of the new recommendations : A multicenter study. J Pediatr Gastroenterol Nutr **30** : 522-527, 2000 より筆者訳

視点 3：食事をどのように開始すべきか

◆ 2 つのキーワードはこれだ！

1996 年に公表された米国小児科学会（AAP）の勧告[4]は衝撃でした．薬物療法も含めて，それまで常識だった治療方針すべてにレッドカードが突きつけられたからです．この衝撃の流れは，その後，ヨーロッパ小児栄養消化器肝臓学会（ESPGHAN）[5]，米国 CDC の勧告[6]，英国 NICE の診療ガイドライン[1]と続き，定着しました．

とくに，食事療法はコペルニクス的転回と表現したくなるほど大きく転換しました．**表 9-6** のなかに 2 つのキーワードがあります．早期食事開始と，低張性経口補液療法（ORT：oral rehydration therapy）です．

◆ 小児下痢症に対する食事療法の従来の考え方

この衝撃の大きさは，歴史的な経緯を踏まえないと，従来の食事療法の考え方を知らない若い医師に十分伝えられません．私が以前に最も参考にした森正樹先生の記述[8]をもとに，従来の食事療法の原則を最初に説明します．

1）従来の考え方①：飢餓期間をおく

「下痢症の初期には小腸粘膜微絨毛の破綻が起こるので，食事の消化吸収能は低下し，そのために食欲も減退する．したがって病初期には消化吸収の負担となる食物をいったん中止または減量するのが原則である．ただ母乳は最も負担が軽く，軽症の場合には制限する必要はないとされる．飢餓期間は軽症で6〜8時間，中等症で8〜12時間，重症で12〜24時間くらいでよいが，稀には2〜3日を要することもある[8]．」

2）従来の考え方②：食事の再開は慎重に，食事は時間をかけて徐々に増量する

「小腸粘膜の修復には通常少なくとも1〜2週間を要すると考えられるが，臨床的に消化機能の改善徴候としての食欲が回復してくるのは割合早く，大部分は飢餓12時間以内であり，このころが食事再開の時期となる[8]．」

「食事再開に当たっての原則は，消化のよい食物を少量から，食事間隔をやや長めに保ちながら，1日から2日の間隔で焦らず増量することである．食物の濃度は初めは薄めるのが一般的であるが，濃度よりはむしろ量のコントロールに重点を置くべきである[8]．」

「食事の再開には嘔気，嘔吐が十分に治っていることが条件となるが，まず初めに番茶，湯ざましなどの少量（30〜40 mL）を1〜2回与えて嘔吐がないことを確かめておく．ついで乳汁，粥食などに移り，次第に増量していくが，平常の食事量までに戻るのには，軽症で4〜5日，中等症で5〜7日，重症では7〜14日を要する[8]．」

「母乳は軽症ではやや授乳間隔を空ける程度で直接授乳をしてよいが，中等症以上では搾乳して与えるほうが無難である．粉乳はそのまま治療用に用いてとくに支障はないとする意見が多い．牛乳は初め1/2〜2/3に薄め，5日目以後に2/3〜全乳とする．1/2以下に薄める必要はない．大豆乳，ラクトースフリーの粉乳は，一般には必要ではなく，下痢の遷延，再燃例が使用の対象になる[8]．」

「離乳食は一般には初期に中止し，ある程度，乳汁を摂取できる状態に至っ

てから与えるとされている．しかし，離乳食を粥食（塩味付き）か葛湯のみとして食事再開の初めから与えても特別な支障はなく，むしろ澱粉食の腸内醱酵抑制，腸内病原性菌増殖阻止効果を考えれば，離乳の進んでいる患児の場合はこれら澱粉食のみで始めるほうがかえってよいであろう．幼児食，一般食についても離乳食とほぼ同様の扱いとし，初め粥食，ついでオジヤ式の食事に移る[8]）」

3）従来の考え方のポイント

発症後 12 時間程度の飢餓期間をおいて経口摂取を当初禁止し，食事を再開する時は時間をかけて重湯から上がり食で行うことが原則でした．私が最初に出向した病院では，急性ウイルス性胃腸炎で入院した乳幼児に厳密な食事療法を行っていたので，患児が空腹で泣いていても経口摂取はなかなか再開されず，また入院期間も現在よりはるかに長く，最短でも 2 週間は入院していました．

◆ 小児下痢症に対する食事療法の現在の考え方

近年，葛湯や重湯といっても怪訝な表情を浮かべる親や，病院食として出したお粥を食べずにコンビニのおむすびをおいしそうに食べる下痢症の幼児をみるにつけ，従来からの食事療法の方針が本当に有効なのかと疑問を感じていた時に，米国小児科学会 1996 年の勧告[4]に出遭い，胸のつかえが下りたような気がしました．

現在の考え方の原則（表 9-6，9-7）は，早期食事開始で，飢餓期間をおく必要はなく，経口摂取ができれば普段食べている食事で早く再開しなさいということです．母乳栄養児であれば母乳は続け，人工栄養児であれば粉乳を薄めずに通常の濃度で与えます．離乳食を与えていれば，離乳食は止めずにそのまま続けさせます．離乳期を過ぎている小児では，脂肪の多い食品だけを控えて，普段食べている食事を続けさせます．牛乳が好きな子であれば牛乳を与えます．

従来からの食事指導をしている医師やこれまでの指導が保護者にも行き届い

表 9-7 米国小児科学会 1996 年の勧告より[4]

1. 脱水が補正されたらすぐに経口摂取を再開する
2. 母乳は続ける
3. 年齢に応じた食事を与える
4. 粉乳や牛乳は希釈しなくてよい，乳糖除去乳は不要
5. BRAT 食（バナナ，米，リンゴ煮，トーストしたパン）は再開する食品として不適
6. 複合糖質（米，小麦，ジャガイモ，パン，シリアル），ヨーグルト，鶏肉のような脂身のない肉，果物，野菜を含む通常の食事で再開する
7. 高脂肪の食品や単糖類は避ける
8. 食事の量は欲しがるだけ与えてよい

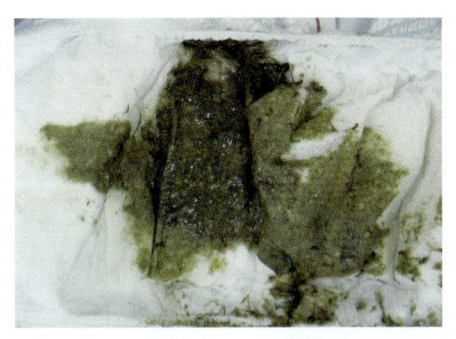

図 9-11 栄養過誤による遷延性下痢の乳児例

ているので，離乳食を中止して希釈した粉乳だけを与えていて，下痢が 10 日とか 2 週間続いているために受診する患児が現在でもいます（図 9-11）．米国でもわが国と同様に従来の考えによる診療がまだ残っているようです[9]．「だまされたと思って離乳食を食べさせてね」と保護者を説得できれば，4, 5 日後の再診時に通常便性が改善しているはずです．

◆ 経口補液療法（ORT）

ORT は，早期食事再開と並んでもう一方の柱です．元来 ORT はコレラの治療に導入され大きな効果を上げました．その後，先進国でも，コレラ治療に使用された WHO-ORS よりも低張性の ORS が乳幼児の胃腸炎による軽度か

表 9-8 経口補液剤とイオン飲料の組成

		Na (mEq/L)	K (mEq/L)	Cl (mEq/L)	クエン酸イオン(mEq/L)	糖質(%)	浸透圧(mOsm/L)
WHO-ORS（2002年）		75	20	65	30	1.35	245
ESPGHAN の推奨組成		60	20	60	30	1.6	240
AAP の推奨組成		40〜60	20	陰イオン添加．糖質とNaモル比は2：1を超えない		2.0〜2.5	低浸透圧を推奨
経口補液剤（ORS）として市販されているもの	オーエスワン®	50	20	50	31（乳酸イオン）	2.5	270
	アクアライト®ORS	35	20	30		100 mmol/L	200
	ソリタT顆粒2号®	60	20	50	20	3.2	249
	ソリタT顆粒3号®	35	20	50	20	3.3	200
乳幼児用イオン飲料として市販されているもの	アクアライト®りんご・白ブドウ	30	20	25		5.0	260
	ビーンスタークポカリスエット®	21	5	16.5	10	4.2	285
	明治赤ちゃんにやさしいイオン飲料	30	20	25		3.2	240
	森永イオン飲料もも・りんご	25	20	20		3.5	260
	ピジョンベビー飲料イオン飲料	30	20	25		5.5	290
スポーツ飲料	ポカリスエット®	21	5	16.5		6.7	370
	アクエリアス®	15	2	11		4.7	286

橋本剛太郎：小児の輸液の基本．横田俊平，他（編）：小児の薬の選び方・使い方 改訂2版，p70，南山堂，2006 より引用

ら中等度の脱水症の治療に経静脈輸液と同等の効果があることが示されました．また，ORT は，静脈路確保が不要で，経静脈輸液より安全性が高く，家庭でもできる治療法で，診療ガイドラインにも取り入れられています．

1）ORT に使用する溶液は

ORS（oral rehydration solution）の組成は，腸管還流実験の結果より，Na 濃

表 9-9 家庭で作る ORS のレシピ

- 水 1 L
- 砂糖または蜂蜜(1 歳未満児には蜂蜜を使用しない) 大さじ 2 杯
- 食塩 小さじ 1/4 杯
- ふくらし粉(重曹) 小さじ 1/4 杯
  〜ふくらし粉(重曹)がない場合は代わりに食塩を小さじ 1/4 杯
* 飲ませる前に,涙より塩辛くないことを味見して確かめる.

度が 50〜60 mEq/L,ブドウ糖が 50〜100 mmol/L,浸透圧が 200〜240 mOsm/L であるのが適当とされ[7],AAP や ESPGHAN の推奨組成もこの結果に沿ったものです.スポーツ飲料や乳幼児用のイオン飲料は発汗の補充を目的に組成されているので,Na 濃度が低く ORT に使えません.また,ジュース,コーラ,お茶,水など clear water と呼ばれる液体も ORT に不適当です.

ORS としてソリタ T 顆粒® 2 号と 3 号,オーエスワン(OS-1)®,アクアライト ORS® が現在市販されています(**表 9-8**).当科でもよく使用しているオーエスワン® は,経口補液療法に推奨されている低浸透圧 ORS(240〜250 mOsm/L)より,浸透圧が 270 mOsm/L と少し高めになっています.家庭で作る場合は**表 9-9** を参照してください.

2) ORT の対象は

経口摂取が可能な急性胃腸炎による軽度から中等度脱水の小児が対象になります.ただし,意識障害,ショック,イレウスを伴う場合は禁忌です.

3) ORT を開始する時期は

できるだけ早く開始します.脱水の補正が必要な場合は 4 時間以内に迅速に行います.

4) ORT をどのように実施するか(表 9-10, 11)

(1) 臨床的に脱水がないか,脱水が軽微な場合

母乳,またはその他のミルク栄養は継続して水分補給に努めます.ただし,

表 9-10　米国 CDC のガイドライン[6]

1) 脱水がないか軽微な脱水がある場合（体重減少＜3％）
   - 下痢または嘔吐のたびに喪失水分を ORS で補充する（補充量の目安①②）．
   - 母乳は継続する，または，初回の水分補給後に適切な維持カロリーを含む年齢にみあった通常の食事を再開する．

補充量の目安①
体重 10 kg 未満：下痢や嘔吐のたびに 60～120 mL/回
体重 10 kg 以上：下痢や嘔吐のたびに 120～240 mL/回
補充量の目安②
水様性下痢をするたびに 10 mL/回
嘔吐するたびに 2 mL/回

2) 軽度から中等度の脱水がある場合（体重減少が 3～9％）
   - 最初に 50～100 mL/kg の量の ORS を 3～4 時間で投与する．軽症脱水で 50 mL/kg，中等症脱水で 100 mL/kg[3]．
     注：小さじ，注射器，スポイトを用いて，ごく少量の水分（5 mL または小さじ 1 杯）を最初に口に入れ，吐かなければ徐々に量を増やしていく．
   - 下痢または嘔吐のたびに喪失水分を ORS で補充する（補充量の目安①②）．
   - 母乳は継続する，または，初回の水分補給後に適切な維持カロリーを含む年齢にみあった通常の食事を再開する．
3) 重度脱水（体重減少＞9％）
   - 末梢循環や精神状態が回復するまで，乳酸リンゲル液または生理食塩水 20 mL/kg/回を静脈内投与する．その後，ORS 100 mL/kg を 4 時間かけて経口投与するか，または 5％ブドウ糖を含む 1/2 生理食塩水組成の電解質液を維持輸液の 2 倍の速度で経静脈輸液を行う．
   - 下痢または嘔吐のたびに喪失水分を ORS で補充する（補充量の目安①②）；経口摂取できない場合は，ORS を経鼻胃管で注入するか，または，KCl 20 mEq/L，5％ブドウ糖を含む 1/4 生理食塩水組成の電解質液を経静脈的に投与する．
   - 母乳は継続する，または，初回の水分補給後に適切な維持カロリーを含む年齢にみあった通常の食事を再開する．

　果汁や炭酸飲料は与えません．嘔吐や下痢があれば，それに応じて ORS を与えます．ORS の補充量の目安は，水様便が出るごとに 10 mL/kg/回，嘔吐ごとに 2 mL/kg/回（表 9-10）です．吐き気などのために飲まない時は，スプーンやスポイトを使って，補充量を少量ずつ何回かに分けて与えます．

(2) 臨床的に脱水を認める場合（体重減少が 3～9％）

　軽度ないし中等度脱水の場合は，最初に 50 mL/kg の量の ORS を少量に分割して 4 時間で投与します．その後は，嘔吐や下痢に応じて喪失水分を ORS

表 9-11　英国 NICE のガイドライン[1]

対象：5 歳未満の急性胃腸炎
1) 臨床的に脱水がない場合（表 9-5）
   - 母乳やミルクの授乳は継続する．
   - 水分摂取を促す．
   - 果汁や炭酸飲料の摂取をやめさせる．特に脱水に陥るリスクが高い小児の場合に（表 9-5，注 1）
   - 脱水が進行するリスクが高い場合（表 9-5，注 1）には，水分補給に ORS を勧める．
2) 高張性脱水も含めて，臨床的な脱水がある場合（表 9-5）
   - 経口補液療法には低浸透圧 ORS（240〜250 mOsm/L）を使う．
   - 最初の 4 時間で ORS 50 mL/kg を投与する．
   - ORS は少量ずつ頻回に分けて与える．
   - 飲むのを嫌がるので十分な量の ORS を投与できない小児で，表 9-5 の赤信号の症状がない場合は，通常与えている水分（ミルクや水も含めて，ただし果汁と炭酸飲料を除く）による補充を考慮する．
   - ORS を飲むことができない場合や持続的に嘔吐している場合は，経鼻胃管による ORS の投与を考慮する．
   - 経口補液療法がうまくいっているかどうかを定期的に評価し観察する．
3) 臨床的な脱水のある小児で，経静脈輸液を行う場合
   - ショックまたはショックが疑われる場合
   - 赤信号（表 9-5）をもつ小児で，経口補液を実施しているのにも関わらず，臨床的に脱水が進行し悪化がみられる場合
   - 経口的または経鼻胃管で与えている ORS を持続的に嘔吐している場合

で補充します．CDC，NICE のガイドラインでは，ORS を飲めない場合や持続的に嘔吐している場合は経鼻胃管により ORS を投与する方針になっていますが，わが国では，外来治療としてここまで踏み切るには勇気がいります．NICE のガイドラインには，ORS を嫌がって十分な量を摂取できない場合は，普段に飲んでいる水分（果汁や炭酸飲料は除く）で補充してもよいと書かれています．

小林昭夫先生の進め方[12]が実際の診療に役立つと思います．最初に ORS を 30〜50 mL 与え，嘔吐がなければ 30 分後に ORS を 50〜80 mL 与えます．次に，嘔吐がなければ 30 分後に ORS を 100 mL 与えます．嘔吐がなければ同量を脱水補正まで繰り返し与え，その後，母乳栄養児は 4 時間ごとに母乳を欲しがるだけ，人工栄養児は 4 時間ごとに標準濃度の粉乳を 150〜200 mL を与えます．幼児は牛乳を 150 mL 与えて問題がなければ 2 時間後から普通食を与えます．

5）ORT の効果の見極めは

　ORT は万能でありません．効果の見極めも重要です．嘔吐や悪心がおさまり食欲が出てきたら，通常の食事に戻します．通常の食事に戻した後で，下痢が悪化した場合には，ORS（NICE ガイドラインでは 5 mL/kg/回）で補充します．

　当然ながら，脱水が進行する場合や持続的に嘔吐して ORS を飲めない場合は経静脈輸液を開始します．

6）ORT を普及させるために

　ORS を手軽に入手できるように，当院では救急センター入口横の自販機で ORS を販売しています．経口補液療法は小児の急性胃腸炎の治療の大黒柱になっているので，保護者が容易に ORS を入手できるように環境を整えることも大切です．

視点 4：外来での輸液をどう考えるか

◆ 輸液のタイミング

　米国の小児科開業医は外来で輸液を絶対に行わないそうで，ORS でできる限り粘り，脱水が進行して輸液が必要になれば入院になるそうです．わが国では輸液は外来治療の選択肢の 1 つで，軽度脱水症でも脱水の進行を防ぐために輸液を行うこともあります．米国の救急外来ではショックに近いような重度脱水症を多く扱っているので，最初に生理食塩水 20 mL/kg を一気に輸液する方針ですが，医療事情が異なるわが国のプライマリ・ケアで米国の方針をそのまま受け入れるのには問題があります．

　入院を要する程度の脱水症が存在すれば，輸液を実施するのは当然ですが，外来で輸液を行うかどうかの決断は静脈路確保の技術や受診した時刻などに左右されます．

◆ **外来でどこまでがんばるか**

　外来での輸液は最大 500 mL までとし，それ以上輸液が必要な脱水がある場合は入院治療にしています．脱水を完全に補正しなくても，輸液が悪循環を断ち切る契機になるのか，200 mL か 500 mL の輸液だけで帰宅後元気になり経口摂取できるようになる乳幼児がいます．また，受診時に顔色や口唇色が蒼白になっている嘔吐の患児に輸液をすると，すぐに顔色が回復し活気を取り戻すことはよくあります（図 7-7，p.152）．

　外来での輸液の適応は中等度脱水症で経口摂取不良である場合と，軽症でも吐き気が強くぐったりしている場合にしています．経鼻胃管で ORS の投与が必要な状態であれば，私は輸液をします．

　輸液に使用する溶液は細胞外液の組成で，通常ヴィーン D®で，乳児で軽度脱水にはソリタ T1®を 10〜20 mL/kg/時の速度で行います．4〜5 時間の輸液後に状態の改善がなければ入院治療とします．改善すれば家庭で ORS により脱水の是正を続けます．

視点 5：止痢薬をどのように使うか（表 9-12）

　英国の診療ガイドラインには「止痢薬は投与しない[1]」と明確に記載されています．

　下痢は腸管内の細菌や毒素の有害物を体外へ排泄する生体防御反応の面があるので，わが国の腸管出血性大腸菌（O157 など）感染症治療の手引きにもあるように，強力な止痢薬は投与しないことが基本です．当院ではロペラミド（ロペミン細粒®）を採用していませんが，診療で困ったことはありません．米国の勧告[4,6]には，急性下痢症に推奨される止痢薬はなく，制吐薬は通常不要であると記載されています．また，急性下痢症で乳糖不耐症が治療上問題となることはないので，乳糖分解酵素製剤も処方しないことが原則です．

　こうなると処方する薬がなくなりますが，私は乳酸菌製剤を通常処方しています．しかし，感染性下痢症に対するプロバイオティクスの有用性は報告されていますが，有用性に関するエビデンスはない[1]ようです．抗菌薬を投与する

表9-12 止痢薬と私の処方方針

薬品（商品名）	ウイルス性	細菌性	備考
乳酸菌製剤	◎	◎	抗菌薬と併用しない
多剤耐性乳酸菌製剤	○	◎	抗菌薬投与時に併用
天然ケイ酸アルミニウム（アドソルビン®）	○	×	
タンニン酸アルブミン（タンナルビン®）	○	×	牛乳アレルギーで慎重投与
次硝酸ビスマス	×	×	メトヘモグロビン血症の副作用
乳酸カルシウム	○	×	
リン酸コデイン	△	×	
ロートエキス	△	×	
ロペラミド（ロペミン®）	△	×	6カ月未満禁忌，2歳未満原則禁忌
乳糖分解酵素製剤	×	×	乳糖不耐症にのみ処方

◎：処方する，○：場合によって処方する，△：通常処方しなくてすむ，×：処方しない

際と抗菌薬による下痢の場合には，多剤耐性乳酸菌製剤を処方します．

視点6：抗菌薬投与をどのように考えるか

◆ 細菌性腸炎に対する抗菌薬処方の考え方

　ウイルス性胃腸炎に抗菌薬は無効なので投与しません．臨床的には，細菌性腸炎に対する抗菌薬投与の是非についての判断が課題になります．

　抗菌薬なしで自然治癒する患者も比較的多いので，先進国では便培養の結果を待って抗菌薬投与を考慮すればよく，初診時に抗菌薬を処方すべきでないというのが以前からの考えです．

　ところが1996年に起こった腸管出血性大腸菌O157食中毒の大規模な集団発生以来，状況が変わりました．O157感染症に対する抗菌薬投与の是非について議論[11]がありますが，厚生労働省（厚労省）のガイドライン[13]に示されているように，わが国では抗菌薬〔ホスホマイシンナトリウム（FOM），ノルフロキサシン（NFLX），カナマイシン一硫酸塩（KM）〕の早期投与が勧められて

います．この勧告に従うと，初診時にO157感染症か否かを便の性状だけでは診断できないので，細菌性腸炎と判断すれば抗菌薬をすべての患者に処方する結果になります．下痢患者のなかで1％未満の頻度（表9-2）でしかないO157感染症を想定して，細菌性腸炎の疑い患者すべてに抗菌薬を処方することは抗菌薬の乱用になります．

このように，細菌性腸炎に対する抗菌薬の処方はall or noneの思考法に支配されています．この状況から脱却するために，初診時に抗菌薬が必要な患児を正確に迅速に診断する臨床能力が診察医に求められます．

◆ 初診時の抗菌薬処方に対する臨床判断の実例

堺市で大規模な食中毒事件があった1996年の夏はO157パニックといった様相を呈し，福井でも子どもが下痢をするとO157感染を心配して保護者から便培養検査を懇願されました．二度とできることではありませんが，そのような事態だったので，7～9月に下痢を主訴に当科を受診した全患児148例で便培養検査を実施しました．

便培養の有意菌検出率は34.5％（51/148）で，内訳は下痢原性大腸菌が24例で，カンピロバクターが13例，サルモネラ菌が9例，エルシニア・エンテロコリチカが4例，エロモナス・ハイドロフィラが1例でした（表9-13）．エロモナスは1例だけだったので評価の対象になりませんが，便中白血球はカンピロバクター，サルモネラ菌，エルシニア菌で70％程度が陽性でしたが，EPEC（腸管病原性大腸菌）が10％強，ETEC（毒素原性大腸菌）が0％と下痢原性大腸菌で陽性率が低くなっていました．血便は，カンピロバクターで38.5％と最も頻度が高く，サルモネラ菌とエルシニア菌では約1/4の症例に認めました．便中白血球と血便の関連を調べると，両者陽性であったのはサルモネラ菌とカンピロバクターに多く，両者陰性であったのは下痢原性大腸菌に多かったことがわかります（図9-12）．有発熱率は便中白血球の陽性率と同様な傾向で，カンピロバクター，サルモネラ菌，エルシニア菌で80％前後と発熱児が多くみられました．症状が強いと入院治療になる可能性が高くなるので，症状の程度を入院率から判断すると，サルモネラ菌の入院率が最も高く，1/3の患児が入院しており，サルモネラ感染症はカンピロバクターなどほかの菌より症状が強い

表9-13 検出菌別の便性状と臨床症状

検出菌	血便	便中白血球陽性	嘔吐	発熱(≧38.0℃)	初診時に細菌性と臨床判断	入院率
カンピロバクター	5/13 (38.5%)	9/13 (69.1%)	0/13 (0.0%)	7/13 (84.6%)	11/13 (84.6%)	1/13 (7.7%)
サルモネラ菌	2/9 (22.2%)	7/9 (77.8%)	2/9 (22.2%)	7/9 (77.8%)	7/9 (77.8%)	3/9 (33.3%)
エルシニア菌	1/4 (25.0%)	3/4 (75.0%)	0/4 (0.0%)	3/4 (75.0%)	3/4 (75.0%)	0/4 (0.0%)
エロモナス	0/1 (0/0%)	1/1 (100%)	0/1 (0/0%)	1/1 (100%)	1/1 (100%)	1/1 (100%)
EPEC	0/15 (0.0%)	2/15 (13.3%)	1/15 (6.7%)	4/15 (26.7%)	2/15 (13.3%)	0/15 (0.0%)
EPEC+ETEC	0/1 (0.0%)	0/1 (0.0%)	0/1 (0.0%)	0/1 (0.0%)	0/1 (0.0%)	0/1 (0.0%)
ETEC	0/8 (0.0%)	0/8 (0.0%)	0/8 (0.0%)	0/8 (0.0%)	1/8 (12.5%)	0/8 (0.0%)

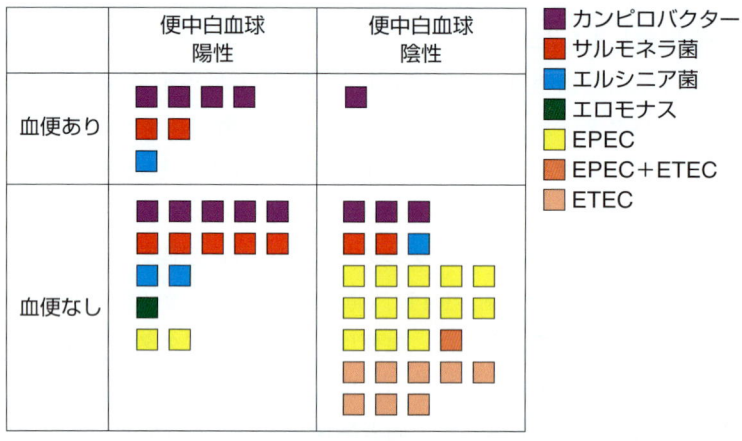

図9-12 検出菌別の便中白血球と血便

ことが示唆されます．

　次に，初診時に診察医がどのような臨床判断をしたのかをみます(**表9-14**)．Dr. Aは20年選手，Dr. Bは10年選手の小児科医です．便中白血球陽性34例

表 9-14　初診時の抗菌薬処方

	便中白血球陽性	便中白血球陰性	計
細菌培養陽性	21/22（95.5%） Dr. A　11/12 　　　　（91.7%） Dr. B　10/10 　　　　（100%）	9/29（31.0%） Dr. A　4/14 　　　　（28.6%） Dr. B　5/15 　　　　（33.3%）	30/51 （58.8%）
細菌培養陰性	11/12（91.7%） Dr. A　6/7 　　　　（85.7%） Dr. B　5/5 　　　　（100%）	15/85（17.6%） Dr. A　10/56 　　　　（17.8%） Dr. B　5/29 　　　　（17.2%）	26/97 （26.8%）
計	32/34（94.1%）	24/114（21.1%）	56/148 （37.8%）

に対し32例と，便中白血球が陽性の場合にはほぼ全員に抗菌薬が処方されていました．一方，便中白血球陰性114例に対し抗菌薬処方されたのは24例で，処方率が21.1%と有意に低くなっていました．便中白血球が陽性であれば抗菌薬を処方し，陰性であれば処方しないという臨床態度が読み取れます．

原因菌は便培養により100%検出されることがないので，培養陰性だからといって細菌性腸炎を否定できませんが，培養陽性と陰性で分けると，便中白血球陰性で培養陽性であった29例の抗菌薬処方率は31.0%で，培養陰性85例の処方率17.6%より高くなっていました．この理由は，便中白血球陰性にもかかわらず，便培養陽性例に発熱や血便の有無など診察時の印象により細菌性を疑うことが多かったためです．便中白血球陰性で便培養陰性であった症例をウイルス性胃腸炎など抗菌薬が必要でなかった群とみなすと，抗菌薬処方が17.6%あったことが反省点でした．しかし，148例の下痢患児に対し抗菌薬を処方した患児は56例で，処方率が37.8%でした．便培養陽性が51例であったことと対比すると抗菌薬の処方が56例とほぼ同数にとどまったことから，抗菌薬の乱用はなかったと当時結論しました．また，便中白血球陰性であった114例中便培養陽性が9例（11%）あったことにも注意してください．便中白血球陰性は便培養不要を意味しないので，病歴や症状などから細菌性が疑われる場合は便培養を実施すべきです．

抗菌薬処方率は2名の医師間に差がなく，2名の医師とも，抗菌薬処方の根

拠として，便中白血球陽性を基本に，血便，発熱，腹痛といった症状の有無を考慮した診療方針を採っていました．

◆『Nelson小児科学第18版[14]』と『Red Book 2009[15]』の抗菌薬治療の考え方

　『Nelson小児科学第18版』に，選択された症例で時宜を得た抗菌薬治療は下痢の持続期間や重症度を減じ合併症を予防するかもしれないが，抗菌薬の広範囲な乱用は耐性菌を増加させるだけだと記載されているように，「ルーチンに抗菌薬を投与するな[1]」が原則です．

　カンピロバクターによる胃腸炎に対する抗菌薬の必要性は議論されていますが，胃腸炎の早期にエリスロマイシン(EM)かアジスロマイシン(AZM)を投与すると罹病期間を短縮し再発を防ぐので，投与する場合は病早期で，第1選択はマクロライド系薬(EM，AZM)で，投与期間は5～7日間です．赤痢様の症状や高熱のある患者，免疫不全状態にある小児に対しては抗菌薬治療が勧められています．しかし，高熱のある患者でも抗菌薬なしで治癒する例をしばしば経験しているので，全例に抗菌薬を処方する必要はありません．

　サルモネラ（チフス菌を除く）では，無症状の患者や合併症のない胃腸炎の患者に抗菌薬の適応がありません．生後3カ月未満の乳児と，悪性腫瘍，HIV感染，免疫不全症，免疫抑制療法中などの免疫不全状態にある患者は，菌血症や全身性の感染症に進展させないために抗菌薬治療の適応になっています．

　EHEC(腸管出血性大腸菌)では，抗菌薬治療は溶血性尿毒症症候群の発症リスクを上昇させるか否かをめぐり難しい治療的ジレンマが存在すると述べたうえで，抗菌薬治療をすべきでないと記載されています．『Nelson小児科学17版』には，ETECでは重症または遷延性の場合，EPECでは保育園での流行，生命を脅かすような状態，EIEC(腸管侵入性大腸菌)では感受性菌であれば全例が，抗菌薬治療の適応で，ST合剤が第1選択剤と記載されていました．耐性化が進んだためか，18版では原因菌の正確な診断が困難なことと抗菌薬感受性を予想できないので，下痢原性大腸菌に対する具体的な抗菌薬治療には未決の問題がある述べたうえで，適応について17版と同様な考え方です．

　エルシニア腸炎は自然治癒する疾患で抗菌薬治療の適応はありません．敗血

症や胃腸炎以外の全身性感染のある患者は抗菌薬の適応になります．

エロモナス腸炎も自然治癒する疾患で抗菌薬治療の適応がありませんが，難治性の下痢，赤痢様の症状，免疫不全のような基礎疾患がある場合が抗菌薬の適応になります．

なお，NICE のガイドライン[1]では，①敗血症(疑いも含む)の場合，②腸管外へ細菌感染が拡大する場合，③6 カ月未満のサルモネラ胃腸炎の場合，④栄養失調または免疫不全の小児のサルモネラ腸炎，⑤ *Clostridium difficile* 関連性偽膜性腸炎，ジアルジア鞭毛虫症，赤痢，アメーバ赤痢，コレラが抗菌薬治療の適応になっています．

◆ 抗菌薬に対する私の方針

私は，厚労省のO157 感染症診療ガイドラインの方針に従って，抗菌薬の早期投与の立場で診療に当たっています．しかし抗菌薬の乱用も防ぎたいので，便中白血球陽性や血性下痢により細菌性腸炎を疑う患児に対して，次のような条件を設けて，初診時に抗菌薬を処方しています．条件は，①3 歳未満の乳幼児(とくに1 歳未満の乳児)，②38.5℃以上の発熱，③肉眼的血便，④強い腹痛や頻回の下痢など全身状態から受ける重症感の4 項目です．4 項目の中の1 つがあれば抗菌薬を処方します．とくに3 歳未満児で高熱を伴えば菌血症のリスクがあると判断して抗菌薬を処方するようにしています．しかし，年長児では高熱があっても，抗菌薬なしで便培養の結果を待っても症状が改善していることがあるので，年長児では重症感の有無を判断して抗菌薬を処方するようにしています．

初診時の経口抗菌薬治療はカンピロバクター，下痢原性大腸菌，サルモネラ菌を標的にしてホスホマイシン(FOM) 50〜100 mg/kg/日を3〜4 日分処方しています．同時に，便培養の結果が判明する3〜4 日後に再診の予約をします．再診予約日までに経口摂取が不良で脱水症の症状がみられる場合，下痢の性状や回数が悪化する場合，血便がみられるようになった場合には，予約日を待たずに再診するように説明しておきます．

再診時に便培養の結果を確認したうえで，下痢が治癒または軽快していればFOM を中止します．抗菌薬の変更や継続は，再診時の症状および検出菌とそ

の抗菌薬感受性に基づいて判断します．再診時までの臨床経過によっては，入院治療が必要になることもあります．

　カンピロバクター腸炎では，下痢などの症状が改善されていなければマクロライド系薬〔EM，クラリスロマイシン（CAM）〕に変更します．

　サルモネラ菌は胃腸炎型で抗菌薬投与により排菌を遷延させ保菌者を増やすとされるので，サルモネラ菌と判明すれば，投与を中止するか，投与を継続する場合でも計7日間程度の内服にしています．ただし，高熱を伴って入院した患者は菌血症型と同様に考えて積極的な抗菌薬治療をします．

　検出された下痢原性大腸菌の大部分はEPECかETECで，初診時に抗菌薬を処方しなかった例や再診時に下痢が治っていた例が多かったので，再診時に下痢が続いているか，または下痢が遷延する場合に感受性の結果により抗菌薬を選択処方します．乳幼児の遷延性下痢の場合には感受性があればST合剤（バクタ顆粒®）を好んで使用しています．

　細菌性腸炎は，必ずしも全例に最初から抗菌薬治療が必要でありません．抗菌薬の処方は必要な症例に限定する覚悟で，便性状を観察し，便培養検査を実施して確定診断に努める姿勢が診療で大切になるでしょう．

視点7：実際の診療をどうするか

◆ 感染性胃腸炎に対する私の治療方針

　①下痢に対する処方は乳酸菌製剤だけにします．細菌性腸炎に対し原因菌判明前に抗菌薬を処方する場合はFOM＋多剤耐性乳酸菌製剤とします．

　②嘔吐・悪心は半日過ぎると大部分は治まるので，嘔吐を認める場合は，治まるまで1回30～50 mL（目安2 mL/kg）の量のORSを30分ごとに無理強いしないで与えます．保護者には，水分の一気飲みをさせないように注意し，水分は少しずつこまめに与えるのがコツだと指導します．嘔吐が治まり，欲しがるようになれば普段飲んでいる母乳・粉乳・牛乳を与え，普段食べている食品で経口摂取を再開します．ただし，脂肪の多い食品と，単糖類含有の多い清涼飲料水や炭酸飲料だけは避けます．嘔吐・悪心がなければ，通常の食事を続け

ます．嘔吐や下痢による水分喪失に対しORSを使用します．

③外来での輸液は乳幼児で500 mLを限度とします．1本の輸液で経口摂取が改善し，入院しなくてすむ症例をしばしば経験しているので，何もせず帰宅させると入院になる可能性が高いと思われる場合はORTに固執せず輸液を行います．中等度以上の脱水症でその後の水分喪失が危惧される場合は，入院のうえ輸液を行います．

◆ 帰宅させる時の注意点

最も心配なことは帰宅後の脱水の進行です．保護者にこの点も含めて家庭での注意点を十分に説明して帰宅させましょう．家庭での危険信号だと私が説明しているのは，次の4点です．

①血便を認める場合，②激しい腹痛や嘔吐が続く場合，③水様性下痢の回数が多い，または半日以上ほとんど経口摂取ができない場合，④脱水症の症状（半日程度排尿がない，涙が出ない，顔や体が小さくなったなど）が現れる場合．危険信号を認めればすぐに再診するようにと念を押して帰します．

この講のPoint

- 嘔吐・下痢の診療では薬物処方よりも食事も含めた経口摂取の指導が大切である．
- 急性胃腸炎の診断ではウイルス性か細菌性かの鑑別が重要である．
- 経口補液療法（ORT）に対する理解を深めよう．
- 脱水症の診断と対処は小児科医の基本である．
- どのような場合でも素早く静脈路を確保できる技術を修得しよう．

文献

1) National Collaborating Centre for Women's and Children's Health : Diarrhoea and vomiting caused by gastroenteritis, diagnosis, assessment and management in children younger than 5 years. National Institute for Health and Clinical Excellence, 2009.（http://guidance.nice.org.uk/CG84）＜この文献を読まずして小児の急性胃腸炎の診療を

語ることなかれ．Full guideline は 174 頁の大著であるが，若き小児科医はぜひ完読してほしい＞
2) Aehlert B : Mosby's comprehensive pediatric emergency care revised edition. Mosby JEMS, 2007. ＜60〜62 頁にツルゴールと CRT についての記載がある＞
3) Canaban A, et al : Diagnosis and management of dehydration in children. Am Fam Physician **80** : 692-696, 2009. ＜この雑誌は家庭医向けだが，小児科医にも役立つ総説がある．脱水症について簡潔にまとまっているので，学生や研修医にお勧めの文献＞
4) Provisional committee on quality improvement, subcommittee on acute gastroenteritis : practice parameter ; the management of acute gastroenteritis in young children. Pediatrics **97** : 424-435, 1996. ＜基本的文献，衝撃はここから始まった＞
5) Szajewska H, et al : Management of acute gastroenteritis in Europe and the impact of the new recommendations ; A multicenter study. J Pediatr Gastroenterol Nutr **30** : 522-527, 2000. ＜ヨーロッパ各国の医療機関で実際行われている治療と学会勧告と比較した報告，新たなガイドラインは J Pediatr Gastroenterol **33** (Suppl 2): S36-39, 2001 を参照＞
6) King CK, et al : Managing acute gastroenteritis among children oral rehydration, maintenance, and nutritional therapy. MMWR **52** (RR-16): 1-16, 2003. (http://www.cdc.gov/mmwr/PDF/rr/rr5216.pdf) ＜乳幼児急性胃腸炎の治療管理で現在最も参考にされる文献である．『Nelson 小児科学 第 18 版』に登場した脱水症の重症度の新しい分類が記載されている＞
7) 小林昭夫：乳幼児の急性下痢症の新しい治療法：低張性経口補液療法と早期食事開始を中心に．小児科 **43** : 735-747, 2002. ＜わが国の小児消化器疾患の権威による総説で，治療法の変遷や根拠となる基礎的知見を理解するために最初に読むべき基本的文献＞
8) 森　正樹：食事療法．鈴木　榮（編）：小児科 MOOK No.10 ― 小児の下痢症．pp.187-192, 金原出版, 1980. ＜乳幼児急性胃腸炎の治療は温故知新の精神で勉強すると理解が深まる．当時の第一線の先生方が記載しているので図書館で探して読んでほしい＞
9) Forrester E : Patients with gastroenteritis need a slow reintroduction of feeds while the brush border of their gastrointestinal tract heals. *In* : Slonim AD (ed): Avoiding common pediatric errors. pp.386-389, Lippincott Williams & Wilkins, 2008. ＜診療で注意すべき点をまとめた本である．ベテランにも知識を整理するのに有用＞
10) 小林昭夫：下痢症と食事．小児科臨床 **57** : 2555-2560, 2004. ＜消化のよい食品，消化の悪い食品の一覧表もある．なにげなしに消化のよい物を与えてくださいねと指導する前にこの文献を読んでおこう＞
11) 橋本剛太郎：小児の輸液の基本．横田俊平，他（編）：小児の薬の選び方・使い方　改訂 2 版．p.70, 南山堂, 2006.
12) 相楽裕子, 他：抗菌薬をめぐるコントラバーシ　腸管感染症に対する抗菌薬の是非：O157 を含んで．医のあゆみ **209** : 640-644, 2004.
13) 腸管出血性大腸菌感染症の診断治療に関する研究班：一次，二次医療機関のための腸管出血性大腸菌 (O157 等) 感染症治療の手引き (改訂版), http://www1.mhlw.go.jp/o-157/

manual.html, 1997.
14) Kliegman RM, et al (ed)：Nelson Textbook of the Pediatrics 18th ed. Saunders, 2007. ＜195章サルモネラ，197章大腸菌，199章カンピロバクター，200章エルシニア，201章エロモナスの記載がある＞
15) Committee on Infectious Disease, American Academy of Pediatrics：Red Book 2009 report of the committee on infectious disease 28th ed. Elk Grove Village, IL, 2009. ＜米国小児科学会感染症委員会編集の感染症診療のバイブルである．Section 3に個々の感染症について記載がある．モバイル版があるのでiPhone®やiPod touch®でも利用できる．Red Book 2006の日本語版は日本小児医事出版社から出版されている＞

血便の診かた

第10講

◆ 血便の最も多い原因は細菌性腸炎である

　救急センターにいる小児科研修医から，血便を主訴に受診した5歳女児のことで相談の電話がかかってきました．すぐに出向くと，「浣腸をすると真っ赤な血便（図10-1）でした．腹部エコーで異常がなく，腸重積症は否定的です．血液検査では血小板数は26.8万で，貧血も白血球増加もありません．凝固系検査もD-dimerも正常でした．この血便は何でしょうか？」と研修医が堰を切ったように言葉を放ちました．

　一息ついたところで，「便を顕微鏡でみたの？」と研修医に尋ねると，「みていません」と答え，紫斑や鼻出血のような出血症状を質問すると「ありません」と答えました．彼は浣腸反応便をただ眺めただけでした．綿棒で便を掻き分けると粘液を認め，顕微鏡で観察すると赤血球はもちろんですが白血球を多

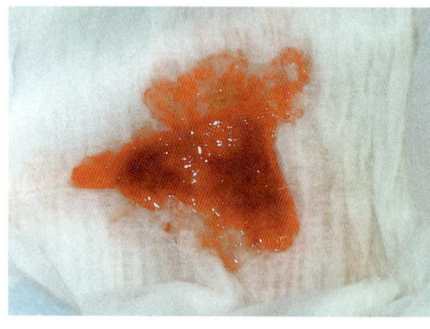

図 10-1　カンピロバクター腸炎の浣腸反応便

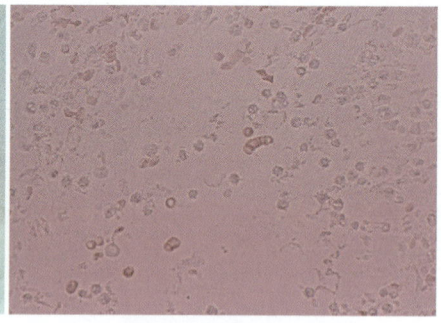

図 10-2　鏡検像（無染色）（×200）

表 10-1　下部消化管出血の原因

	新生児・乳児	幼児	学童〜思春期
比較的多い	感染性腸炎 裂肛 ミルクアレルギー 大腸リンパ濾胞増殖症 特発性腸重積症 壊死性腸炎	感染性腸炎 裂肛 特発性腸重積症 若年性ポリープ	感染性腸炎 潰瘍性大腸炎 クローン病 若年性ポリープ 裂肛
比較的稀	腸軸捻転 メッケル憩室	抗菌薬起因性腸炎 メッケル憩室 消化管重複症 大腸リンパ濾胞増殖症 消化管異物 腸管壁内血管奇形 アナフィラクトイド紫斑病 溶血性尿毒症症候群	出血性痔核 腸管壁内血管奇形 抗菌薬起因性腸炎

今野武津子：吐血・下血．小児科診療 66：2000, 2003 より引用

数認めました（図 10-2）．便培養の結果は *Campylobacter jejuni* で，血便は 1 日で消失し，数日後に治癒しました．図 10-1 のような血性下痢便と表現したほうがよい血便の場合は，最初に便中白血球の有無を確認しましょう．私は小児科医を 30 年あまりしていますが，初診時に血便しか症状がなかった出血性疾患の患児をみたことはありません．

◆ 血便の診断アプローチ

血便の原因になる疾患[1,2]は，細菌性腸炎だけでなく，表 10-1 に示したようなものがあります．図 10-3 は血便に対する私の診断アプローチです．すべての患者を遺漏なく正確に診断できる診断アプローチでありませんが，プライマリ・ケアで血便の訴えを鑑別診断する際に十分通用すると思います．

血便の診断は血便を確認することから始まりますが，強い腹痛，貧血，ショックの有無など血便以外の全身状態の異常にも同時に注目して診療します．全身状態が不良な場合は，全身状態を安定させる治療を行いながら鑑別診断を進めなければなりません．

しかし，プライマリ・ケアで血便を呈する原因は，乳幼児の腸重積症を除け

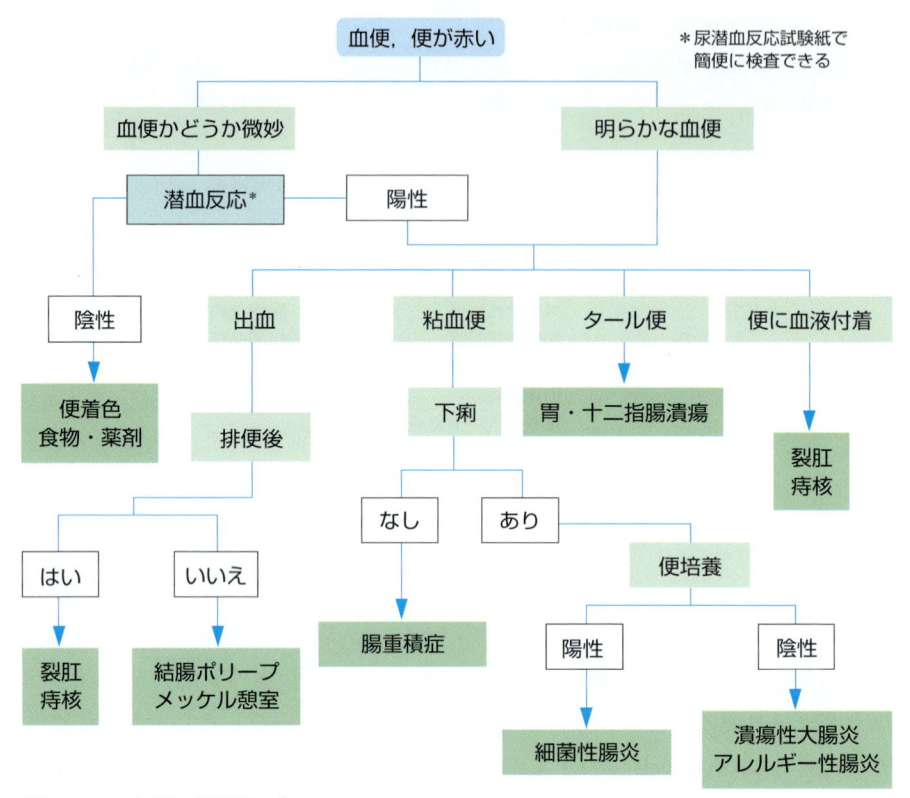

図 10-3　血便の診断アプローチ

```
血便，便が赤い
├── 血便かどうか微妙
│   └── 潜血反応*　──陽性
│       ├── 陰性 → 便着色 食物・薬剤
│       └── （陽性側へ合流）
└── 明らかな血便
    ├── 出血
    │   └── 排便後
    │       ├── はい → 裂肛 痔核
    │       └── いいえ → 結腸ポリープ メッケル憩室
    ├── 粘血便
    │   └── 下痢
    │       ├── なし → 腸重積症
    │       └── あり → 便培養
    │                  ├── 陽性 → 細菌性腸炎
    │                  └── 陰性 → 潰瘍性大腸炎 アレルギー性腸炎
    ├── タール便 → 胃・十二指腸潰瘍
    └── 便に血液付着 → 裂肛 痔核
```

＊尿潜血反応試験紙で簡便に検査できる

加藤英治：血便．横田俊平，他（編）：小児の薬の選び方・使い方 改訂2版．p.114，南山堂，2006 より一部改変

表 10-2　生命を脅かす下部消化管出血の原因[3]

- 中腸軸捻転
- 腸重積症
- メッケル憩室
- 偽膜性腸炎
- 虚血性大腸炎
- 消化性潰瘍

ば（表10-2），細菌性腸炎，裂肛・痔核など，緊急処置を要しない疾患がほとんどです．最初に便性状を確認し，そして落ち着いて血便の診断を考えましょう．

赤い色の便はすべて血便といえない

「血便が出ました」と赤色便を持って母親が慌てて受診します．血便は重要な臨床的サインですが，赤色便がすべて血便であるとは限りません．まず持参した便を観察しましょう．血便かどうか微妙な場合は，化学法の便潜血試験紙があれば，それで反応をみます．今日では免疫法による便潜血検査が一般的になっているので，化学法の便潜血検査を診察室で実施できない場合には，尿潜血試験紙を利用して潜血反応を調べましょう．尿潜血試験紙は感度が鋭敏なので，陰性であれば血液でないと判断して間違いはありません．

プライマリ・ケアでは赤色の食物残渣が混じった便がしばしばみられます．夏季にはスイカによる血便事件が起こります．乳児にスイカの果実を搾った果汁を飲ませた後や，果実を食べさせた後に，スイカの赤い繊維分が便に混じり，粘血便のようにみえることがあります．トマトの皮もそのまま排泄されると血便とよく間違えられます（図10-4）．ニンジンも便に出てくると血便に間違えられます．ニンジン入りの野菜ジュースよる赤色便（図10-5）は近年よくみるようになっています．

薬剤による赤色便もあります．セフジニル（セフゾン®）細粒による赤色便（図10-6）はよく知られた現象です．鉄剤やビスマス剤による黒色便がタール便に間違えられることもあります．また，健康食品としてクロレラや青汁（図10-7）を摂取している場合にも黒色便がみられるので注意してください．

血便の性状を観察する

血便である場合に，最初のチェックポイントは有形便か下痢便かの確認です．

硬便や有形便の周囲表面に血液が付着している場合や，排便後に血液が便器に滴下する場合は，裂肛・痔核による出血を考えます（図10-8）．

その次のチェックポイントは，タール便・暗赤色便か鮮血便かの確認です（図10-9）．上部消化管の出血はタール便をきたし，出血部位が肛門側になればなるほど，出血量が多くなればなるほど，鮮血便になります．

タール便であれば胃・十二指腸潰瘍を考えて迅速に診断を行います．下痢便

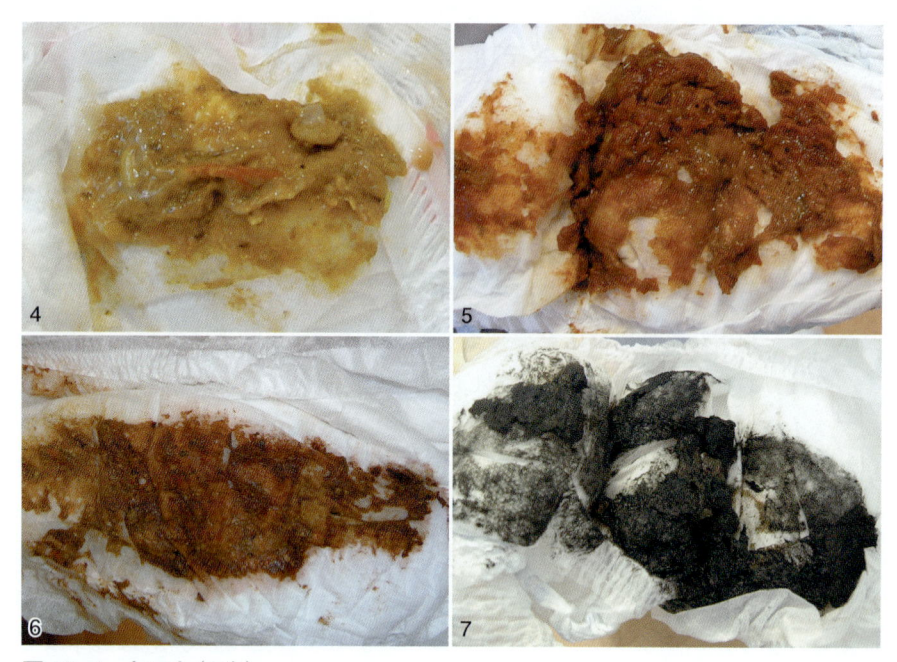

図 10-4　トマト（3 歳）
図 10-5　野菜ジュースによる赤色便（1 歳 10 カ月）
図 10-6　セフゾン®細粒による赤色便（11 カ月）
図 10-7　青汁による黒色便（1 歳 10 カ月）

に血液が混じっているとか，血性下痢便の場合は，細菌性腸炎や潰瘍性腸炎を考えます．乳幼児で，イチゴジャム状の血便であれば腸重積症を，排便に関係ない下血であれば腸重積症，結腸ポリープ，メッケル憩室出血を考えます．

◆ 病歴聴取のポイント

　腹痛，嘔吐，下痢といった腹部症状の有無は診断の大きな手がかりです．発熱の有無や抗菌薬の投与歴の確認も大切です．
　腹痛が強い場合は，腸重積症，O157 のような腸管出血性大腸菌感染症，アナフィラクトイド紫斑病をまず考えてください．稀ですが，腸軸捻転など緊急手術を要する疾患があるので要注意です．

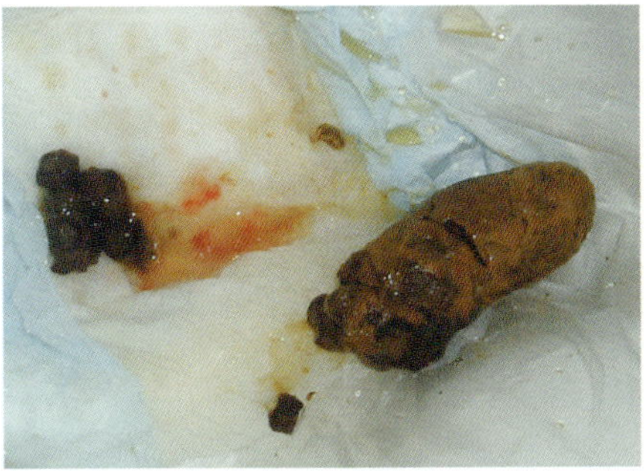

第10講 血便の診かた ◆ 199

暗赤色の血液
1. 嚥下異物
2. 嚥下血液
3. 食道静脈瘤
4. 消化性潰瘍(疼痛？)
5. 消化管重複症

6. メッケル憩室
7. 腸間膜血栓症
8. 軸捻転
9. 腸重積症
10. 全身性疾患
   (溶血性尿毒症症候群，
    アナフィラクトイド紫斑病など)

鮮赤色の血液
11. 大腸ポリポーシス
12. 大腸腫瘍
13. 大腸炎
14. 結腸ポリープ
15. 慢性反復性S状結腸腸重積
16. 異物挿入
17. 肛門瘻孔
18. 裂肛
19. 痔核
20. 直腸脱

図10-8 内痔核による浣腸後の出血
(4歳)

図10-9 直腸出血の原因と血便の色調
Bachur RG : Abdominal emergencies. *In* Fleisher CR, et al (ed) : Textbook of pediatric emergency medicine, 5th ed. p.1620, Lippincott Williams & Wilkins, 2006 より筆者訳

　抗菌薬では，セフジニルやリファンピシンによる赤色便のような着色と，*Klebsiella oxytoca*による出血性大腸炎(ペニシリン系が多い)や*Clostridium difficile*による偽膜性大腸炎による血便があります．

◆ 腹痛のない下血

　腹痛のない下血(painless rectal bleeding)を呈する乳幼児は若年性結腸ポリープとメッケル憩室を疑えといいます．しかし，すべて腹痛を伴わないという意味ではなく，腹痛を伴う症例もあります．腹痛のない下血をみたら，とい

う意味に理解してください．

case 10-1
若年性結腸ポリープによる下血

患児：4歳，男児

主訴：血便

既往歴・家族歴：特記すべきことなし

現病歴：4月初旬から時々下腹部痛を訴え，4月9日に嘔吐を1回認めたので近医を受診し点滴と投薬を受けた．12日に便に血液が付着しているのに母親が気づいた．17日に赤色の水様便を認め，18日に血液そのもののような便が5回あったので紹介医を受診し，当科へ紹介入院となった．

入院後経過：腹部所見，直腸診に異常を認めず，血液検査，腹部超音波検査で異常がなかったので，結腸ポリープを疑って内視鏡検査を実施した．下行結腸下部に直径3cmの有茎性のポリープを1個（図10-10）認めたので，内視鏡的にポリープを摘除した．

case 10-2
メッケル憩室による血便

患児：6カ月，女児

既往歴：双生児

家族歴：特記すべきことなし

現病歴：9月2日に黒色便を認めたため近医を受診し，整腸薬の処方を受けた．3日に当科を受診した時は，便は緑がかった黒色であったが，タール便でなかった．4日から黒色便は消失していたが，9月15日朝に再び黒色便を認め，その後も黒色便が続くので16日に当科入院となった．経過中に不機嫌や腹痛はなかった．

入院後経過：^{99m}Tc pertechnetate シンチグラフィ（メッケル憩室シンチ）で集積（図10-11）を認めたのでメッケル憩室と診断したが，両親が手術を拒否したため経過観察になった．3歳時に腹痛が続き，再検査で同様の所見を認めたので，メッケル憩室摘徐術を実施した．

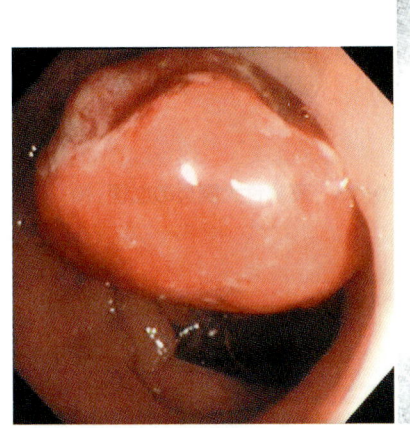

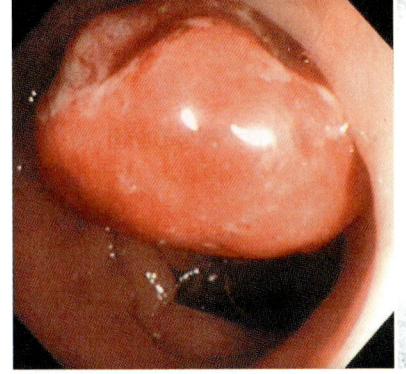

図10-10　若年性結腸ポリープ　　図10-11　メッケル憩室シンチ

◆ 母乳性血便症 [2, 6]

　生後2～3カ月の全身状態のよい母乳栄養児が，便に血液が混じると訴えて受診することがあります．持参した便をよくみると，母乳栄養児の特徴的な黄色便に，線状か点状に新鮮血が混入しています（図10-12）．血便は数日以内に消失します．ほとんどは一過性ですが，たまに血便を繰り返しても数カ月で自然に消退します．このような病態は人工栄養児にもみられますが，圧倒的に母乳栄養児に多いので，母乳性血便症とか乳児良性直腸出血 [2] と呼ばれます．内視鏡検査で直腸粘膜に結節性リンパ濾胞過形成がみられます．アレルギー性直腸炎と異なり，自然消退するので，家族に心配ないことを説明します．また，母乳を中止する必要もありません．

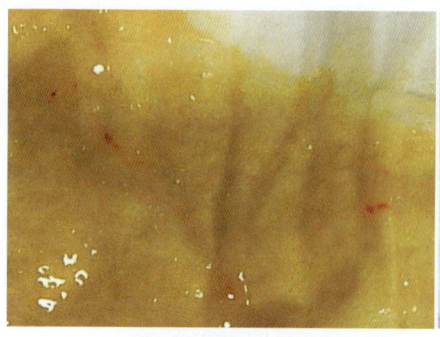

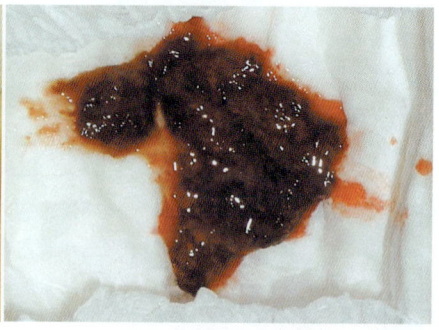

図 10-12　母乳性血便症（5 カ月）　　図 10-13　潰瘍性大腸炎の血便（10 歳）

◆ 潰瘍性大腸炎が増えている

　潰瘍性大腸炎が近年増加していると実感しています．血性下痢を繰り返す場合，とくに便培養検査で陰性であった場合は，潰瘍性大腸炎を疑ってください．また，潰瘍性大腸炎でも便中白血球がみられます．便中白血球陽性であっても血便を繰り返す患者では，安易に細菌性腸炎と判断しないようにしましょう．

case 10-3

初診時細菌性腸炎と診断した潰瘍性大腸炎

患児：10 歳，男子

主訴：下痢

既往歴・家族歴：特記すべきことなし

現病歴：10 月 21 日朝から嘔吐，腹痛を認め，紹介医で制吐薬を含む輸液で症状は消失した．26 日朝より数回下痢をして午後から赤色の下痢便になり，臍下部に疝痛も認めたので，紹介医でホスホマイシンナトリウムを処方された．27 日も赤色の下痢便であったので当科へ紹介となった．臍下部に圧痛があり，便は粘血便で便中白血球を認めたので，細菌性腸炎と考えた．便培養検査は陰性で，28 日から血便は消失したが，1 日 5〜6 回の下痢が続いた．11 月初旬は普通便

であったが，15日から1日数回腹痛を訴え，20日から血液の混じった下痢があり，22日から下痢の回数が増えたので，24日に当科を再診した．浣腸便は少量の茶色の泥状便に粘血便と血液が混じり（**図10-13**），鏡検で白血球を少数認めた．潰瘍性大腸炎を疑いシグモイドスコピーを実施したところ，潰瘍性大腸炎の所見を認めた．

この講の Point

- 血便の鑑別診断も便の観察から始まる．
- プライマリ・ケアでは細菌性腸炎による血便が多い．
- 緊急疾患を見落とさないように，血便以外の症状に注意する．
- 乳幼児では腸重積症を常に考慮する．

文献

1) 今野武津子：吐血・下血．小児科診療 66：1997-2003, 2003. ＜吐血と下血に対する鑑別診断の進め方をわかりやすくまとめている＞
2) 熊谷秀規，他：乳児血便の成因．小児科 43：2054-2060, 2002. ＜乳児血便の総説で内容はピカイチである．基本的な文献で必読すべし＞
3) 加藤英治：血便．横田俊平，他（編）：小児の薬の選び方・使い方 改訂2版．p.114，南山堂，2006.
4) Kharasch SJ, et al：Gastrointestinal Bleeding. *In*：Fleisher CR, et al（ed）：Textbook of pediatric emergency medicine 5th ed. pp.314-322, Lippincott Williams & Wilkins, 2006. ＜米国の小児救急の教科書であるが，米国のERは日本と違って一次から三次までの救急を扱っているので，内容のある外来診療の教科書として読んでほしい．Chapter 93と118にも消化管出血に関する記述がある＞
5) Bachur RG：Abdominal Emergencies. *In*：Fleisher CR, et al（ed）：Textbook of pediatric emergency medicine 5th ed. Lippincott Williams & Wilkins, pp.1605-1629, 2006.
6) 永田 智：母乳性血便症．小児科 47：1121-1124, 2006. ＜母乳性血便症を知っていると保護者に不要な心配を与えずにすむので一読を勧める＞

便秘の診かた

第11講

便秘は新生児から高齢者まで，どの年齢でもみられるありふれた訴えです．小児のプライマリ・ケアでは，ヒルシュスプルング病のような基礎疾患による器質性便秘は稀で，ほとんどは機能性便秘です．浣腸だけで解決する一過性の便秘から，本人も含め周囲に大きな問題となる重症の慢性便秘まであり，一筋縄でいかないのが便秘の診療です．

◆ 便秘って何？

便秘は，排便困難または排便遅延(便の硬さについて記述はない．硬便はよくみられるが，いつも硬便と関連するわけではない)と定義[1]されます．便の硬さではなく，排便回数が少なく排便困難を伴う状態を便秘[2]とするので，硬便だけでは便秘といいません．北米小児消化器肝臓栄養学会 NASPGHAN のガイドライン[3]では，2週間以上続く排便遅延または排便困難で，患児に重大な苦痛を引き起こすものと便秘を定義しています．

では，排便が何日間なければ便秘と考えるのでしょうか．排便回数は年長になるに従って減ります(表11-1)．しかし，おむつ交換するたびに排便があるような新生児もいれば，2日か3日ごとにまとめて排便をする新生児もいます．このように排便回数には個人差があります．

福井県小児科医会で行った調査では，便秘とみなしている排便のない日数について3日，4日，5日と見解が分かれました．3日以上排便がないことが小児科医の基準になっているようで，排便回数が週2回以下と少なく，排便痛，排便時の出血，腹痛，腹部膨満などの排便困難を伴う場合を便秘と考えればよいと思います．また，1日数回排便があっても硬便が少量出るだけで十分に排

表 11-1　健常児の排便回数

年齢	1週あたりの排便回数	1日あたりの排便回数
0〜3 カ月（母乳栄養児）	5〜40	2.9
0〜3 カ月（人工栄養児）	5〜28	2.0
6〜12 カ月	5〜28	1.8
1〜3 歳	4〜21	1.4
3 歳以上	3〜14	1.0

NASPGHAN Constipation Guideline Committee : Evaluation and treatment of constipation in infants and children : recommendations of the north american society for pediatric gastroenterology, hepatology and nutrition. J Pediatr Gasroenterol Nutr 43 : e1-e13, 2006 より筆者訳

便ができない場合や，残便感がある場合も便秘と考えて対処するほうがよいでしょう．

　排便が毎日ないと，便秘を心配して受診する保護者がいます．2日または3日ごとに排便があり，排便痛や排便困難がなければ，便秘ではなく，その子の排便サイクルと考えます．

◆ 急性（一過性）便秘か慢性便秘か

　プライマリ・ケアでは急性（一過性）便秘のほうが多く，浣腸など一時的な対処で便通が改善します．急性便秘は発熱時に脱水や経口摂取不足のためにしばしばみられます．また宿泊学習，入院など環境の変化時にもみられます．便秘よりも腹痛を主訴に受診することがあります．診断や治療は慢性便秘より容易ですが，稀に腸閉塞など器質的原因のこともあるので注意しましょう．

　慢性便秘のほうが急性便秘より診療上問題です．NASPGHANのガイドライン[3]では，2週間以上続く場合を便秘と定義しています．この2週間という期間はおそらく一過性便秘を除外するためでしょう．したがって，2週間以上続く便秘であれば，慢性便秘かその可能性を考えて診療しましょう．

表 11-2　器質性便秘の原因

神経因性
1. ヒルシュスプルング病
2. 仮性腸閉塞症候群
3. 脊髄疾患(脊髄繋留症候群，二分脊椎，髄膜脊髄瘤，脊髄腫瘍)

代謝性・胃腸管性
1. 甲状腺機能低下症
2. 尿崩症
3. 膵嚢胞性線維症
4. グルテン腸症

解剖学的
1. 鎖肛，肛門狭窄
2. 肛門前方偏位

発達性/行動性/社会性
1. 知的発達遅滞
2. 自閉症
3. 反抗的行為障害
4. うつ病
5. 児童虐待
6. 注意欠陥障害

薬物性
麻薬(モルヒネ，コデイン)，フェノチアジン，化学療法(ビンクリスチン)，抗コリン薬，アルミニウム含有制酸薬，抗うつ薬，鉛中毒

NASPGHAN Constipation Guideline Committee : Evaluation and treatment of constipation in infants and children : recommendations of the north american society for pediatric gastroenterology, hepatology and nutrition. J Pediatr Gasroenterol Nutr 43 : e1-e13, 2006 より筆者訳

器質性便秘か機能性便秘か

便秘を起こす原因により，器質性便秘と非器質性(機能性)便秘に大別します．器質性便秘は表11-2に示したようにヒルシュスプルング病などの疾患や薬物に伴う便秘で，便秘で受診する小児の10％以下[2]といわれます．プライマリ・ケアを受診する便秘児の大部分は機能的便秘と考えて間違いはないでしょう．1歳以上で始まった便秘では器質性便秘が稀です(95％以上は機能性便秘[5])．新生児期や乳児期から始まった頑固な便秘では，器質的原因の検討が重要です．

◆ soiling と encopresis

　パンツのなかに排便をすれば遺糞としますが，実は soiling と encopresis に区別され，便秘の診療で重要なキーワードです．soiling は下着のなかに液状または半固体状の便が不本意に出ること[1]です．soiling は溢流性便失禁と呼ぶこともあります．慢性便秘のために直腸や S 状結腸内に貯留した便塊の周囲をつたって便汁や軟便が漏れ出る現象で，下痢と間違えられることもあります．encopresis（遺糞症）は，下着のなかも含めて社会的に排便してはいけない場所に正常な便を排泄すること[1]です．遺糞症は，器質的疾患や知的障害がなければ心理的な原因を探りましょう．

　4 歳以降の小児で，下痢によるちびりを除いて，下着が便で汚れていれば赤信号で，何らかの治療的介入が必要になります．

case 11-1

soiling を下痢と勘違いされた便秘例

患児：9 歳，男児

主訴：下痢が続く

既往歴，家族歴：特記すべきことなし

現病歴：8 月下旬より下痢便でパンツを汚すようになり，9 月になっても続くので，9 月 18 日に当科を受診した．

身体所見：左下腹部に手拳大の硬い便塊を触知．肛門周囲は便汁で汚染され，直腸診で硬便を触知し，便汁も認めた．

その後の経過：慢性便秘による soiling と診断した．母親に「便秘のきっかけとなるようなことがなかったか」と質問すると，本人の希望で 6 月から少年野球を始めたが，監督が厳しく，夏休みに入ってから練習に行くのを嫌がっている様子だと答えた．本人が納得するように下痢が治るまで野球を禁止することを告げて，野球の練習を休ませ，便秘の治療を並行して実施した．soiling はすぐになくなり，2 週間程度の便秘の治療で便通は改善したが，本人の意思で少年野球を辞めた．その後数年観察したが，便秘の再発はなかった．

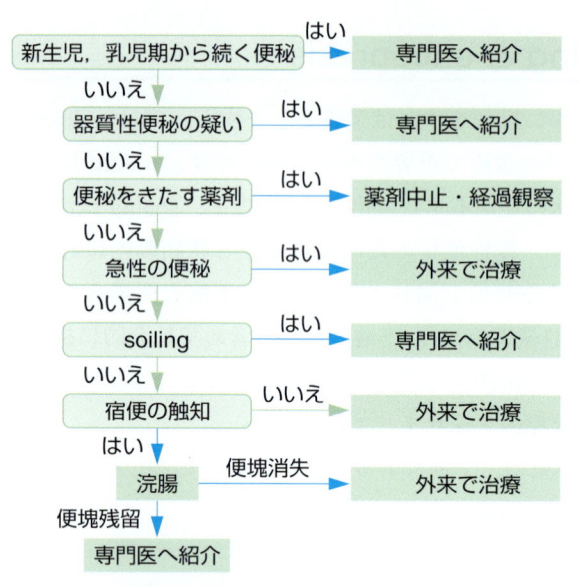

```
新生児, 乳児期から続く便秘 ──はい──→ 専門医へ紹介
        │いいえ
        ▼
   器質性便秘の疑い ──はい──→ 専門医へ紹介
        │いいえ
        ▼
   便秘をきたす薬剤 ──はい──→ 薬剤中止・経過観察
        │いいえ
        ▼
   急性の便秘 ──はい──→ 外来で治療
        │いいえ
        ▼
   soiling ──はい──→ 専門医へ紹介
        │いいえ
        ▼
   宿便の触知 ──いいえ──→ 外来で治療
        │はい
        ▼
   浣腸 ──便塊消失──→ 外来で治療
        │便塊残留
        ▼
   専門医へ紹介
```

図 11-1　便秘の診断的アプローチ
加藤英治：便秘．横田俊平, 他(編)：小児の薬の選び方・使い方 改訂2版．p.118, 南山堂, 2006 より引用

◆ 診断の進め方

　小児の便秘に対する詳細な診断管理のアルゴリズムは, NASPGHAN[3]とミネソタ大学[4]のものがあります．1歳未満と1歳以上に分けて作成するなど, 双方とも基本的な考え方は同様です．

　プライマリ・ケアでは, ①器質性便秘か否か, ②機能性便秘であれば専門医に紹介すべきか否かの2点を見極めることが重要です．器質性便秘であれば, その原因の診断のために, 小児外科医など専門医のコンサルトが必要です．また, 機能性便秘でも大きな宿便がある場合やsoilingを伴う場合は, 便秘の治療に慣れた専門医に最初の治療を任せたほうがよいでしょう．

　図11-1は, 以上の点を踏まえて私が作成したプライマリ・ケアでの診断的アプローチです．便秘の診断も病歴聴取と診察が基礎になります．機能性便秘の診断は表11-3の所見を参考にしてください．病歴では, 便秘のきっかけになるような環境の変化や心理的な葛藤, 排便や生活の習慣, 食生活の内容の問

表 11-3 機能性便秘に一致する所見

病歴
生後 48 時間以内の胎便排泄
きわめて硬い便，太い便（図 11-3）
soiling（encopresis：遺糞症）
排便時の疼痛や不快感，排便制止
血液が付着した便：裂肛（図 11-4）
食欲低下，排便に伴う腹痛の増強と減弱
繊維や水分が少なく，乳製品の多い食事
トイレ訓練達成前に隠れて排便すること：トイレを避けること

身体所見
軽度腹部膨満：左下腹部に便塊の触知（図 11-2）
肛門位置正常：肛門括約筋緊張正常
便で詰まった直腸：拡張した直腸
肛門収縮と睾丸挙筋反射の存在

Biggs WS, et al : Evaluation and treatment of constipation in infants and children. Am Fam Physician 73 : 469-477, 2006 より筆者訳

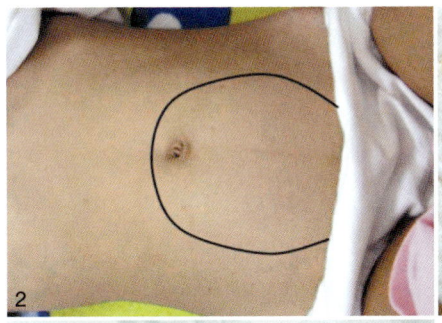

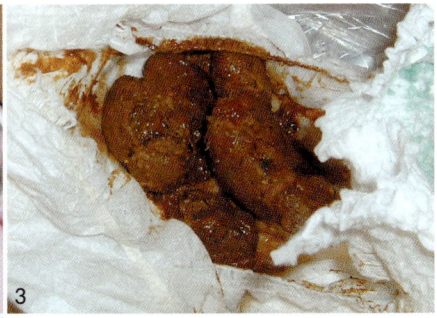

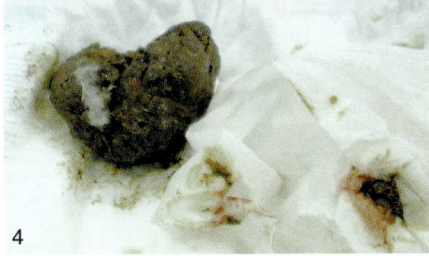

図 11-2　宿便による巨大な下腹部腫瘤（9歳，女児）
図 11-3　機能性便秘の浣腸便（5歳，男児）
図 11-4　裂肛からの出血（3歳，男児）

診に加えて，コデインを含有した鎮咳薬による便秘もしばしばみられるので，一般薬も含めて内服薬剤の有無も必ず聴取しましょう．診察では，腹部膨満，下腹部腫瘤(宿便，図11-2)，肛門の位置，裂肛や肛門周囲膿瘍，soilingの有無を観察し，直腸診では肛門の緊張度，直腸内の硬便，explosiveなガスの排出に注目します[6]．

◆ 新生児・離乳開始前の乳児の便秘

1) 器質性便秘の鑑別が重要

ヒルシュスプルング病やクレチン病のような器質的便秘の鑑別診断が最も重要な時期です．生後48時間以上の胎便排泄遅延，腹部膨満，出生直後から持続する便秘，新生児黄疸の遷延を認めた場合には積極的に原因検索をします．

しかし，この時期に便秘で受診する症例は，「これまで毎日排便があったのに，3日間ウンチが出ない」といった内容で，保護者も便秘と考えるべきなのか，それとも様子をみてよいものなのかを悩んで相談に来る場合が多く，器質性便秘でないことが普通です．

2) 体重測定と哺乳状況

病歴や身体所見から器質性便秘の疑いがなければ，最初に体重を測定します．体重増加が不良であれば，哺乳量不足をまず考えます．母乳栄養では，母親自身が母乳不足に気づいていない場合が多々あります．母乳不足であれば，粉ミルクを足すように指導し，体重増加も含めて外来で経過観察します．

人工栄養の場合は，使用しているミルクをほかの銘柄に替えると便通がよくなることもあります．今日出遭うことが少なくなりましたが，規定より濃いミルクを与えていることもあるので，その場合は，表示された濃度で調乳するように指導します．

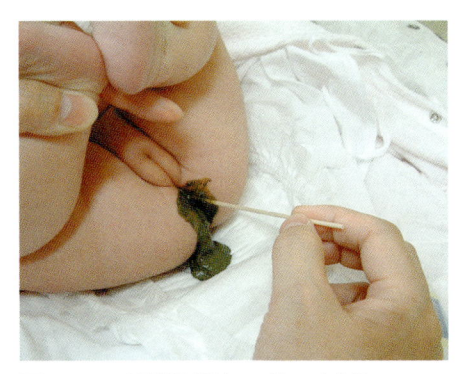

図 11-5　綿棒浣腸（2 カ月，女児）

3）綿棒浣腸

　以前は，"こより"を，最近は，綿棒を使って，肛門を刺激して排便を促す方法が勧められています．外来を受診した母親にやり方を質問すると，こよりや綿棒の先で肛門周囲を優しく数回突いただけで便が出ないといって終わりにしています．綿棒浣腸は大切な治療手技なので，家族への指導も兼ねて私は実演しています．綿棒にオリーブ油（サラダ油でも代用可）のような潤滑剤をつけ，綿棒部分を肛門のなかへ挿入し，綿棒を入れたり出したりして肛門を刺激しないと便が出ないことを教えます．肛門管を広げるようなつもりで綿棒を肛門から出し入れしているうちに急に抵抗がなくなったような感覚がすると，緑がかったドロドロとした便が出てくるでしょう（図 11-5）．排便するまで根気よく出し入れすることが大切で，数回の刺激で排便がないと判断しないことと，肛門粘膜が傷つくと綿棒が血液で染まるが心配ないことを説明しておきます．診察室で綿棒浣腸によりどうしても排便がない場合に，グリセリン浣腸を行います．

　「何日便が出ないと綿棒浣腸をするのですか？」と母親からよく質問されます．ここで注意してほしい点は，排便が 2 日おきとか 3 日おきのサイクルの乳児がいることです．母親の心配の勢いに負けそうになることもありますが，排便間隔にも個性があることを説明して 3 日間は待つようにと指導しています．常習的な便秘になった乳児には，何ら根拠はありませんが，3，4 日間排便がな

く，おっぱいの飲みが悪いとか機嫌が悪くなれば，浣腸をしなさいと指導しています．

4) 腹部マッサージ

腹圧不足で便が出にくそうな場合には，腹部をやさしく「の」の字型にマッサージして排便を促します．

5) grunting baby syndrome

便秘と混同される状態に Dilorenzo C が最初に臨床単位として記述した grunting baby syndrome があります．排便の前に体を赤くさせて息んだり，声を出したり，泣いたりするので，便が出にくいのでお腹が痛いのではないかと保護者が心配して受診します．話を聴くと毎日軟便の排泄があるので便秘ではありません．「赤ちゃんの力み」と以前からいっている状態で，そのうちに自然に消失するので心配はありません．

6) 赤ちゃんの排便習慣は変化する

体重増加が順調であれば，一時的な便秘で終わる症例がほとんどです．この時期に便秘を訴えて受診した乳児はそのうちに便秘で通院しなくなるので，問題のない便通異常が多いと思います．

◆ 離乳期の乳児の便秘

1) 体重測定と栄養状況

離乳食が進むと便秘が治る乳児もいますが，離乳食を開始してから便秘になる乳児もいます．母乳やミルク不足による便秘がみられるので，最初に体重増加をチェックします．

体重増加不良の場合，母乳であればミルクを足し，ミルク嫌いであれば，果

汁も含めて水分をそれまで以上に与えるように指導します．離乳食が進んでいれば，果物，野菜，加糖ヨーグルトを与えます．

2) 浣腸

綿棒浣腸は生後6カ月頃までは有効かもしれませんが，大きくなるとうまくいかなくなります．外来ではグリセリン浣腸を使用するほうが効率的でしょう．

3) 薬物療法

便が硬めで排便時に痛がるようであれば，便秘と判断して治療を始めます．マルツエキス®は副作用の心配もないので最初に内服させます．排便が3, 4日間なく，苦しがるようであれば，グリセリン浣腸，ビサコジル（テレミンソフト®坐薬），新レシカルボン®坐薬を使用します．これらの治療で改善しない場合にピコスルファートナトリウム水和物（ラキソベロン®）で排便をコントロールします．

4) 腹部マッサージ

腹部を「の」の字型に優しくマッサージして排便を促します．

5) 保護者への教育

赤ちゃんの排便習慣は変化し，便秘が改善することが多い時期なので，あまり神経質にならないように説明し，保護者を支援します．

幼児の便秘

1) 小食や偏食

　食事摂取量の不足や偏食も原因になるので，食事内容を質問することは大切です．小食や偏食を治すのは簡単でありません．小食の場合は好きなものをたくさん食べさせるのも1つの手です．食物繊維の多い食品には子どもが好まない食品も多いので，調理法の工夫や，食事が楽しい体験になるように興味をもたせることも必要です．さつま芋は食べてくれる子どもが多いので，勧めやすい食品です．

2) 牛乳の飲みすぎ

　牛乳をやめさせると便秘が改善する場合があります．冷たい牛乳は便通をよくすると思って牛乳を子どもに与えている保護者もいます．牛乳のカルシウム濃度が高いので，たくさん飲むと便が硬くなるのだと思っていましたが，それは誤りで牛乳蛋白不耐症が便秘と関連しているようです[2]．

3) 生活環境の変化と排便習慣

　弟や妹が生まれたことや転居がきっかけになって便秘が起こることや，トイレ訓練の開始が早すぎるとか，強制的であったことや，太い便で排便時や裂肛による痛みのために排便行為が不快な体験になって便秘が起こることがあります．このような点も意識して保護者に確認しましょう．

4) 楽しく排便する習慣の確立

　排便行為が楽しくなるように習慣づけすることは，この時期の便秘の治療に重要です．保護者が神経質に排便を強いると逆効果になります．早起きさせて朝食の後トイレへ行く習慣をつけさせます．排便がなくても毎日決まった時刻にトイレへ行かせることは大切で，保護者が朝に時間的余裕がなければ，夕食

後でもかまいません．保護者，できれば母親が，子どもの横で一緒に「ウーン」と声を出して息む練習を，優しく誘って落ち着いた雰囲気で行います．長時間の無理強いはいけません．トイレで座っている時間は10分以内にします．

◆ 小学生以降の便秘

1）食事と生活習慣

幼児と同様に小食や偏食も問題ですが，ダイエットにはまっている子どももいるので注意しましょう．夜型の生活で朝食後に排便がないとか，学校のトイレに行けない（日常生活で洋式トイレを使っている子どもが，学校の和式トイレで排便できないということもある）といった便意抑制的な生活習慣も便秘につながります．

2）過敏性腸症候群

便秘や腹痛を主訴に受診することがあります．便秘と下痢を繰り返している典型的な病歴であれば診断は容易ですが，便秘や腹痛が前面に出ている症例では診断に経過観察が必要です．

3）神経性食思不振症

便秘を主訴に受診することがあります．異常な体重減少に注意しましょう．

◆ 機能性便秘の治療の原則

便秘の悪循環（図11-6）を絶ち切り，排便習慣を再構築することが治療の原則[8,9]です．

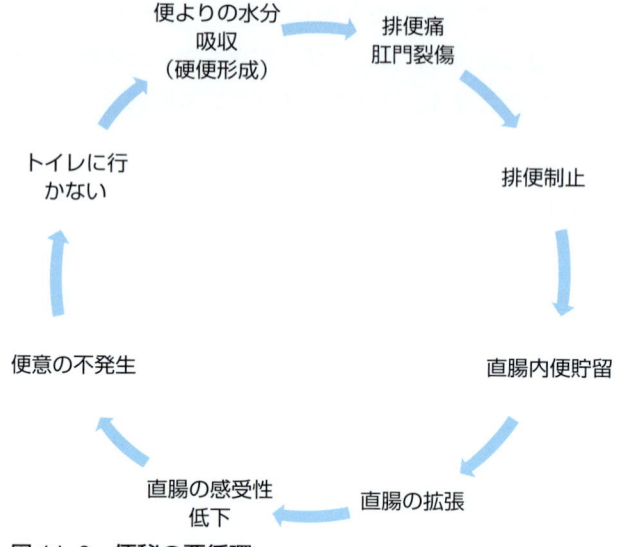

便よりの水分吸収 → 排便痛 → 排便制止 → 直腸内便貯留 → 直腸の拡張 → 直腸の感受性低下 → 便意の不発生 → トイレに行かない → （硬便形成）

図11-6　便秘の悪循環
小林昭夫：頑固な便秘，小児科診療 49：569，1986 より引用

1) 患者，家族への説明と教育

「おしっこは溜まれば自然と出るが，便は溜まっても出ない．便秘の治療はなかなか難しい」と口上を述べてから，便秘の悪循環，治療方針を説明するようにしています．排便に家族全体の注意が集中し大変神経質になっている場合が多いので，本人と保護者が納得するまで十分に説明することが大切です．

2) 直腸を空虚にする

浣腸，摘便，洗腸により宿便を取り除き，伸展した直腸を元に戻します．外来で治療する場合は最初に家庭で浣腸(**表11-4**)を少なくとも3日間続けます．宿便を除去できていなければ，さらに浣腸か摘便を続けます．

表 11-4　便秘に対する 50％グリセリン浣腸の使用量

目安：1〜2 mL/kg/回
　新生児：5〜10 mL
　乳幼児：10〜20 mL
　小学生以上：30〜60 mL

表 11-5　便秘治療薬の年齢別の使い分け

		乳児	幼児	小学生	中学生以上
内服薬	マルツエキス®	○	○		
	ラクツロース®，モニラック®	○	○		
	ラキソベロン®	○	○	○	○
	酸化マグネシウム		○	○	○
	センノシド（プルセニド®）				○
外用薬	グリセリン浣腸	○	○	○	○
	テレミンソフト坐薬®	○	○	○	○
	新レシカルボン坐薬®	○	○	○	○

○：処方

3）便貯留を防ぐ

（1）薬物療法（表 11-5）

　緩下薬により便を軟らかくして，苦痛なく円滑に排便ができるようにします．米国ではポリエチレングリコールが有用性を認められて使用されています[3-5)]が，わが国では市販されていません．

　3日間以上排便がなければ，グリセリン浣腸か，テレミンソフト坐薬®，新レシカルボン坐薬®を使用して便が溜まらないようにします．

　「浣腸をすると癖になりませんか」としばしば質問されます．「浣腸をして便秘の癖を治すのです」と返答しましょう．

（2）食事療法

　繊維質の多い食品を摂取し残渣の多い食事になるように指導します．偏った食生活であれば，保護者への栄養指導も必要です．私の便通は白米：玄米＝3：1で炊いたご飯で保たれているので，時々保護者に勧めています．

4）排便習慣の再構築

排便習慣を身につけさせるために，幼児の便秘で記載したように，便意の有無にかかわらず，毎日一定の時刻にトイレに行かせて排便をさせます．腹筋が弱く，息んでも腹圧がかからない子や，腹圧のかけ方がわからない子がいるので，一緒に息んで排便行為を観察し，必要であれば腹圧のかけ方を教えます．早寝・早起き・朝ごはんと規則的な生活リズムで過ごすことや，外遊びや運動で筋力をつけることも便秘の治療に大切です．

心理的なアプローチ

慢性重症便秘，とくに soiling を伴う場合には，うつ的であったり，不登校やいじめといった情緒・行動面で問題がしばしばみられます．また，心理的ストレスが関与する心因性便秘もあります．1次的か2次的かは別にして心の問題や親子関係の歪みがみられれば，便秘の治療と併せて心理的なアプローチが必要です．

たかが便秘，されど便秘

子どもの慢性便秘は全人的治療で，患児の日常生活全体を視野に入れて，便秘の病態生理に基づいた治療が必要です[6, 9]．良好な治療効果を得るためには，患児，保護者との信頼関係が基礎になることを忘れないでください．

この講の Point

- 日常診療で扱う便秘は機能性便秘がほとんどである．
- 新生児期や乳児期から続く頑固な便秘では器質的便秘について検討する．
- 下着を便で汚していたり，便塊を触知するような慢性便秘は専門医に紹介する．
- soiling を下痢と間違えてはならない．

文献

1) Clayden G, et al : Constipation in childhood. Oxford University Press, 1991. ＜小児の便秘について排便の生理から治療管理まで記載されている．わが国には小児の便秘だけを扱った単行本はない＞
2) Liptak GS : Constipation. *In* : Moyer VA, et al (ed) : Evidence-based pediatrics and child health 2ed. pp.365-371, BMJ Books, 2004. ＜便秘に関する EBM を解説している．web を用いた evidence の検索法を自習する際の参考書にこの本は最適である＞
3) NASPGHAN Constipation Guideline Committee : Evaluation and treatment of constipation in infants and children : Recommendations of the north American society for pediatric gastroenterology, hepatology and nutrition. J Pediatr Gasroenterol Nutr 43 : e1-e13, 2006. ＜北米小児消化器肝臓栄養学会による 1999 年に公表されたガイドラインの改定版で，学会のホームページからダウンロードできる．http://www.jpgn.org/ → Publication → Clinical Guidelines/Position Statements＞
4) Felt B, et al : Functional constipation and soiling in children. University of Michigan Health System guidelines for clinical care. updated February, 2003. (http://cme.med.umich.edu/pdf/guideline/peds03.pdf)＜小児の便秘の文献を探すと米国ではミシガン大学グループに突き当たる．そのミシガン大学グループのガイドラインで，保護者への教育用のハンドアウトも付録にあり参考になる＞
5) Biggs WS, et al : Evaluation and treatment of constipation in infants and children. Am Fam Physician 73 : 469-477, 2006. ＜この雑誌には EBM に基づいた実地的な総説が掲載されるので役立つ．著者はミシガン大学グループで，便秘の病因から診断，治療まで要領よくまとめてあるので一読を勧める＞
6) 友政　剛：便秘の診断手順．小児内科 41 : 1712-1717, 2009. ＜友政先生の便秘に関する文献にいつもお世話になっている．この文献は診断の要点を簡潔に理解しやすく記述している．なお，小児内科のこの号は便通異常の特集で研修医は一読すべきである＞
7) 加藤英治：便秘．横田俊平，他（編）：小児の薬の選び方・使い方　改訂 2 版．p.70, 南山堂，2006.
8) 小林昭夫：頑固な便秘．小児科診療 49 : 569-572, 1986. ＜22 年前の文献．便秘の悪循環の原図が今なお引用されるように基本的な考え方は現在と同じである＞
9) 中野美和子：子どもの便秘．医事新報 4350 : 89, 2007. ＜小児外科医による習慣性慢性便秘の排便指導が具体的に記載されている．また，トイレットトレーニングの失敗が習慣性便秘と関連がなく，いたずらに母親の育て方を問題にしても解決にならないと述べている＞

リンパ節腫大の診かた

第12講

　小児の表在リンパ節はみえたり触れたりしやすいので，リンパ節を触れた，大きいなどと保護者が訴えて受診することは日常診療でよくあります．全身性のリンパ節腫大は少なく，大部分は局所性リンパ節腫大です．また，反応性のリンパ節腫大がほとんどで，悪性リンパ腫のような腫瘍性の腫大はわずかです．しかし，確定診断のためにリンパ節生検をすべきかどうか悩まされるリンパ節腫大もあるので，やっかいな症状でもあります．

◆ 子どものリンパ節は大きい

　「昨夜お風呂に入れた時に，後頭部にグリグリを触れたのですが？」と生後3, 4カ月児を連れた親から心配そうに質問されます．頭皮に異常はなく，両側または片側の後頭部に小豆大ほど小さなリンパ節を1, 2個触知します．これは生理的なリンパ節で，心配はありません．

　ヒトの一生のなかで，小児期はリンパ系組織が最も優勢な時期です（Scammonの有名な器官別発達の図を思い出しましょう）．新生児期はリンパ節を触知しませんが，生後2～3カ月を過ぎると頭部や頸部のリンパ節を触れるようになります．「表在リンパ節を1個も触知しない小児では，無γグロブリン血症のような先天性免疫不全症候群を疑え」といわれるように，小児では頸部，腋窩，鼠径部の表在リンパ節を触知するのが普通です（表12-1）．

◆ どれくらい大きければ異常なリンパ節腫大か？

　多くの米国の教科書や総説では，リンパ節の直径が1 cm以上をリンパ節腫

表 12-1　健常児における触知可能なリンパ節の部位別頻度

触知できるリンパ節	新生児	年齢＜2歳	年齢＞2歳
頸部リンパ節	＋	＋＋	＋＋
耳介後リンパ節	－	＋	－
後頭部リンパ節	－	＋＋	＋
顎下リンパ節	－	＋	＋＋
鎖骨上リンパ節	－	－	－
腋窩リンパ節	＋	＋＋＋	＋＋＋
肘リンパ節	－	－	－
鼠径リンパ節	＋	＋＋＋	＋＋＋
膝窩リンパ節	－	－	－
1個もない	＋＋	＋＋	＋＋

頻度：＋＋＋；50％以上，＋＋；25〜50％，＋；5〜25％，－；5％未満

Jackson MA, et al : Lymphatic system and generalized lymphadenopathy. In : Long SS, et al (ed) : Principles and practice of pediatric infectious diseases 3rd ed. p.136, Churchill Livingstone, 2008 より筆者訳

表 12-2　リンパ節の大きさの面からの基準

① 新生児ではリンパ節を触知しない
② 頸部，腋窩部リンパ節は 10 mm を超えない
③ 3 mm 以下の表在リンパ節は正常
④ 12 歳までの小児で頸部，腋窩部リンパ節は 10 mm，鼠径部リンパ節は 15 mm 以下が正常
⑤ 頸部リンパ節では 10 mm 以上を腫大と考える
⑥ 30 mm 以上のリンパ節は異常である

山田耕一郎：頸部リンパ節腫大．小児科 42：560, 2001 より引用

表 12-3　年齢の面からの基準

① 2 歳以下の小児では半数に頸部リンパ節を触れる
② 幼稚園児の約 70〜80％に大豆大の頸部リンパ節を触れる
③ 小指頭大程度の頸部リンパ節は幼稚園児，学童の約 35％に，中学生の約 20％に触れる

山田耕一郎：頸部リンパ節腫大．小児科 42：561, 2001 より引用

大と定義していますが，リンパ節の大きさは年齢やリンパ節の部位により異なるので，この定義は実際的でない面があります．従来からの報告をまとめた山田耕一郎先生の見解[2]（表 12-2, 3）のほうが，リンパ節腫大を評価する際に役に立ちます．

◆ lymphadenopathy と lymphadenitis の違いは

　lymphadenopathy は元来"リンパ節の病気"を意味する言葉でしたが，原

因が何であれリンパ節腫大を総称的に表現する用語として，通常使用されています．lymphadenitis（リンパ節炎）はリンパ節の炎症で皮膚の紅斑や圧痛を伴うリンパ節腫大をさします．

◆ リンパ節腫大を診察する時は

1）全身性リンパ節腫大か局所性リンパ節腫大か

最初に全身の表在リンパ節を触診して，全身性リンパ節腫大か局所リンパ節腫大を区別します．全身性リンパ節腫大は，2つ以上の隣接しない領域のリンパ節腫大と定義されています．腫大したリンパ節を認めれば，リンパ節の大きさ，数（いくつかのリンパ節が癒合していると一塊にみえたり，触診で分葉構造に感じることがあるので注意），硬さ，圧痛，皮膚の発赤や熱感の有無，可動性（皮膚との癒着），波動性を観察します．大きさは必ず計測して，大きさの変化を客観的に記述できるようにします．

2）リンパ節腫大のほかに異常な身体所見はないか

全身性リンパ節腫大の場合は，白血病の鑑別診断がとくに重要なので，肝脾腫，貧血，紫斑などの出血症状の有無に注意して診察します．

口腔内所見も重要な観察部位です．白苔の付いた扁桃があれば，EBウイルス（EBV）による伝染性単核症や溶連菌感染症を疑う手がかりになります．イチゴ舌は溶連菌感染症，川崎病を考えさせます．ワルダイエルの咽頭輪の観察は悪性リンパ腫，白血病の疑いがある患者で重要です．

局所性リンパ節腫大の場合は，腫大したリンパ節の流入領域の皮膚に化膿した傷や癤がないかも注意すべき観察点で，猫引っ掻き病が疑わしい患者では猫による外傷の有無をチェックします．

3）病歴で注意すべきこと

鑑別診断には，発症日，疼痛の有無，発熱の有無の3点が基本的な重要情報

です．

　リンパ節腫大に気づいた日を最初に確認します．急に腫大したのか，徐々に腫大してきたのか，それにリンパ節腫大の持続期間を確認しておきます．有痛性か無痛性のリンパ節腫大か，発熱の有無も必ず聴いておきます．

　発熱，体重減少，盗汗（寝汗）などのような全身症状は，多臓器を冒す疾患によるリンパ節腫大を考える手がかりになるので，とくに全身性リンパ節腫大の場合に忘れずに尋ねてください．

　小児では稀ですが，薬剤によるリンパ節腫大もあります．抗痙攣薬のフェニトインによるリンパ節腫大は有名です．その他にカルバマゼピン，ペニシリン系やセフェム系の抗菌薬，アロプリノール，抗甲状腺薬などもリンパ節腫大の原因になると記載されています．内服薬の有無も確認します．

　猫などのペット飼育，ダニの刺咬，海外旅行の有無も聴取すべき事項です．

◆ 全身性リンパ節腫大への診断アプローチ

1）鑑別すべき疾患

　プライマリ・ケアで最も遭遇するのはEBウイルス（EBV）による伝染性単核症です．抗菌薬に反応しない滲出性扁桃炎で，顕著な両側性頸部リンパ節腫大を認めれば，EBV感染を疑います．一過性の眼瞼浮腫も診断の参考になります．サイトメガロウイルス（CMV）による伝染性単核症もあります．

　急性白血病，リンパ腫による全身性リンパ節腫大は頻度が低いといっても，生命にかかわる重大な疾患なので，一番先に鑑別すべき疾患です．通常は無痛性のリンパ節腫大です．貧血，血小板減少を伴う場合や発熱が続く場合は専門医に紹介すべきです．

　また，不明熱，体重減少，肝脾腫，筋骨格系の症状，皮疹を伴う場合は外来診療で診断や治療をできない疾患が原因となっているので，専門医に紹介，あるいは入院精査すべきです．

　全身性リンパ節腫大を伴う急性発疹は風疹だと，学生時代に学びました．現在では風疹に出遭うことはまずありませんが，頭の片隅に残しておきましょう．

表 12-4　全身性リンパ節腫大の鑑別診断

乳児期	幼児・学童期	青年期
よくある原因		
梅毒 トキソプラズマ症 CMV 感染症 HIV 感染症	ウイルス感染症 EBV 感染症 CMV 感染症 HIV 感染症 トキソプラズマ症	ウイルス感染症 EBV 感染症 CMV 感染症 HIV 感染症 トキソプラズマ症 梅毒
稀な原因		
Chagas 病(先天性) 先天性白血病 先天性結核 細網内皮症 代謝性蓄積疾患 組織球性疾患	血清病 SLE, JIA 白血病/リンパ腫 結核 サルコイドーシス 真菌感染症 ペスト ランゲルハンス細胞組織球症 慢性肉芽腫症 洞性組織球症	血清病 SLE, JIA 白血病/リンパ腫 結核 サルコイドーシス 真菌感染症 ペスト 薬物反応(免疫性)

CMV：サイトメガロウイルス，EBV：Epstein-Barr ウイルス，HIV：ヒト免疫不全ウイルス，
SLE：全身性エリテマトーデス，JIA：若年性特発性関節炎(Still 病のような全身型関節炎)
Schreiber JR, et al : Lymphadenopathy. *In* Kliegman RM, et al (ed)：Practical Strategies in pediatric diagnosis and therapy 2nd ed. p.863, Elsevier Saunders, 2004 より筆者訳

　表 12-4 の鑑別診断は，米国の教科書[3]から引用したので，わが国の実情と合わない疾患があります．リンパ節腫大の鑑別診断でも患者の年齢を考慮するのが大切なことを，この表から理解してください．

2) 最初に実施する検査

　診断に必要な検査は疑われる疾患により内容が当然異なりますが，初診時に基本的な検査として，CBC(血算と白血球分画)，CRP，ESR，AST，ALT，LDH，フェリチン，胸部 X 線検査を実施しています．

表 12-5 頸部リンパ節腫大の原因になりうる疾患

よくみられるもの
ウイルス感染症：アデノウイルス，パラインフルエンザウイルス，RS ウイルス，ライノウイルス，EB ウイルス 細菌感染症：黄色ブドウ球菌，A 群 β 溶連菌 川崎病
より少ないもの
細菌感染症：バルトネラ（猫引っ掻き病），非定型抗酸菌，結核菌 腫瘍性疾患：リンパ腫 膠原病 亜急性壊死性リンパ節炎（菊池-藤本病）
稀なもの
真菌感染症 ウイルス感染症：サイトメガロウイルス，ヒト免疫不全ウイルス（HIV），風疹ウイルス，ムンプスウイルス，水痘帯状疱疹ウイルス 嫌気性菌 トキソプラズマ症 薬剤：フェニトイン，イソニアジド，ワクチン 腫瘍性疾患：白血病，神経芽細胞腫，神経線維腫，その他の軟部組織腫瘍

Dulin MF, et al：Management of cervical lymphadenitis in children. Am Fam Physician 78：1097-1098, 2008 より一部改変して筆者訳

局所性リンパ節腫大への診断アプローチ

局所性リンパ節腫大はリンパ節自体やその流入領域の細菌感染によるものが多いので，最初に皮膚の観察から診断を始めます．

頸部リンパ節腫大（表12-5）

頸部リンパ節は，局所性リンパ節腫大のなかで最も多い部位です．健康な小児では頸部リンパ節を触知するのが普通なので，生理的な大きさのリンパ節を触知したことでもしばしば受診することがあります．

観察ポイントは，①片側性か両側性の腫大か，②発熱の有無，③腫大したリンパ節の疼痛や圧痛の有無，皮膚の発赤，波動の有無です．

扁桃リンパ節の腫大は扁桃腺の疾患を考えます．頸部リンパ節腫大では顎下リンパ節の腫大を伴うこともあります．胸鎖乳突筋後方の後頸部リンパ節腫大

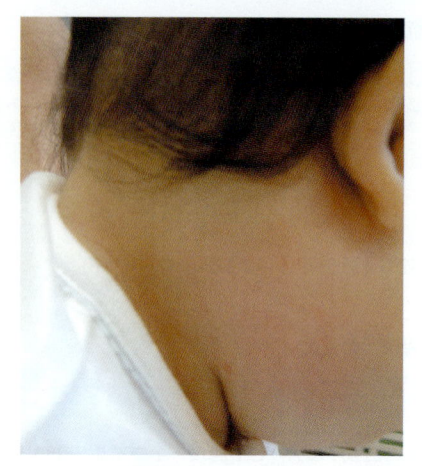

図 12-1 黄色ブドウ球菌による頸部化膿性リンパ節炎(7ヵ月,女児)

は,伝染性単核症の可能性が高い所見とされています.

1) 高熱を伴う急性の片側性頸部リンパ節腫大

　片側性の急性の頸部リンパ節腫大は,黄色ブドウ球菌またはA群溶連菌による化膿性リンパ節炎か,発熱と有痛性頸部リンパ節腫大で発症した川崎病を想定するだけで十分です.発症してまもない場合は診断がつかないので,黄色ブドウ球菌と溶連菌に有効なセフェム系経口抗菌薬を2,3日分処方して経過観察します.川崎病であれば,発疹,結膜充血,口唇紅潮などの症状が出現します.黄色ブドウ球菌による化膿性リンパ節炎(図12-1)は,私の経験によると経口抗菌薬だけでは手に負えません.観察期間に高熱が続き,リンパ節の腫脹や紅斑が悪化します.観察期間に症状が改善しない場合は,入院での治療にします.

　化膿性リンパ節炎が否定的で,原因不明の発熱が続く頸部リンパ節腫大は,亜急性壊死性リンパ節炎(菊池-藤本病)や悪性リンパ腫の鑑別診断をするために,リンパ節生検が必要になります.

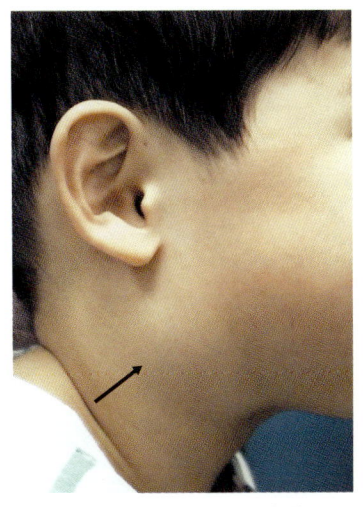

図 12-2　ホジキンリンパ腫
　　　　（3 歳，男児）

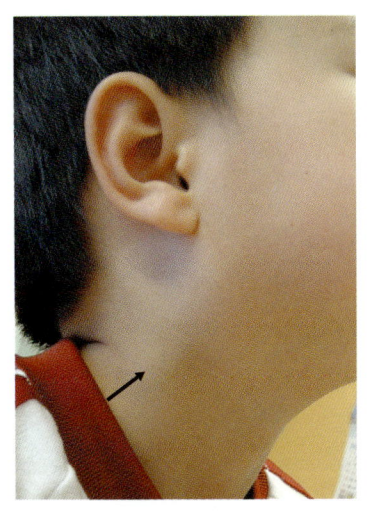

図 12-3　溶連菌性頸部リンパ節
　　　　炎（5 歳，男児）

2）発熱を伴わない片側性頸部リンパ節腫大

　悪性リンパ腫（図 12-2）が鑑別診断で最も重要な疾患ですが，その前に，発熱を伴わず片側性に 1 個の前頸部リンパ節が 3 cm 以上に大きく腫大する溶連菌性頸部リンパ節炎（図 12-3）のことが多いので，溶連菌抗原迅速検査か咽頭培養を行いましょう．溶連菌が陽性であれば，適切な抗菌薬を内服させて経過をみます．最近，可溶性 IL-2 受容体が悪性リンパ腫の診断に用いられますが，正常レベルの悪性リンパ腫もあり，また溶連菌性頸部リンパ節炎でも軽度高値を示すこともあるので，非常に高値でなければ診断の参考にならないという印象をもっています．それよりも，硬いリンパ節で，痛みがなく，大きさが増大する場合はリンパ腫を考えましょう．リンパ節が急速に大きくなる時は腫瘍性腫大でも痛みを伴うので注意しましょう．リンパ腫の診断は最終的に生検による病理学的検査しかありません．

　非定型抗酸菌によるリンパ節炎は稀ですが，片側性で，下顎角下の前頸部リンパ節腫大で，発熱のような全身症状はなく，1〜5 歳児にみられるのが特徴です[1,3]．

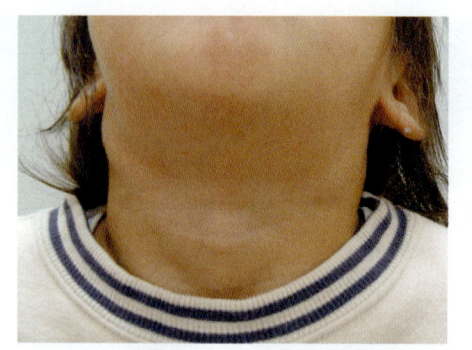

図 12-4　伝染性単核症による両側性頸部リンパ節腫大(4歳，男児)

3) 発熱を伴う両側性頸部リンパ節腫大

　溶連菌を除けばアデノウイルスなどのウイルスによる上気道感染が原因です．両側に大きなリンパ節をいくつも触知する場合はEBVによる伝染性単核症(**図12-4**)を疑います．両側性の頸部リンパ節腫大だけでその他のリンパ節腫大を認めない症例もあります．肝腫大(または肝脾腫)，ASTやALTの上昇がある場合は伝染性単核症を疑って抗体価検査をしましょう．

4) 発熱を伴わない両側性頸部リンパ節腫大

　多数の腫大した頸部リンパ節を触知する場合は急性白血病を疑います．好中球減少のために感染を伴っていると発熱を認めるので，発熱があるからといって白血病を否定できません．貧血や出血傾向といった全身性の症状が参考になります．

　伝染性単核症や溶連菌感染による両側性頸部リンパ節腫大でも，発熱を伴わない患者もいるので注意が必要です．

5) 頸部リンパ節腫大と間違えるもの

　頸部リンパ節腫大を耳下腺の腫大と間違えられ，ムンプスと診断されて紹介

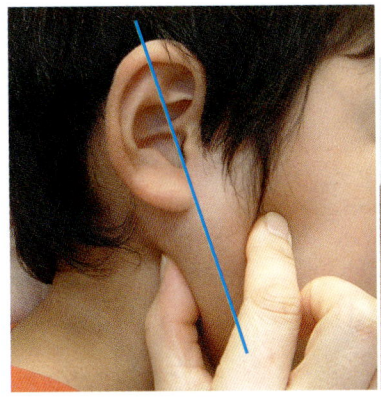

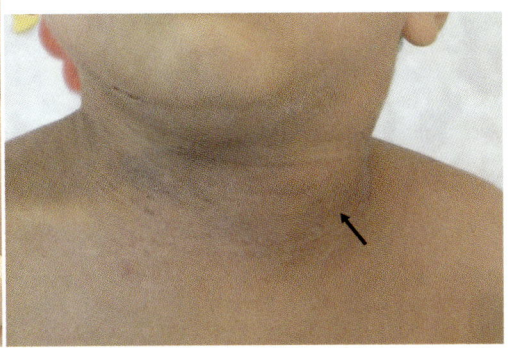

図 12-5　ムンプスによる耳下腺腫脹(5 歳，男児)

図 12-6　下咽頭梨状窩瘻を伴う急性化膿性甲状腺炎(5 歳，男児)

されてきた小児の経験がたびたびあります．耳下腺は耳介を左右に 2 等分する延長線を対称の軸に耳介下部と下顎角の間で線対称に触知し(図 12-5)，頸部リンパ節は下顎骨の下で触知するので区別できます．しかし，頸部リンパ節炎で皮膚の紅斑が耳下部までひろがっているとムンプスと見誤ったり，逆にムンプスで皮膚の発赤や腫脹が下顎角を越えて頸部に拡大している症例では，頸部リンパ節炎と思い込むかもしれません．

　ほかに頸部リンパ節腫大に間違えられたものは，正中頸嚢胞や側頸部嚢胞が感染を起こして炎症性腫瘤をきたしたものや，下咽頭梨状窩瘻を伴う急性化膿性甲状腺炎による腫瘤(図 12-6)がありました．

6) 頸部リンパ節腫大の診断的アプローチ(図 12-7)

　エビデンスに基づいた頸部リンパ節腫大の診断管理はなく，エキスパートの見解に基づいた指針しかありません[4]．図 12-7[5]は私が以前から参考にしている診断手順です．1981 年に発表されたので超音波検査や CT 検査が入っていないなど内容に時代的な制約がありますが，基本的な診断はこの図に沿って進めれば十分です．

頸部リンパ節腫大の診断フローチャート

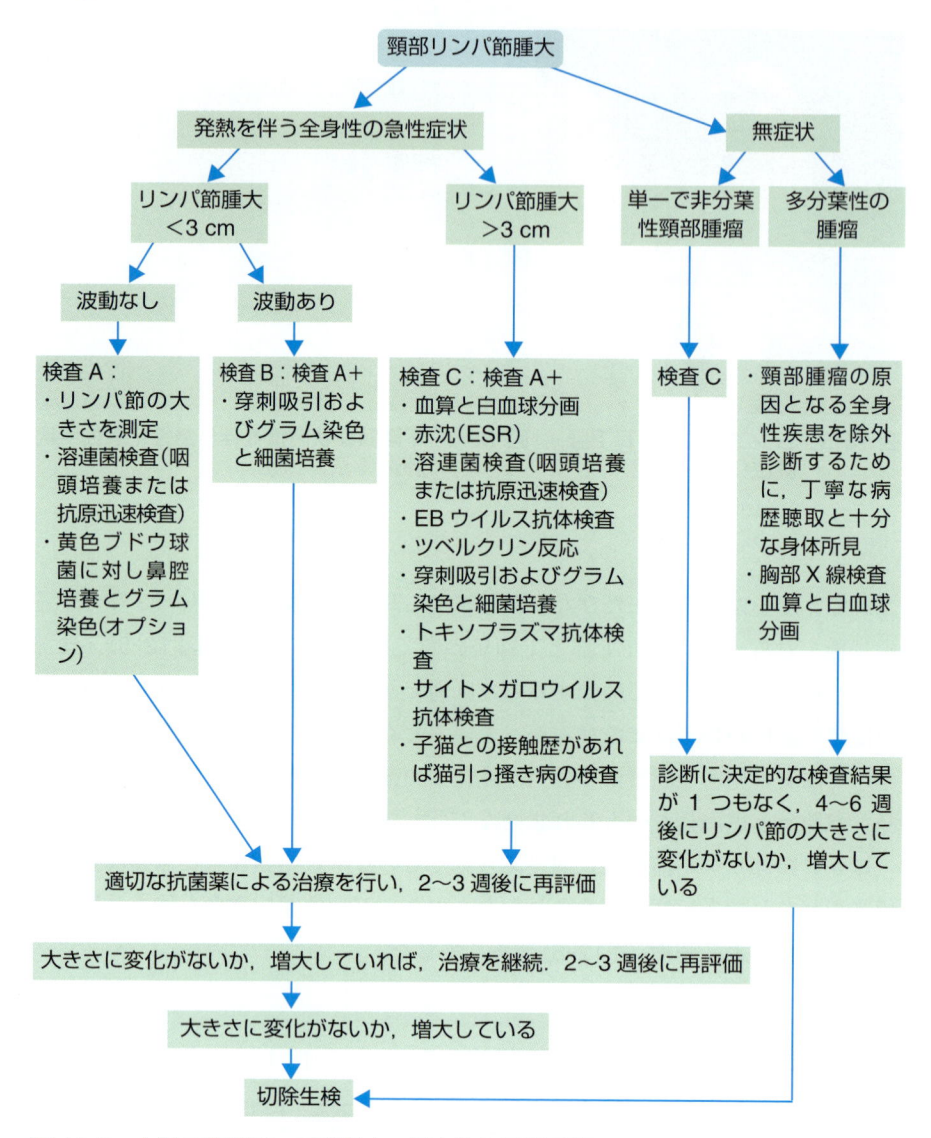

```
                    頸部リンパ節腫大
                    ／          ＼
         発熱を伴う全身性の急性症状        無症状
         ／          ＼              ／      ＼
    リンパ節腫大    リンパ節腫大    単一で非分葉   多分葉性の
    <3 cm          >3 cm         性頸部腫瘤      腫瘤
    ／    ＼
 波動なし  波動あり
```

検査A：
- リンパ節の大きさを測定
- 溶連菌検査（咽頭培養または抗原迅速検査）
- 黄色ブドウ球菌に対し鼻腔培養とグラム染色（オプション）

検査B：検査A＋
- 穿刺吸引およびグラム染色と細菌培養

検査C：検査A＋
- 血算と白血球分画
- 赤沈（ESR）
- 溶連菌検査（咽頭培養または抗原迅速検査）
- EBウイルス抗体検査
- ツベルクリン反応
- 穿刺吸引およびグラム染色と細菌培養
- トキソプラズマ抗体検査
- サイトメガロウイルス抗体検査
- 子猫との接触歴があれば猫引っ掻き病の検査

検査C

（多分葉性の腫瘤に対して）
- 頸部腫瘤の原因となる全身性疾患を除外診断するために，丁寧な病歴聴取と十分な身体所見
- 胸部X線検査
- 血算と白血球分画

→ 適切な抗菌薬による治療を行い，2〜3週後に再評価

→ 診断に決定的な検査結果が1つもなく，4〜6週後にリンパ節の大きさに変化がないか，増大している

→ 大きさに変化がないか，増大していれば，治療を継続．2〜3週後に再評価

→ 大きさに変化がないか，増大している

→ 切除生検

図 12-7　小児の頸部リンパ節腫大の基本的な診断手順

Bedros AA, et al：Lymphadenopathy in children. Adv Pediatr 28：341-376, 1981 より一部改変して筆者訳

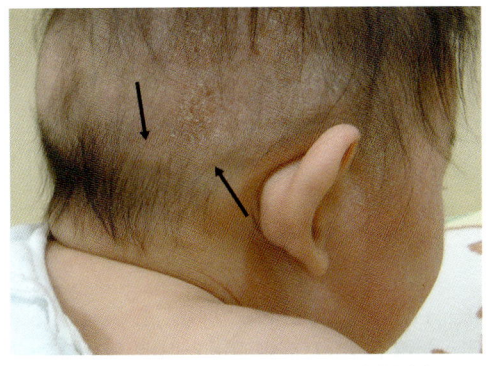

図12-8　頭部湿疹と後頭部リンパ節腫大
（4カ月，男児）

その他の局所性リンパ節腫大

1）後頭部リンパ節，耳介後リンパ節

　乳児では，生理的なリンパ節を保護者が触知して受診するかもしれません．
　病的な腫大の原因は汗腺膿瘍（あせものより）のような細菌感染症や脂漏性湿疹による頭皮の皮膚病変が大部分です（図12-8）．頭皮に細菌感染があれば，抗菌薬軟膏で治療します．
　風疹では，この部位のリンパ節腫大が発熱や発疹の出現前にみられます．また，突発性発疹の発疹出現以前の診断に後頭部リンパ節腫大を強調する医師もいますが，私の経験ではあまり当てになりません．

2）耳介前リンパ節

　正常ではリンパ節を触知しません．眼瞼，結膜，外耳，頬部，側頭の皮膚が領域です．流行性角結膜炎（はやり目）のような結膜炎で触知することがあります．外耳道の炎症も腫大の原因になります．

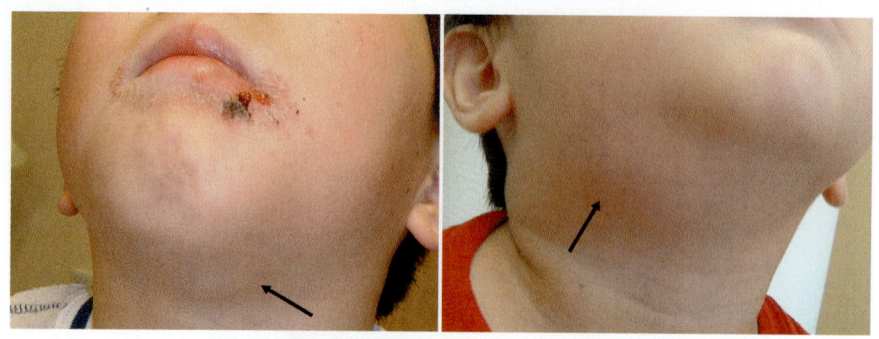

図12-9　口角炎に伴った頤下リンパ節腫大（9歳，男児）　　図12-10　ムンプスによる左顎下腺腫大（4歳，男児）

3）顎下リンパ節，頤下リンパ節

(1) 口腔内病変を注意して診察する

　歯，歯肉，舌，頬粘膜が所属領域で，ヘルペス性歯肉口内炎，アフタ性口内炎，う歯（虫歯）やそれに伴う歯肉の膿瘍のような口腔内病変，溶連菌感染などの咽頭炎などが原因となってリンパ節腫大を起こすので，口腔内を丁寧に診察しましょう（図12-9）.

　猫引っ掻き病では，猫により頬を受傷すると頤下リンパ節腫大をきたします．

(2) ムンプスによる顎下腺腫大と誤診しやすい

　顎下腺腫大で発症するムンプス（図12-10）は，とくに片側性の場合は，顎下リンパ節腫大と自信をもって区別するのが難しく，日常的に誤診が起こります．ムンプス曝露の明らかな病歴があれば，ムンプスの始まりと診断できますが，自信のない時は「おたふくかぜで顎下腺が腫れたのか，顎の下のリンパ節が腫れたのか，これだけは診断できないので，2,3日経過をみましょう」と説明するのが無難でしょう．

4) 鎖骨上リンパ節

鎖骨上リンパ節は，頭頸部，腕，胸郭表層，肺，腹部を灌流したリンパ液が流れ込む部位です．鎖骨上リンパ節は通常触知しません．触知すれば異常で，悪性腫瘍のような重大な疾患の存在を示す危険信号とされています．頸部リンパ節腫大を伴わない左鎖骨上リンパ節の腫大(Troisier 徴候，胃癌によるTroisier 徴候は有名な Virchow リンパ節である)は腹腔内の腫瘍や炎症を示し，右鎖骨上リンパ節腫大は胸腔内の病変を示唆する所見です．悪性リンパ腫も鎖骨上リンパ節腫大の原因になります．

肺や頸部の感染症を実証できない鎖骨上リンパ節腫大は，リンパ節生検も含めて迅速に悪性腫瘍の診断を進める必要があります．

5) 腋窩リンパ節

小児では，小豆大のリンパ節を触知するのは正常です．日常診療で最も多い病的な腫大は BCG 接種後の腋窩リンパ節腫大(図 12-11)です．通常左上腕に接種するので，左腋窩リンパ節が腫大し，大きさは 2 cm 程度までで，自然に治癒するので特別な措置は必要ないと予防接種ガイドラインに記載されていますが，3 cm 以上に腫大したり，また，化膿して発赤や波動を認めたり，瘻孔を形成して皮膚が潰瘍化する場合もあります．

6) 肘リンパ節

通常リンパ節を触知しないので，触知すれば異常です．局所の化膿性の感染によることがほとんどです．猫引っ掻き病による腫大を 1 例経験しました(図 12-12)．

7) 鼠径リンパ節

足が痛いとか歩きにくいといった訴えで受診することがあるので，必ずズボンを脱いでもらって診察をします(図 12-13)．転んで膝に擦過傷をつくり，そ

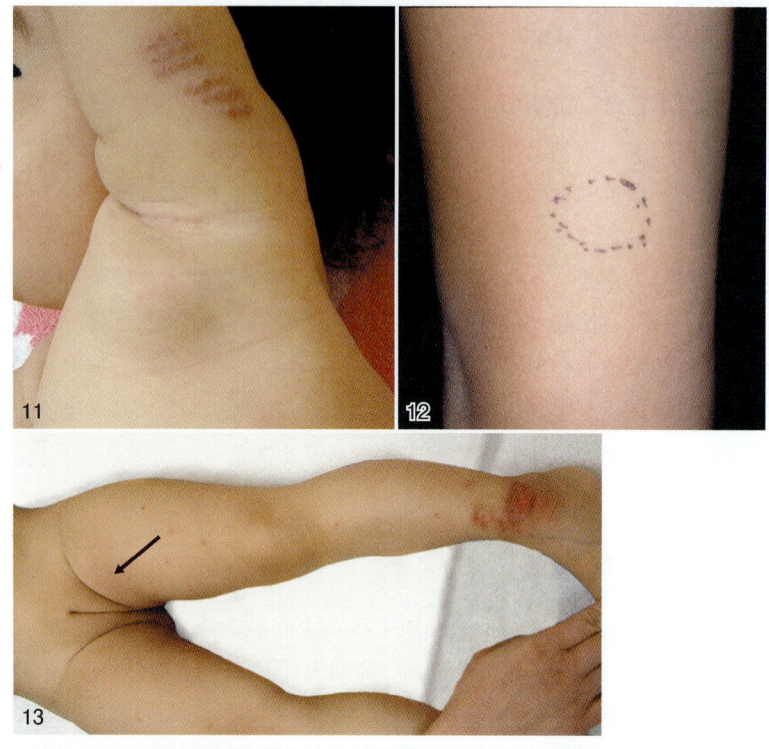

図 12-11　BCG 接種後腋窩リンパ節腫大(6 カ月,女児)
図 12-12　猫引っ掻き病による肘リンパ節腫大(12 歳,男子)
図 12-13　足首の擦過傷と鼠径リンパ節腫大(2 歳,女児)

こが化膿したために鼠径リンパ節が腫れた子どもを以前はよくみましたが,最近では転ばなくなったのか,膝小僧に傷のある子どもをみなくなりました.局所の化膿傷による腫大が大半なので,下肢だけではなく,臀部,会陰部,下腹部の皮膚も観察しましょう.乳児では稀にブドウ球菌による化膿性リンパ節炎もあります.また,男性の陰嚢や陰茎,女性の外陰部や腟も所属領域なので,陰部の観察や性感染症も鑑別すべき疾患です.

8）膝窩リンパ節

通常リンパ節を触知しないので，触知すれば異常です．膝関節，下腿外側と足の皮膚が所属領域で，局所の化膿性感染の有無をチェックします．

◆ 猫引っ掻き病

近年，血清学的診断を利用できるようになったので，確定診断が容易になりました．通常，疼痛を伴う局所性リンパ節腫大で，頸部，腋窩，鼠径リンパ節が患部になることが多く，数週〜数カ月間持続します．腫大したリンパ節が化膿することや，自壊することもあります．猫との接触歴や猫の飼育を確認することが診断の第1歩です．しかし，猫との接触が不明なことや，猫による引っ掻き傷がない場合もあるので，病歴だけで否定することはできません．わが国では10〜15％程度の猫が潜在的な感染源になっていると推測されているので，持続する局所性リンパ節腫大では鑑別すべき疾患です．

◆ 結核とHIV感染症

現在，この2つの疾患をほとんど意識しないでリンパ節腫大の診察をしています．

瘰癧（るいれき）と尋ねられても結核性頸部リンパ節炎と即答できる医学生は少ないかも知れませんが，瘰癧という言葉が私の小学生時代に世間で通用していたように，50年前は結核性のリンパ節腫大が珍しい疾患でなく，小児科医になった30年あまり前でも，リンパ節腫大の患者では必ずツベルクリン反応をするように先輩から教えられました．改善傾向のないリンパ節腫大では結核も考慮に入れましょう．

米国の教科書では，リンパ節腫大の鑑別診断にHIV感染症が必ず挙げられています．HIV感染症が徐々に増加しているわが国の現状からすると，鑑別診断で忘れてはならない疾患に今後なっていくでしょう．

◆ リンパ節生検

　できればリンパ節の切除生検をせずに確定診断をしたいのですが，腫瘍性腫大を除外するために生検をせざるをえないことがあります．

　生検を考慮すべき条件として，随伴症状では不明熱，体重減少，または盗汗がある場合，リンパ節の性状では硬いリンパ節腫大，周囲組織に固着したリンパ節腫大，リンパ節の大きさの点では，径2cm以上の腫大，2週間後に大きさが増大している場合，4〜6週間後に大きさが変わらない場合，8〜12週間経ても大きさが正常に戻らない場合，それに鎖骨上リンパ節腫大があります[1]．

　これらの条件を参考にして，リンパ節生検のタイミングが遅くならないように診療しましょう．

この講の Point

- 小児では，生理的なリンパ節と病的なリンパ節腫大との区別が診断の最初のステップである．
- 感染症に伴う反応性リンパ節腫大が圧倒的に多いが，腫瘍性のリンパ節腫大を見落とさないように診断を進める．
- 急性化膿性リンパ節炎は黄色ブドウ球菌と溶連菌を標的に抗菌薬治療を行う．
- 局所性リンパ節腫大では，腫大したリンパの灌流領域と所属リンパ節の関係を考えて診察する．
- 持続する不明な発熱，体重減少，盗汗のような全身症状がある場合は，白血病/リンパ腫のような悪性腫瘍など重篤な疾患，全身性疾患を精査する．
- 周囲に癒着して可動性のない硬くて大きいリンパ節腫大は，悪性の腫瘍性腫大を考える．
- 2週間経過しても縮小しないリンパ節腫大は専門医にコンサルトする．

文献

1) Jackson MA, et al : Lymphatic System and Generalized Lymphadenopathy. *In* : Long SS, et al(ed): Principles and practice of pediatric infectious diseases 3rd ed. pp.135-143, Churchill Livingstone, 2008. ＜Chapter 18-22 はリンパ節腫大の診断に関する記述である．詳細にかつ理解しやすくまとめられているので絶対にお勧めである＞
2) 山田耕一郎：頸部リンパ節腫大．小児科 **42** : 560-564, 2001. ＜検査に頼らないで頸部リンパ節腫大を診断するコツが簡潔に記載されている＞
3) Schreiber JR, et al : Lymphadenopathy. *In* Kliegman RM, et al(ed): Practical strategies in pediatric diagnosis and therapy. 2nd ed. pp.861-871, Elsevier Saunders, 2004. ＜全身性リンパ節腫大の年齢層別の鑑別診断の表はこの本にしかない．実践的な記述の本なので机上に備えてほしい＞
4) Dulin MF, et al : Management of cervical lymphadenitis in children. Am Fam Physician **78** : 1097-1098, 2008. ＜EBM を検討した文献で，頸部リンパ節炎の管理に関する EBM はないと記載されている＞
5) Bedros AA, et al : Lymphadenopathy in children. Adv Pediatr **28** : 341-376, 1981. ＜リンパ節腫大の鑑別診断に迷った時に今なお時々読み直している私のバイブルで，この講もこの文献を下敷きにしている．リンパ節腫大に関する米国の記述は文献1も含めてたいがいこの総説が基礎になっている＞

痙攣・意識障害の診かた

第13講

小児期に痙攣を経験する頻度は10人に1人といわれ，痙攣は小児のプライマリ・ケアで最も多く遭遇する神経症状です．また，意識障害は一刻も早く診断および治療的介入を必要とする危急事態です．

◆ 痙攣をどう診るか

子どもの痙攣は，「このまま死んでしまうのではないか」と保護者に思わせるほどの恐怖を引き起こすので，しばしば救急搬送されてきます．

最初に発熱を伴っているかいないかをみましょう．発熱を伴う痙攣であれば，熱性痙攣が大部分で，髄膜炎と脳炎が最も重要な鑑別すべき疾患です．発熱を伴わない痙攣(無熱性痙攣)であれば，てんかんが一番多い疾患ですが，脳外科的な疾患も含めて鑑別診断を考えましょう(表13-1)．

表13-1 平成17年度に徳島赤十字病院小児救急外来を受診した痙攣性疾患[1]

疾患	延べ患者数(人)	頻度(%)
熱性痙攣	249	80.1
てんかん	48	15.4
胃腸炎に伴う痙攣	10	3.2
その他(化膿性髄膜炎，憤怒痙攣，インフルエンザ脳症など)	4	1.3
計	311	100

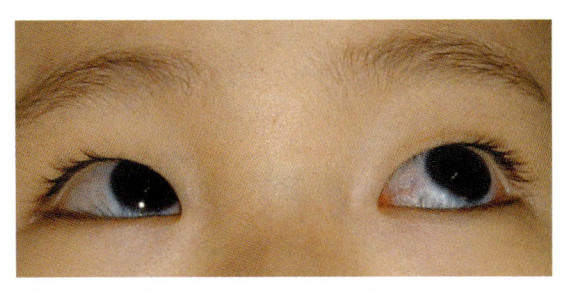

図 13-1　熱性痙攣でみられた眼球左上方偏位

◆ 痙攣はすぐに止めるべきである

　診察時に痙攣が続いていれば，痙攣の原因が何であれ，痙攣を止める治療をすぐに始めます．「落ち着いて慌てろ」が原則です．痙攣を起こしている子ども（図 13-1）を目の前にすると焦りますが，保護者を安心させ，冷静に診断治療を進めるために，まず自分自身を落ち着かせましょう．しかし，処置や検査は迅速に行います．痙攣の治療と並行して痙攣の原因を考え，診断に必要な検査を行います．

　酸素を投与し，静脈路をとり，ジアゼパム（セルシン®，0.3 mg/kg）を静注します．静脈路の確保が難しい場合は，ジアゼパム坐剤（ダイアップ坐剤® 0.5 mg/kg/回）を挿肛します．私は経験がありませんが，ミダゾラム（ドルミカム®）の頬粘膜投与（0.2～0.3 mg/kg）や鼻腔内投与（0.2～0.3 mg/kg）も最近勧められている方法[2]です．

　最近はミダゾラムが中心の治療が行われていますが，痙攣が止まりにくいのでミダゾラムの持続静注を続けるためにICUに入室するような熱性痙攣の症例が目につきます．私は「ジアゼパム静注＋フェノバルビタール（フェノバール®）筋注」を基本的な治療として習った世代で，脳炎など特殊な患児を除けば，熱性痙攣で治療が難渋した経験がほとんどありません．ジアゼパムは0.3 mg/kg/回を目安に静注しますが，注射器にジアゼパムを10 mg詰め，痙攣が止まるまで徐々に静注します．米国の文献にはフェノバルビタール20 mg/kg静注と記載されていますが，痙攣の再発を防止する目的でフェノバルビタール10～15 mg/kgを筋注しています．ジアゼパム静注の効果は20分

程度なので，痙攣が起これば，もう1度ジアゼパムを静注するかミダゾラム(0.15 mg/kg)を静注します．ミダゾラムの持続静注中に痙攣が起こる場合は，ミダゾラムはジアゼパムと同系の薬剤であるので，ミダゾラムに固執せずに，静脈を1本つぶす覚悟でフェニトイン(アレビアチン®)の静注をします．リドカイン(キシロカイン®)を好む医師もいます．痙攣重積の治療は小児科の基本的臨床の1つなので，常に最新の考え方を勉強しておきましょう．

◆ 発熱を伴う痙攣

発熱児で痙攣を起こした場合に，最も鑑別すべき重要疾患は細菌性髄膜炎です．しかし，有熱性の痙攣であれば熱性痙攣だろうと緊張が弛むのは本音です．若い小児科医が熱性痙攣と診断し，解熱薬だけの処方で帰宅させた乳幼児が細菌性髄膜炎であった話を一度ならず耳にしています．当科でのデータ(**表13-2**)で，無菌性髄膜炎の頻度は0.7％，細菌性髄膜炎の頻度も0.7％であったように，髄膜炎の頻度がきわめて低いといっても皆無ではなく，また，2歳までの乳幼児では痙攣が細菌性髄膜炎の早期診断のきっかけになるので重視しましょう．有熱性痙攣の診療で注意すべきは以下の2点です．

1) 髄液検査をためらうな

米国小児科学会は，初回の有熱性痙攣に対し，生後12カ月未満では髄液検査を全例で実施し，生後12～18カ月では髄液検査を考慮すべきで，生後18カ月以上では髄膜刺激症状があれば実施するがルーチンに実施しないことを勧告しています[3]．自分に都合のよい理屈をつけて髄液検査をしない医師がいるので，当科では原則として1歳6カ月までの乳幼児の初回の熱性痙攣は髄液検査を実施することにしています．それに，意識障害や髄膜刺激症状を認めた場合，1日または1晩に2回以上痙攣を起こした場合，1歳6カ月以上の初回の熱性痙攣でも髄膜炎の疑いを捨てきれない場合には髄液検査をする方針にしています．

しかし，初回の単純性熱性痙攣を起こした生後6～18カ月児の細菌性髄膜炎のリスクは非常に低いので，米国小児科学会の髄液検査の指針に対する反論[4]

表 13-2　有熱性の初回痙攣の原因疾患（福井県済生会病院小児科，2003〜2007 年）

原因疾患	患児数	頻度(%)	原因疾患	患児数	頻度(%)
急性上気道感染症	72	49.0	突発性発疹	22	15.0
・感冒，急性上気道炎	52	35.4	水痘	1	0.7
・急性咽頭炎/扁桃炎	8	5.4	伝染性紅斑	1	0.7
・溶連菌性咽頭炎/扁桃炎	2	1.4	カポジ水痘様発疹	1	0.7
			ウイルス性発疹	1	0.7
・アデノウイルス扁桃炎，咽頭結膜熱	8	5.4	ムンプス	1	0.7
			感染性胃腸炎	9	6.1
・ヘルパンギーナ	2	1.4	・急性ウイルス性胃腸炎	3	2.0
インフルエンザ	17	11.6	・急性ロタウイルス性胃腸炎	1	0.7
・インフルエンザ A	15	10.2			
・インフルエンザ B	1	0.7	・サルモネラ腸炎	4	2.7
・インフルエンザ A＋B	1	0.7	・カンピロバクター腸炎	1	0.7
急性下気道感染症	17	11.6	敗血症（*Klebsiella pneumoniae*）	1	0.7
・急性気管支炎	6	4.1			
・気管支肺炎	7	4.8	肺炎球菌菌血症	2	1.4
・喘息性気管支炎	3	2.0	細菌性髄膜炎（肺炎球菌）	1	0.7
・RSV 細気管支炎	1	0.7	無菌性髄膜炎	1	0.7
			計	147	100

があるように，ベテランの小児科医が熱性痙攣だと確実に診断できる症例では髄液検査は必要ないでしょう．

2）発熱の原因診断を忘れるな

　前述した若い小児科医の診療の問題点は，細菌性髄膜炎を見逃したことではなく，熱性痙攣という診断で思考停止していることです．

　熱性痙攣は，痙攣の原因であっても，発熱の原因ではありません．細菌性髄膜炎以外にも尿路感染症や菌血症などの重症細菌感染症が発熱の原因であるかもしれません．発熱に対する鑑別診断をおろそかにしないでください．米国小児科学会のガイドライン[3]では，熱性痙攣の有無にかかわらず 2 歳以下の発熱児における菌血症の頻度は同一なので，推奨する血液検査に血算と白血球分画

表 13-3　単純型熱性痙攣の定義(福山, 1965 年)

① てんかんの家族歴がない
② 分娩外傷そのほかの脳障害の原因となりうる疾患の既往がない
③ 発症年齢：生後 6 カ月〜満 6 歳以内
④ 発作の持続時間：最高 20 分以内
⑤ 痙攣：左右対称性，巣症状がない
⑥ 発作終了後，持続性意識障害がない，片麻痺がない
⑦ 明らかな神経症状，知能，性格障害を有しない
⑧ 発作が短時間に頻発することはない

高木誠一郎：熱性けいれん．豊原清臣，他(編)：開業医の外来小児科学 改訂 5 版．p.515，南山堂，2007 より引用

が挙げられています．当科のデータ(表 13-2)でも，72％が呼吸器感染症で，抗菌薬投与を要しない患児がほとんどですが，血液培養陽性が 3 例(2.1％)あったように重症細菌感染症が紛れ込んでいるので，「痙攣が治まっているので大丈夫です」と解熱薬の坐薬を処方するだけで帰宅させるような「その場しのぎ」の診療を避けるように心がけましょう．

◆ 熱性痙攣

　熱性痙攣は，通常 38℃ 以上の発熱に伴って乳幼児期に生じる発作性痙攣で，中枢神経系感染症，代謝異常，脳性麻痺や重度の精神発達遅滞などその他に明らかな発作の原因疾患のないものと定義されます[5]．熱性痙攣は単純型と複合型に分類され，**表 13-3** に示した項目が 1 つでもあれば複合型になります[6]．米国小児科学会[7]は，中枢神経感染症，代謝異常，無熱性痙攣の既往を持たない生後 6 カ月〜60 カ月の発熱児に起こる痙攣と熱性痙攣を定義しています．単純型熱性痙攣は，① 痙攣の持続が 15 分以内，② 痙攣は全身性で，部分発作でないこと，③ 24 時間以内に 1 回しか痙攣を起こさないことの 3 条件を満たすものです．一方，複合型熱性痙攣は，15 分以上持続する痙攣，部分発作である痙攣，または 24 時間以内に痙攣が 2 回以上あるものです．
　熱性痙攣は，欧米より日本での発症頻度が高く，小児のプライマリ・ケアで重要な疾患です．再発のリスク，痙攣時の対処法，予防接種について保護者か

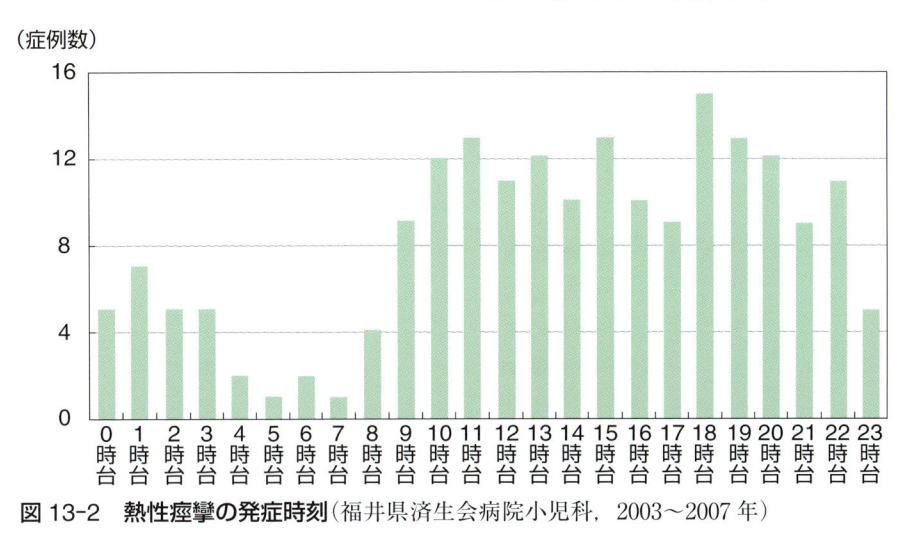

図 13-2　**熱性痙攣の発症時刻**（福井県済生会病院小児科，2003～2007 年）

らよく質問されます．保護者が熱性痙攣に余裕をもって対処できるようにするために，正確な知識を身につけて十分な説明をしましょう．

1）熱性痙攣の起こりやすい時間帯は（図 13-2）

　2003～2007 年に当科に入院した熱性痙攣（単純型と複合型を含む）延べ 197 例の痙攣発症時刻は，深夜帯（0～9 時）が 16％，日勤帯（9～17 時）が 46％，準夜帯（17～24 時）が 38％でした．熱性痙攣は夜間に多い印象をもっていましたが，最も多かったのは意外にも日勤帯でした．熱性痙攣の発症時刻をみると，子どもが起きている時間帯に発症しやすく，眠っている時間帯に少ない傾向でした．

2）熱性痙攣は発熱からどれくらいの時間経過で起こりやすいか（表 13-4）

　痙攣後に発熱に気づいた 14.5％を含めて発熱前後に痙攣があったのは 20.7％で，5 名に 1 名は発熱後まもない痙攣でした．発熱後 12 時間以内までに 63.3％，24 時間以内までに 83.5％が痙攣を起こしたので，発熱後 1 日以内が熱

表 13-4　熱性痙攣の発熱から発症までの時間
（福井県済生会病院小児科，2003〜2007 年）

発熱から痙攣までの時間	発生件数	頻度(%)
痙攣後に発熱に気づく	28	14.5
痙攣の直前か同時	12	6.2
1 時間以内	3	1.6
1〜3 時間以内	21	10.9
3〜6 時間以内	27	14.0
6〜9 時間以内	16	8.3
9〜12 時間以内	15	7.8
12〜15 時間以内	10	5.2
15〜18 時間以内	12	6.2
18〜21 時間以内	8	4.1
21〜24 時間以内	9	4.7
24〜36 時間以内	20	10.4
36〜48 時間以内	9	4.7
48〜60 時間以内	1	0.5
96 時間以上	2	1.0
計	193	100.0

性痙攣発生の要注意日になります．2 日後以降に痙攣を起こした例も少数ありました．

3) 熱性痙攣の再発率は

　再発率は 25〜50%（平均 30%）で，3 回以上の発作反復は熱性痙攣患児全体の 9%[4]です．初回の痙攣を起こした時に 3 分の 1 程度の患児がまた熱性痙攣を起こす危険性があると保護者に説明します．再発の時期は 1 年以内に約 70%で，2 年以内で 90%になります[4]．

4) 痙攣が起こった時の家庭での対処は

舌を噛むことは通常ないので,口のなかに指や物を慌てて入れないこと,それよりも痙攣時に吐物で窒息する危険があるので,吐物が口から外へ出やすくなるように,うつ伏せに寝かせて顔を横向きにするように説明し,ベルトをしていれば外すなど衣服を弛くし,痙攣が止まるまでそばについているように指導します.痙攣の持続時間や性状(左右差,眼球偏位)をできれば観察するようにといいますが,保護者に痙攣を起こしている子どもを冷静に観察せよというのは無理な注文かもしれません.

5) 予防接種は受けてよいか

熱性痙攣の既往者は現行のすべての予防接種を受けてよく,痙攣発作から2～3カ月の観察期間をおけば接種可能になっているので,最終発作から2カ月たてば接種できます.接種を受ける小児の状況とワクチンの種別により,主治医の判断で期間の短縮も可能であるとされているので,単純型であれば1カ月程度の間隔でもできます[6].

6) 脳波検査をどうするか

単純型熱性痙攣では,発作を3回起こした場合を脳波検査の対象にしています.複合型熱性痙攣,脳性麻痺や脳奇形など中枢神経系の異常のある患児,てんかんの家族歴のある患児では脳波検査を行うようにしています.

7) ダイアップ坐薬®による再発予防は

指導ガイドライン[5]で,ダイアップ坐薬®の発熱時応急投与の適応は,①15～20分以上遷延する発作が過去に1回でもあった場合,②要注意因子(**表13-5**)中の2項目以上が重複陽性で過去に2回以上発作を経験した場合,③短期間に発作が頻発する場合(半日で2回,半年で3回以上,1年で4回以上)です.
問題なのは単純型熱性痙攣です.単純型熱性痙攣は予後良好な疾患なので,

表 13-5　要注意因子[5]

1) てんかん発症に関する要注意因子(Ep 因子)
   ① 熱性痙攣発症前の明らかな神経学的異常もしくは発達遅滞
   ② 非定型発作(部分発作，発作の持続が 15～20 分以上，24 時間以内の繰り返し，のいずれか 1 つ以上)
   ③ 両親・同胞におけるてんかんの家族歴
2) 熱性痙攣再発に関する要注意因子(Fs 因子)
   ① 1 歳未満の熱性痙攣の発症
   ② 両親または片親の熱性痙攣の既往

基本的に自然放置でよい[7]と考えています．また，痙攣後に発熱に気づいた例が約 15％あったように，ダイアップ坐薬®の予防投薬が間に合わないことがあります．このような理由で，私自身はダイアップ坐薬®の再発予防にそれほど積極的でありませんが，痙攣を 2 回起こした場合に予防法を保護者に説明し，希望があれば処方するようにしています．

実際の予防法は，体温が 38.0℃ 以上になれば(37.5℃ 以上では過剰投与のリスクが高いと思います)ダイアップ坐薬®を挿肛します．解熱薬の坐薬と同時に使用するとジアゼパムの吸収が悪くなるので，解熱薬の坐薬は 30 分以上経ってから挿肛します．8 時間後に発熱があれば 2 回目の投与を行って終了とします．1 回の発熱のエピソードで，2 回までのダイアップ坐薬®です．通常 2 年間，4～5 歳を目標[6]に続けます．なお，解熱薬には熱性痙攣の予防効果はありません．

8) 熱性痙攣と間違われるもの

保護者が痙攣としばしば間違えるのは悪寒戦慄です．悪寒戦慄では意識が保たれるので，凝視や眼球偏位がなく，意識が清明である点が熱性痙攣との鑑別になります．

9) インフォームド・コンセントが大事

初回痙攣時に保護者は動揺しているので，口頭による医師の説明を理解でき

表13-6 無熱性痙攣を主訴とした入院
（福井県済生会病院小児科，2003〜2007年）

疾患	延べ入院数(人)	頻度(%)
てんかん	29	61.7
点頭てんかん（潜因性1名，結節性硬化症1名）	2	4.3
無熱性痙攣（経過観察中）	3	6.4
テオフィリン関連性痙攣	1	2.1
軽症胃腸炎関連痙攣	9	19.2
ロタウイルス性胃腸炎	2	4.3
病原体不明	7	14.9
低血糖（高インスリン血症1名，1型糖尿病1名）	4	8.5
憤怒痙攣	1	2.1
計	47	100

ないでしょう．それで，しばしば質問を受ける内容を記した保護者向けのパンフレットを渡して説明しています．

◆ 発熱を伴わない痙攣

てんかんが無熱性痙攣の最も多い原因（表13-1，13-6）ですが，軽症胃腸炎関連痙攣，ケトン性低血糖症など小児に特有の原因があることにも注意しましょう．

1）頭部CT検査の前に血糖を調べよう

3歳男児が休日の朝に起床後しばらくして痙攣を起こしたので，自宅近くの内科開業医を受診しました．内科医は静脈路を確保する自信がなかったので，すぐ近くにある休日診療所に連れていき，看護師が静脈路を確保しました．あいにく当番医は大学から派遣された内科医で，ブドウ糖を含有していないラクテック®で輸液を開始し，救急車で当院に酸素投与しながら搬送されてきまし

た．搬送中も痙攣が続き，到着時に最初に検査した血糖値は 21 mg/dL と低く，ブドウ糖の静注で痙攣が止まり意識も回復しました．稀に，このような持続する痙攣を呈するケトン性低血糖症の患児がいます．大部分の症例は，朝になってから元気がない，ぼーっとしているという訴えで受診します．しかし，小児の低血糖は少なくないので，意識レベル低下や痙攣がある場合には血糖測定を最初に行いましょう．また，高血糖はめったになく，低血糖を意識せずに治療することになるので，ブドウ糖を含有した輸液で開始するのがよいと思います．

2）画像検査を実施すべきか

病歴聴取も診察もせずに，「とりあえず頭部 CT」とオーダをしがちですが，神経学的診察をして脳神経外科に相談すべき疾患かどうかを，画像検査の前に考えておくことも大切です．しかし，自宅で階段から落ちて痙攣を起こしたと受診した小学生で，頭部 CT 検査により脳腫瘍とすぐに診断できた経験もあります．CT 検査で助けられることもあるので，実施できる施設であれば行うべきです．脳炎や脳梗塞の早期診断は MRI 検査が CT 検査より優れているので，患児の症状や診断目的により画像検査の必要性も含めて検討し，検査法を選択しましょう．

3）早朝に搬送された全身性痙攣は BECTS を疑う

中心・側頭部に棘波を示す良性小児てんかん（BECTS：benign childhood epilepsy with centrotemporal spike）[8]は，当科でフォローしているてんかんのなかで最も多いタイプで，入眠直後や明け方に強直間代発作を起こすのが特徴です[7]．ドライブ中に昼寝を始めた時や，寒い時に早く目覚めすぎたので炬燵にもぐり込んでうとうとした時に痙攣を起こすことがあります．

4）軽症胃腸炎関連痙攣

明らかな脱水症や電解質異常，低血糖がないのにもかかわらずロタウイルス

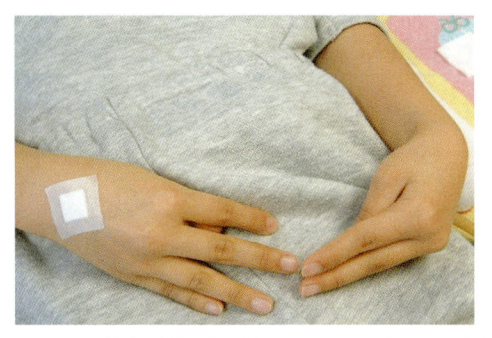

図13-3　過換気症候群に伴うテタニー(8歳, 女児)

などによる胃腸炎の乳幼児にみられる無熱性の痙攣で，持続が5分以内の短い全身性強直間代性か全身性強直性発作です．短時間に痙攣を複数回繰り返すことが多く，10回以上群発することもあります．ジアゼパムが無効なことを覚えてください．カルバマゼピン(テグレトール®)の少量投与(5 mg/kgを1日1回)やフェノバルビタール，リドカインが有効といわれています．

5) テオフィリン関連性痙攣

喘息児がテオフィリン内服中や点滴静注中に痙攣を起こせば，テオフィリン関連性痙攣を疑って投与を中止します．難治性で痙攣重積になりやすく，脳障害を残す危険性もあり，また，テオフィリンの血中濃度が高くないケースでも起こすことがあるので要注意です．

薬剤では抗ヒスタミン薬による痙攣もあります．食物では銀杏中毒による痙攣があります．

6) 痙攣と間違えやすいもの

外来でしばしば相談を受けるものに，新生児や早期乳児では良性睡眠時ミオクローヌスが，乳幼児では憤怒痙攣(泣き入りひきつけ)，身震い発作があります．年長児ではチック，ヒステリー，過換気症候群に伴うテタニー(**図13-3**)，失神があります．

◆ 痙攣は止まれば終わりか？

　痙攣の背後に重大な疾患が隠れているかもしれません．単純型熱性痙攣以外の痙攣は脳波検査も含めて精査が必要になります．痙攣後に意識障害が続く場合は入院管理をすべきです．痙攣重積で治療に難渋することもあります．手に負えないと判断したら，すぐに専門医に紹介しましょう．

◆ 意識障害

　プライマリ・ケアでは熱性痙攣やてんかん発作後の一過性の意識障害を診療することがありますが，意識障害は2次・3次の医療機関で診療されるべきです．プライマリ・ケアで意識障害に出遭ったら，バイタルサインをチェックし，救命に必要な処置をしながら，診療できる医療機関へ緊急搬送しましょう．

　ここではプライマリ・ケアで注意すべき点を説明します．意識障害の鑑別診断や治療管理は成書[9,10]や総説[2]を参考にしてください．

1）意識レベルの判定

　意識レベルの評価[11]にJCS（Japan Coma Scale）（3-3-9度方式），乳幼児では坂本の判定法が使われていますが，PALS（Pediatric Adranced Life Support）ではGCS（Glasgow Coma Scale）を使うので，両者とも理解しておきましょう．意識障害の場合には，処置に手がとられ，同時的にカルテを記載する余裕がないので，看護師などに口頭で伝えたことを記録させておき，事後にカルテ記載する際の参考にします．

2）熱せん妄

　脳炎を疑う症状は発熱，痙攣，意識障害です．インフルエンザ脳症では初期に異常言動・行動がみられます[11]．高熱時にうわ言をいうとか，寝ぼけたような異常行動をするとか，小児ではせん妄を呈することがあるので，脳症の症

状との鑑別が重要です．熱せん妄か，脳症や脳炎かの確定診断は経過観察しかないので，入院のうえで判断しています．インフルエンザで熱せん妄をきたすことが多く，当科の熱せん妄入院例の2/3をインフルエンザ（A型かB型）が占めていました．

3) 失神

患児が採血時に血管迷走神経性失神で意識を失うことがあります．頭部を低くしてベッドで寝かせておくと，しばらくして意識が戻ります．起立性調節障害による失神もしばしば相談を受けます．

4) 欠神発作

意識喪失が突然10数秒の短時間で起こり，何事もなかったように回復するので，「馬鹿になったのか」と友達からいわれることや，「何か変になる」という保護者の訴えで受診することがあります．

小学校低学年で発症することが多く，病歴から疑いをもつことはそう難しくありません．疑いがあれば，診察椅子に座らせて深呼吸を3分間ほど続けさせて発作を誘発してみます．発作が起こると体がふらつくことがあるので，患児の両手を自分の手でつかんで深呼吸を始めさせるとよいでしょう．

5) 起床後の傾眠は低血糖を考える

朝起きてから，うとうとしているとか，元気がなくぼーっとしている幼児では，前述したようにケトン性低血糖症を疑って，必ず血糖を調べましょう．嘔吐や下痢のある子どもで反応が鈍い場合も血糖を検査し，低血糖の有無を確認します．小児の意識障害では低血糖を忘れないようにしましょう．

この講の Point

- 痙攣の原因では熱性痙攣が最も多い．
- 有熱性痙攣の乳幼児では細菌性髄膜炎を見逃さない．
- 低血糖による意識障害や痙攣を忘れない．
- 意識障害はプライマリ・ケアで深入りしない．

文献

1) 東田好弘，他：当院の小児救急外来における痙攣性疾患の現状．徳島赤十字病医誌 12：31-34, 2007．＜24時間小児救急を受け入れている有名な小児科からの報告で，バイアスの小さな一般診療を反映したデータだと思う＞
2) 皆川公夫：抗けいれん薬投与の選択と手順．小児内科 38：159-163, 2006．＜薬剤の保険適応も含めて国内外の治療法を要領よくまとめてある．この号は痙攣と意識障害の特集で具体的な知識を網羅しているので研修医にお勧め＞
3) Provisional Committee on Quality Improvement, Subcommittee on Febrile Seizures : Practice parameter : The neurodiagnostic evaluation of the child with a first simple febrile seizure. Pediatrics 97：769-772, 1996．＜米国小児科学会の初回熱性痙攣に関する診断ガイドラインで一読すべきである．診断アルゴリズムの和訳は小児内科 35：157-159 に掲載されている＞
4) Kimia AA, et al : Utility of lumbar puncture for first simple febrile seizure among children 6 to 18 months of age. Pediatrics 123：6-12, 2009．＜初回単純性熱性痙攣を呈した生後6〜18カ月児の細菌性髄膜炎のリスクは非常に低いので，現在の米国小児科学会のガイドラインは再検討されるべきと結論している＞
5) 福山幸夫，他：熱性けいれんの指導ガイドライン．小児科臨床 49：207-215, 1996．＜熱性けいれん懇話会が作成した診療指針で必読すべき基本的な文献＞
6) 高木誠一郎：熱性けいれん．豊原清臣，他（編）：開業医の外来小児科学 改訂5版．pp.514-522, 南山堂，2007．＜熱性けいれんの指導ガイドライン[4]を踏まえて診療に必要な知識を包括的に説明しており，家族向けの説明パンフレットも参考になる＞
7) Steering Committee on Quality Improvement and Management, Subcommittee on Febrile Seizures : Febrile seizures : Clinical practice guideline for the long-term management of the child with simple febrile seizures. Pediatrics 121：1281-1286, 2008．＜単純型熱性痙攣の長期管理に関する米国小児科学会のガイドラインで，再発予防に抗痙攣薬の持続内服療法を勧めていない．親の不安がひどい場合に，発熱時のジアゼパムの間欠的な経口投与を勧めているだけである＞
8) 清野昌一（編）：てんかん症候群．医学書院，1998．＜一般小児科医にもてんかんの知識は必要である．専門医が丁寧な解説をつけているこの本は絶対にお勧めである＞
9) 加我牧子，他（編）：国立精神・神経センター小児神経科診断・治療マニュアル．診断と

治療社，2003．＜診断・検査・治療だけではなく，福祉に関する申請まで幅広く取り扱っている．ポケットサイズで携帯可である．姉妹編のテキストに小児神経学(診断と治療社，2008)が出版されている＞

10) Fenichel GM : Clinical pediatric neurology, a signs and symptoms approach 5th ed. Elsevier Saunsers, 2005. ＜私の種本の1つ．神経症状の鑑別診断に役立つ．疾患の説明は簡単なので，この本で診断の当たりをつけて，定評のある小児神経学教科書や文献に進めばよい．神経疾患の知識を仕入れるために入門書としても使える＞

11) 厚労省インフルエンザ脳症研究班：インフルエンザ脳症ガイドライン改訂版．2009. (http://www.jpeds.or.jp/influenza/influenza090928.pdf) ＜小児科医必読のガイドライン．脳炎・脳症の基本的知識を習得するのに最適．意識レベルの評価法も記載あり＞

頭痛の診かた

第14講

　頭痛を訴える子どもは決して少なくありません．一晩寝れば治るような頭痛から，日常生活に支障をきたす頭痛や，脳神経外科の治療を緊急に要する頭痛まで，頭痛の程度や原因はさまざまです．小児の頭痛の大半は発熱や気道感染症に伴う心配のない頭痛（**case 14-1**）です[1]が，長引く心因性の頭痛に難渋することもあります．

case 14-1

頭痛で発症したインフルエンザ A の症例

患児：6 歳，男児
既往歴，家族歴：特記すべきことなし
主訴：頭痛，発熱
臨床経過：1 月 22 日午前 2 時頃に「すごく頭が痛い」と訴えて起きてきたので，検温をすると 38.8℃の発熱を認めた．母が頭痛の部位を尋ねると，前頭から頭頂を手で押さえた．アセトアミノフェンを内服させると午前 7 時半まで眠った．起床時は体温が 37.7℃で，咳嗽と鼻水を軽度認めた．幼稚園でインフルエンザが流行しているのでそれを心配して受診した．

　受診時に，体温は 36.9℃で，頭痛の訴えはなく，咽頭・扁桃が中等度発赤していた以外に異常な身体所見はなかった．インフルエンザウイルス抗原迅速検査で A 型が陽性であったので，インフルエンザ A と診断し，タミフル®を処方した．帰宅後に 38.6℃の発熱を認めたが，頭痛はなく，23 日より解熱し，合併症なく治癒した．

表 14-1　無菌性髄膜炎（ムンプス髄膜炎も含む）の入院例の臨床症状
（福井県済生会病院小児科，2003～2009 年）

年齢（歳）	症例数	頭痛		嘔吐		発熱（≧ 38.0℃）		3 症状あり	
		症例数	頻度%	症例数	頻度%	症例数	頻度%	症例数	頻度%
0	4	0	0.0	0	0.0	4	100.0	0	0.0
1	6	0	0.0	4	66.7	4	66.7	0	0.0
2	4	2	50.0	4	100.0	4	100.0	2	50.0
3	13	9	69.2	12	92.3	13	100.0	9	69.2
4	14	11	78.6	12	85.7	13	92.9	9	64.3
5	13	13	100.0	12	92.3	11	84.6	10	76.9
6	21	21	100.0	19	90.5	19	90.5	17	81.0
7	3	3	100.0	3	100.0	3	100.0	3	100.0
8	6	6	100.0	5	83.3	6	100.0	5	83.3
9	5	5	100.0	3	60.0	5	100.0	3	60.0
10	5	5	100.0	3	60.0	5	100.0	3	60.0
11	6	6	100.0	4	66.7	5	83.3	4	66.7
12	3	3	100.0	3	100.0	2	66.7	2	66.7
13	3	3	100.0	1	33.3	3	100.0	1	33.3
14	1	1	100.0	1	100.0	1	100.0	1	100.0
15	2	2	100.0	2	100.0	2	100.0	2	100.0
計	109	90	82.6	88	80.7	100	91.7	71	65.1

◆「頭が痛い」

　頭痛を正確に訴えることができるのは 5 歳といわれます[2]が，2 歳後半になると頭痛を訴えます（表 14-1）．まだ喋ることのできない乳幼児は，怒りっぽくなるとかぐずるとか，嘔吐するとか，羞明のために暗い部屋を好むとか，自分の目や頭を繰り返してこするとかで頭痛を表します[1]．

　頭部の痛みには頭痛と顔面痛があります．頭痛は眼窩外耳孔線より上部にある痛みで，顔面痛は眼窩外耳孔線以下，頸部以上，耳介前方の痛みと定義されています．頭が痛いと訴える子どもの診療は痛みの部位を確かめることから始まります．

　実際は受診するまでもなく自然に治るような頭痛が多いので，プライマリ・

表14-2 頭痛が主訴であった入院患者(福井県済生会病院小児科,2003〜2007年)

診断	症例数	頻度%
無菌性髄膜炎	50	66.7
ムンプス髄膜炎	7	9.3
硬膜下膿瘍	1	1.3
急性上気道感染症	9	12.0
急性上気道炎	2	2.7
急性咽頭炎	2	2.7
溶連菌性咽頭炎	1	1.3
急性扁桃炎	3	4.0
アデノウイルス性扁桃炎	1	1.3
マイコプラズマ肺炎	1	1.3
副鼻腔炎	2	2.7
心因性頭痛	4	5.3
片頭痛	2	2.7
アセトン血症嘔吐症	2	2.7
起立性調節障害	2	2.7
熱中症	1	1.3
溶連菌感染後急性糸球体腎炎	1	1.3
計	75	100.0

ケアを受診する頭痛は,強い頭痛を訴える場合や,頭痛をたびたび訴えるので保護者が心配になる場合です.また,診察時に医師が問いかけて初めて患児が頭痛を訴えることもあります.

◆ 2次性頭痛を見逃さない

　国際頭痛分類第2版(ICHD-Ⅱ)では,原因疾患のない1次性頭痛(片頭痛,緊張型頭痛,群発頭痛など)と基礎に原因疾患のある2次性頭痛に頭痛を大別しています.

　頭痛診療を専門にしている施設からの報告をみると2次性頭痛の頻度は数%程度ですが,一方,プライマリ・ケアや救急外来では2次性頭痛のほうが多く

表 14-3 小児救急での急性頭痛の原因[6]

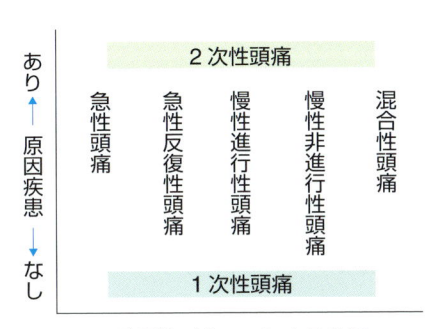

診断	頻度(%)
上気道感染	57
ウイルス性	39
副鼻腔炎	9
溶連菌性咽頭炎	9
前兆のない片頭痛	18
ウイルス性髄膜炎	9
脳腫瘍	2.6
VP シャント機能不全	2
頭蓋内出血	1.3
てんかん発作後頭痛	1.3
脳震盪後頭痛	1.3
原因不明	7

図 14-1 頭痛の分類

(表 14-2, 14-3),しかも,2次性頭痛の原因のなかには緊急に脳神経外科にコンサルトすべき疾患があります.このような背景から,プライマリ・ケアでは,1次性頭痛と2次性頭痛とを正確に鑑別診断することが求められています[5].

◆ 頭痛の鑑別診断は 2 つの軸で考える(図 14-1)

図 14-1 に示したように,頭痛の鑑別診断は,時間的経過と原因疾患の有無

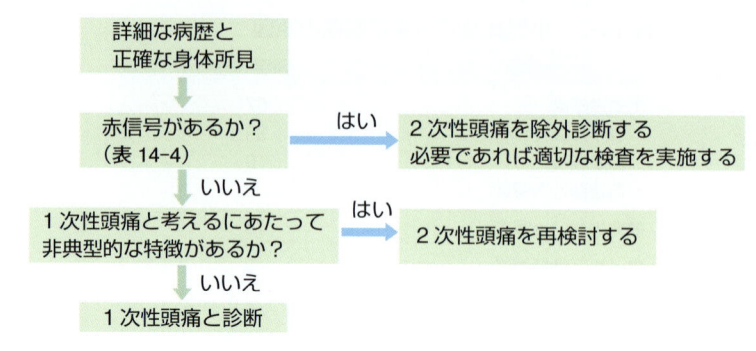

```
詳細な病歴と
正確な身体所見
    ↓
赤信号があるか？ ──はい──→ 2次性頭痛を除外診断する
（表14-4）              必要であれば適切な検査を実施する
    ↓いいえ
1次性頭痛と考えるにあたって ──はい──→ 2次性頭痛を再検討する
非典型的な特徴があるか？
    ↓いいえ
1次性頭痛と診断
```

図14-2 頭痛の診断アルゴリズム
Winner P, et al（ed）: Headache in children and adolescents 2nd ed. p.4, BC Decker Inc, 2008 より筆者訳

の2つの軸で考えます．

1）時間的経過から考える

発症からの期間，頭痛の頻度など時間的な経過より，急性頭痛，急性反復性頭痛，慢性進行性頭痛，慢性非進行性頭痛，混合性頭痛の5型に頭痛を分類します[2-4]．それぞれの型で鑑別すべき疾患が異なり，診断を考える際の基本的な枠組みになります．

2）原因疾患の有無から考える（図14-2）

2次性頭痛の原因となる疾患を示唆する症状や徴候があれば，必要な検査を行い，診断を進めます．1次性頭痛と考えられる場合は，小児では群発頭痛が少ないので，通常，片頭痛と緊張性頭痛が鑑別診断の対象になります．

◆ 頭痛の診断は詳細な病歴から

頭痛の診断は「問診がすべて」といわれる[3,5]ほど重要なので，詳細に病歴を聴取しましょう．ひどい頭痛で本人が答えられない場合は，一番よくわかっ

ている人から病歴を聴取します．ストレッチャーに横たわっているような場合は，病歴を尋ねながら身体所見を取ります．

病歴聴取の目的は，頭痛自体の性状を明らかにすることと，2次性頭痛を示す病歴の有無を明らかにすることです．病歴は以下のポイント[3]を必ず聴取しましょう．

1）頭痛の発症様式，時間的パターン，頻度，持続時間

頭痛の5つの時間的なパターンのどれに相当するかを判断するために，初めて頭痛が発症した時期（慢性頭痛の場合は「何年前から？」や「何歳から始まった？」などと質問する）を最初に質問し，急に発症した頭痛か，頭痛のない期間を伴う反復する頭痛か，徐々に進行し悪化する頭痛か，毎日または，ほとんど毎日続く頭痛か，強烈な頭痛発作のある連日性の頭痛かについて尋ねます．

頭痛が毎日起こるのか，週や月に何回起こるのか，頭痛が起こるとどれくらい持続するのか，1日のうちで頭痛が起こりやすい時間帯や日内変動があるのかを具体的に質問します．

2）頭痛の部位，性状，程度

頭痛の部位は鑑別診断の手がかりになるので，頭全体が痛いのか，部分的な痛みなのかを質問します．とくに年少児では，手指で痛む部位を教えてもらうのがよいでしょう．頭痛を繰り返している場合は，常に同じ部位の痛みなのか，部位が変わる痛みなのかも聴きます．

頭痛の性状を擬態語を使って質問する「オノマトペ問診」を間中信也[2]先生が勧めています．片頭痛の痛みはドクンドクン，ズキンズキン，緊張型頭痛はギュー，神経痛はズキー，くも膜下出血はガーンと表現されます．拍動性の痛みですかなどと質問するよりはるかに患者は答えやすいので，これらの表現を参考に問診しましょう．

頭痛の程度は，我慢できる範囲の痛みなのか，学業など日常生活に支障をきたす痛みなのかを質問します．とくに，夜間に目を覚ますような睡眠を妨げる

頭痛は器質的な疾患の存在に注意しましょう．

3）頭痛の誘因，増悪因子と緩和因子

片頭痛は運動や光・音がトリガー[2]となり，睡眠で軽快します．このような頭痛を起こすような誘因がないか，増悪させたり，緩和させるものがないかも尋ねます．

4）これまでに受けた痛みに対する治療とその反応

診断や治療の参考になるので，治療歴や薬物に対する効果も聴きましょう．

5）頭痛パターンの変化

以前からの頭痛パターンと違って，急に悪化している場合は要注意です．

6）頭痛以外の随伴症状

慢性頭痛では予兆や前兆の有無を必ず質問します．片頭痛では肩こりや首のこりが予兆（前駆症状）になることがあるので，緊張型頭痛と間違えられる[2]と指摘されています．片頭痛は閃輝暗点のような視覚前兆を伴うことがあります．また，小児の片頭痛には，悪心や嘔吐，腹痛のような腹部症状，顔面蒼白など頭痛以外の症状が表に出ることや，周期性嘔吐症候群，腹部片頭痛，小児良性発作性めまいも片頭痛の一型なので，頭痛以外の症状に注意すべきです．

また，頭痛に発熱と嘔吐があれば髄膜炎を疑うように，随伴症状は2次性頭痛の診断の手がかりになります．副鼻腔炎を疑う場合には，膿性鼻汁，鼻閉の有無，アレルギー性鼻炎の既往を質問しましょう．

このように，随伴症状の有無の問診は診断に重要なプロセスです．頭痛以外に確認すべき随伴症状には，蒼白，冷感，紅潮，発熱，めまい，失神，行動変化，食欲不振，腹痛，悪心，嘔吐が通常挙げられます．

7) 頭部外傷

直近の頭部外傷・打撲だけではなく，以前の外傷の既往も質問しましょう．小児では頭部打撲後の急性硬膜下血腫が稀にありますが，軽症頭部外傷後にしばらく頭痛を訴える程度の急性外傷後頭痛は稀ではありません．

8) 医薬品か毒素の曝露

鎮痛薬の乱用による頭痛があるので，市販薬の使用も含めて質問します．カフェインも乱用頭痛の原因になるので，カフェイン含有飲料の習慣的な摂取の有無も確認しましょう．

9) 頭痛の家族歴

前兆のない片頭痛の小児では90％に親が片頭痛である家族歴がある[1]といわれます．片頭痛の家族歴は診断に助けになるので，頭痛もちの親がいないかを質問します．

10) 既往歴

VPシャントなど脳外科的処置を受けているか，高血圧の原因となる疾患がないか，脳膿瘍であれば先天性心疾患や中耳炎・副鼻腔炎の有無，転移性脳腫瘍を起こす悪性腫瘍など，頭痛の原因となりうる既往歴や，治療中の疾患がないか聴き使用薬剤も確認しましょう．

◆ 身体所見

2次性頭痛を考えるべき所見，とくに赤信号とされる所見（**表14-4**）の有無に注意して診察します．神経学的診察に重点を置きがちになりますが，急性上気道感染症や副鼻腔炎のような中枢神経系以外の疾患に伴う頭痛があるので，系統的な全身の診察は頭痛の患者でも必要です．

表 14-4　頭痛を評価する際の赤信号

病歴所見	身体所見
年齢＜3歳	高血圧
起床時または夜間の頭痛	頭囲＞95%
起床時または夜間の嘔吐	神経皮膚症候群の皮膚症状
バルサルバ負荷や息みにより増強する頭痛	髄膜刺激症状
激烈な発症	うっ血乳頭
進行性に悪化する頭痛(慢性進行性頭痛)	眼球運動異常
学業の低下または人格の変化	非対称性の運動
精神状態異常	運動失調
てんかん	歩行障害
	深部腱反射異常

Winner P, et al (ed): Headache in children and adolescents 2nd ed. p.25, BC Decker Inc, 2008 より筆者訳

◆ 急性頭痛へのアプローチ

1) 急性上気道感染症に伴う頭痛が多い

プライマリ・ケアで一番多いタイプです．表14-3は米国のERに頭痛を主訴に受診した150名の連続した小児患者の原因です．自然治癒するウイルス症候群(いわゆるかぜ)，副鼻腔炎，片頭痛が主要な原因です．入院例になると無菌性髄膜炎が多くなりますが，急性上気道感染症(ウイルス性，溶連菌性)に伴う頭痛は入院例でも1割強を占めていました(表14-2)．

2) どのようにアプローチするか(図14-3)

神経学的診察で異常な所見の有無と発熱の有無で鑑別診断を進めます．発熱がなく，神経学的異常所見がある場合は，頭蓋内疾患の有無を確認するために，頭部CT検査かMRI検査を躊躇せずに実施します．実施できない施設では，実施できる医療機関にすぐに紹介します．

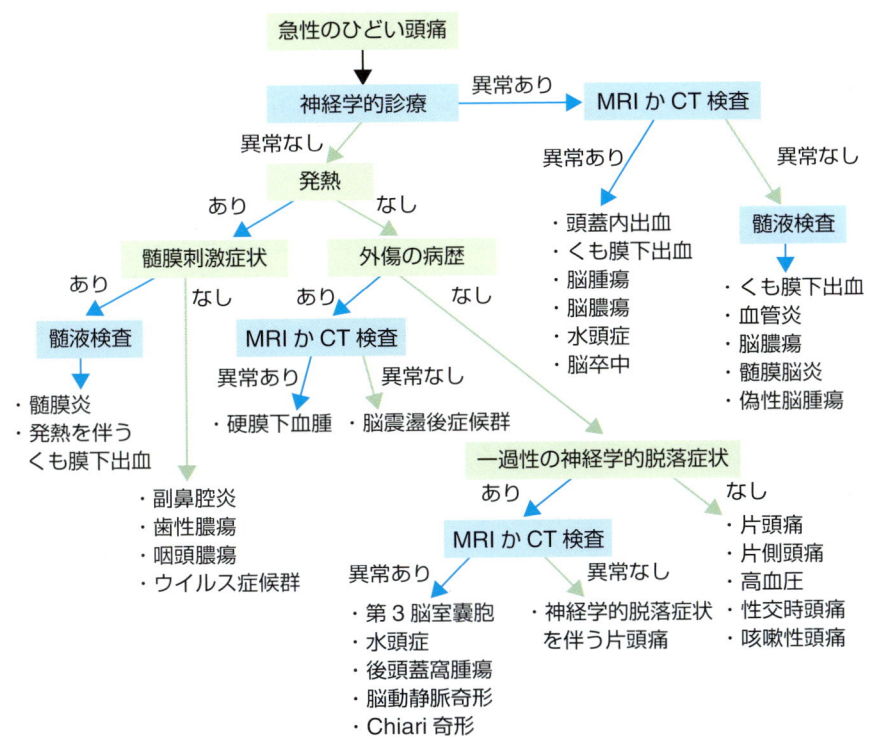

```
急性のひどい頭痛
      ↓
  神経学的診療 ──異常あり──→ MRIかCT検査
      │                        │
    異常なし              異常あり  異常なし
      ↓                    ↓         ↓
     発熱                ・頭蓋内出血   髄液検査
   あり │ なし           ・くも膜下出血    │
    ↓    ↓              ・脳腫瘍      ・くも膜下出血
髄膜刺激症状  外傷の病歴   ・脳膿瘍      ・血管炎
 あり│なし  あり│なし    ・水頭症      ・脳膿瘍
  ↓   ↓   ↓    ↓     ・脳卒中      ・髄膜脳炎
髄液検査   MRIかCT検査               ・偽性脳腫瘍
  │      異常あり│異常なし
  ↓         ↓      ↓
・髄膜炎   ・硬膜下血腫 ・脳震盪後症候群
・発熱を伴う
 くも膜下出血       一過性の神経学的脱落症状
        ・副鼻腔炎    あり │        │ なし
        ・歯性膿瘍     ↓            ↓
        ・咽頭膿瘍   MRIかCT検査    ・片頭痛
        ・ウイルス症候群 異常あり│異常なし ・片側頭痛
                      ↓       ↓    ・高血圧
                   ・第3脳室嚢胞 ・神経学的脱落症状 ・性交時頭痛
                   ・水頭症    を伴う片頭痛   ・咳嗽性頭痛
                   ・後頭蓋窩腫瘍
                   ・脳動静脈奇形
                   ・Chiari奇形
```

図14-3 急性のひどい頭痛に対する診断的アプローチ

Gupta A, et al : Headaches in Childhood. Kliegman RM, et al (ed) : Practical strategies in pediatric diagnosis and therapy 2nd ed. p641, Elsevier Saunders, 2004 より筆者訳

3) 髄膜炎をどのように診断するか

　発熱と頭痛を訴える患児では，髄膜炎の診断が喫緊の課題になります．細菌性髄膜炎は稀にしかなく，また重症感を伴うのが普通です（第3講 p.51参照）．臨床的には無菌性髄膜炎と急性上気道炎との鑑別診断が課題で，診療面では髄液検査を実施するかどうかが問題になります．

　当科での経験では，5歳以上で頭痛が全例にみられましたが，頭痛・嘔吐・発熱の3症状がそろったのは75％で，頭痛が診断のきっかけになっていました．一方，0歳児では発熱が診断のきっかけになったように，頭痛を言語表現できない3歳以下では発熱，嘔吐を診断する時に重視すべきです（表14-1）．

髄膜刺激症状(項部硬直，Kernig 徴候，Brudzinski 徴候，Tripod 徴候)は発症から受診までの時間経過にもよるかもしれませんが，年長児でも必ずみられるとは限らないので，髄膜刺激症状がないことを理由に髄膜炎を否定できません．発熱児でひどい頭痛を訴える場合は髄膜炎の可能性を考えて診療をしましょう．

　髄膜炎を疑えば，髄液検査を実施するか否かが問題になります．髄膜炎の症状が強く入院するような症例や，発熱の鑑別診断のために髄液検査が必要な症例では腰椎穿刺を行っています．流行状況や血液検査などから無菌性髄膜炎とほぼ断定でき，頭痛や嘔吐などの症状が入院加療を要するほどでない場合には，髄液検査をしていません．ただし，保護者には症状の悪化があれば，再診するように説明しておきます．また，仮に無菌性髄膜炎を急性上気道炎と誤診しても，無菌性髄膜炎は基本的に自然治癒する疾患なので，臨床的に大きな問題になることはないでしょう．

◆ 急性反復性頭痛

　片頭痛と緊張型頭痛が圧倒的に多いです[3,4]．家庭で鎮痛薬を使用し，ひどい頭痛の時に救急外来の受診を繰り返しているだけで，適切な治療や診断を受けていない患者がいます(**case 14-2**)．救急外来でこのような患者に出遭った時は，通常の外来を受診させるか，専門医への紹介を勧めるべきです．

case 14-2

急性反復性頭痛を呈した片頭痛の男子例
1 回目の受診(10 歳 5 カ月)
　学校で昼休み時間に同級生がぶつかってきた際，はずみで壁に前頭部をぶつけた．15 時過ぎから悪心を認め，16 時半に 1 回嘔吐したので，下校後に救急外来を受診した．頭部に内出血や腫脹がなく，頭部 CT 検査で異常はなかった．
2 回目の受診(10 歳 10 カ月)
　学校で 11 時頃から頭痛と悪心が突然出現したので，早退して小児科外来を受診した．神経学的にも身体所見の異常はなく，血圧も正常

で，頭部CT検査を再検したが，異常はなかった．

3回目の受診（11歳5カ月）

　学校で給食を完食してから頭痛が出現し1回嘔吐した．保健室で休まずに最後まで授業を受けたが，帰宅後に嘔吐を2回認め，夕食も食べられないので，救急外来を受診した．両側前頭部の拍動性のある頭痛で，前兆はなかった．

コメント：2回は救急外来，1回は小児科外来を受診したが，受診の間に多い時に週に1，2回頭痛を認めていた．母親自身はかかりつけ医で片頭痛の診断で，NSAIDsを内服していた．

◆ 慢性進行性頭痛

　脳腫瘍や水頭症など器質性疾患（表14-5）の可能性が最も高いので，救急外来を担当する医師にとって最も厄介な頭痛パターンです[3, 4]．頭部CTかMRI検査を必ず実施します．

　早朝起床時の頭痛や嘔吐があれば，脳腫瘍を疑ってかかります．脳腫瘍は通常後頭部痛と記載した米国のテキスト（たとえば"Pediatric emergency medicine secrets 2nd ed"）がありますが，脳腫瘍に絶対的な特有の頭痛はありません[3]．私の脳腫瘍の経験では，頭痛を主訴にすることは稀で，大部分は嘔吐が主訴です（case 7-4）．乳児では頭囲拡大や体重増加不良に注意すべきです（case 7-1）．

表14-5　小児の慢性進行性頭痛の主な原因[3]
- 水頭症（閉塞性，交通性）
- 脳腫瘍
- 脳奇形（Chiari奇形，Dandy-Walker症候群）
- 感染症（脳膿瘍，慢性髄膜炎）
- 慢性硬膜下血腫
- 偽性脳腫瘍
- 脳動脈瘤，脳血管奇形
- 薬物（経口避妊薬，テトラサイクリン系）

Qureshi F, et al : Managing headache in the pediatric emergency department. Clin Ped Emerg Med 4 : 164, 2003 より筆者訳

慢性非進行性頭痛

3カ月間以上にわたって，通常4時間以上続く頭痛が月に15回以上あるものと定義されます[2]．しょっちゅう頭痛を訴えるので，本人も保護者も脳腫瘍のような器質的な原因を心配して受診します．神経学的診察で異常がなく，頭痛以外に随伴症状もなくても，必ず頭部CT検査を行っていますが，異常なしが普通です．

頭部画像検査で異常がないこのタイプの頭痛では，片頭痛，緊張型頭痛，起立性調節障害による頭痛，心因性頭痛を考えます．しかし，頭痛の分類を診断しただけでは改善しないことが多く，このような患者では，痛みへの対処だけでなく，心理的なストレス，心因性頭痛を考慮した診療が必要です．私の外来では，中学3年生にこのタイプの頭痛が多くみられます．鎮痛薬を変更しても頭痛が改善しないことが多く，鎮痛薬依存にならないように注意しながらつきあっていくことが必要です．

混合型頭痛

混合型頭痛は慢性連日性頭痛と同意語で，最近では，慢性連日性頭痛と記載するようです．慢性の頭痛に片頭痛の発作や鎮痛薬の乱用が重なって起こることが多いので，鎮痛薬の乱用がないかを確かめる必要があります．

頭痛の薬物治療

器質性疾患による頭痛であれば，原因疾患の治療が最優先されます．1次性頭痛の薬物療法は成書[2,4,5]を参考にしてください．救急外来などで頭痛を訴えている場合には，アセトアミノフェンかイブプロフェンの内服か坐薬の外用が第1選択です．たいていの場合はその治療だけで頭痛を抑えることができます．

◆ 頭部打撲で受診した際の頭部画像検査をどうするか

　頭痛から話題がそれますが,「ソファから乳児が落ちて頭を打った」とか「幼児が転んで頭を打った」と子どもを抱えて不安げに外来を受診するケースは, プライマリ・ケアでよくみかけます. どう考えても打撲による頭蓋内の異常がないような場合でも, 保護者の心配は脳の異常で, 頭部CT検査を希望します. このようなケースで検査をするかしないかで, しばしばトラブルになります.

　重傷後24時間以内に受診し, GCS (Glasgow Coma Scale) が14〜15点であった18歳未満の頭部外傷児を対象にした北米の救急部門からの研究報告[8]によると, 2歳未満では, 精神状態正常, 前頭部以外に頭皮下血腫なし, 意識喪失はない, もしくは5秒未満, 重大な受傷機序ではない, 触知可能な頭蓋骨骨折なし, 親によると行動は正常の6項目, 2歳以上では, 精神状態正常, 意識喪失なし, 嘔吐なし, 重大な受傷機序ではない, 頭蓋底骨折の徴候なし, 激しい頭痛なしの6項目をすべて満たす場合は, 重大な外傷性脳損傷のリスクがほとんどないので, 頭部CT検査が不要になります.

　診察時に痛そうな表情をせず, 機嫌がよく, 神経学的な異常所見もなく, たいした頭部打撲でなければ, 頭部CT検査をせずに, 硬膜下血腫を念頭に置いて, 痙攣や意識障害や麻痺や嘔吐のような症状が出てきたら, すぐに再診するように説明して経過観察するだけで十分です. しかし, 納得しそうにない保護者の場合には, 被曝線量を減らすために頭部単純X線撮影だけにしています. さらにどうしても診察と説明だけで納得しない保護者には根負けをして, 頭部CT検査をすることがあります.

この講のPoint

- 小児の日常診療で最も多い頭痛の原因は, 急性上気道感染症である.
- 2次性頭痛の鑑別診断が重要である.
- 小児でも片頭痛は少なくなく, 腹部症状や自律神経症状が前面に出ることも多い.
- 慢性的に続く頭痛では, ストレスなど心因となる背景を常に考える.

文献

1) Haslam RHA : Headaches. *In* : Long SS, et al(ed) : Nelson textbook of pediatrics 18th ed. pp.135-143, Saunders Elsevier, 2008. ＜さすが Nelson の教科書である．頭痛の診療について近年の知見を交えて簡潔明瞭に記述してある＞
2) 椎原弘章(編)：小児科臨床ピクシス 12 小児の頭痛．中山書店，2009. ＜頭痛の診療の最新知識をカラフルなレイアウトで習得できる＞
3) Qureshi F, et al : Managing headache in the pediatric emergency department. Clin Ped Emerg Med **4** : 159-170, 2003. ＜研修医に絶対お勧めの文献である．救急外来での頭痛の診断，治療をわかりやすく記載している＞
4) Winner P, et al(ed) : Headache in children and adolescents 2nd ed. pp.297-314, BC Decker Inc, 2008. ＜この本はお勧めである．2001 年に発行された初版は，頭痛診療で評価の高い寺本純先生が『小児の頭痛』（診断と治療社，2002）と題して翻訳している．2 版は初版を一部改訂している．この本を読めば頭痛の診療に自信がもてるようになる＞
5) 日本頭痛学会(編)：慢性頭痛の診療ガイドライン．医学書院，2006. ＜エビデンスに基づいたガイドラインで，頭痛診療の基本的図書＞
6) Lewis DW, et al : Acute headache in the pediatric emergency department. Headache **40** : 200-203, 2000. ＜突然発症の頭痛のために救急外来を受診した 150 名の連続した小児患者を対象に前方視的に原因を検討した臨床研究＞
7) Gupta A, et al : Headaches in Childhood. *In* Kliegman RM, et al(ed) : Practical strategies in pediatric diagnosis and therapy 2nd ed. pp.633-649, Elsevier, Saunders, 2004. ＜小児の頭痛の鑑別診断を簡潔にわかりやすくまとめてあるので，入門編として最初に読むとよい＞
8) Kuppermann N, et al : Identification of children at very low risk of clinically-important brain injuries after head trauma : a prospective cohort study. Lancet **374** : 1160-1170, 2009. ＜CT 検査不要な頭部外傷児を識別する方法を検討するために，北米の 25 の救急部門で実施された臨床研究＞

急性発疹の診かた

第15講

　小児科の外来では，日常茶飯事といってもよいほど，皮疹についてよく相談を受けるので，子どもを診る医師には皮膚科の知識が必要です．湿疹やアトピー性皮膚炎のような慢性の経過をとる皮膚疾患の診療は小児科で重要な柱の1つですが，ここではプライマリ・ケアでよくみられる急性発疹について考えます．

◆ どのように発疹の診療を学ぶか

　発疹はみるだけですぐに診断できることが多々あります．しかし，知識がなければ診断できません．皮膚疾患の図譜[1,2]をとにかくたくさんみて，皮疹の性状を覚えることが診療の基礎になります．皮膚科医が身近にいれば力を借りましょう．最初に自分で診断した後で，皮膚科医に対診を依頼し診断してもらいます．自己診断の正誤を確認し，誤っている場合は皮膚科医から皮疹の診断のポイントを聞き出します．皮膚科医と仲良しになることが前提条件ですが，私は駆け出しの頃にこの方法で皮疹を勉強しました．

◆ 保護者から尋ねられること

　子どもに発疹がある場合に，診断や治療のこと以外で保護者から質問されることが2点あります．
　第1点は，子どもの欠席は保護者にとって大きな生活上の問題になるので，伝染する疾患かどうかの質問です．欠席が必要な感染症の場合には，休む必要のある期間や感染予防の注意点を説明しておきましょう．

第2点は，発疹の発症に食物アレルギーの関与がないかを気にかけて食事に関しての質問です．発疹の原因や生活上の注意点を，明確に保護者に説明することも大切です．

◆ リンデロン VG 軟膏®医師になるな

　「発疹の処置をどうしますか？」と看護師から指示を求められると，どんな発疹であろうとも，「リンデロン VG®」としか答えない医師をこれまでにたびたびみてきました．抗菌薬含有ステロイド軟膏であるリンデロン VG 軟膏®は何にでも効きそうですが，時には過ちが起こるかもしれません．正しい診断のうえに正しい治療があります．「ただ治ればよい」という臨床態度のリンデロン VG 軟膏®医師にならないように，研修医はプライマリ・ケアで必要とされる皮疹の基本的な診療能力を，初期臨床研修の期間に習得しましょう．

◆ 病歴聴取で注意する点

1) 発熱の有無

　小児の急性発疹は感染症によるものが多いので，発熱の有無を確認します．発熱と発疹の出現との時間的な関係は診断に直結する情報になります．また，地域での流行や家族内の発生状況のような疫学的情報をつかんでおくことも診療に役立ちます．

2) 発疹以外の症状

　咽頭痛やかゆみなどの症状も，診断に参考になるので質問しておきます．

◆ 発疹の性状を 2 つに分けて考える

　発疹学の細かな分類に基づいて診断することは原則ですが，皮膚科専門医でない小児科医にとって，最初に水疱があるかないかを観察し，斑状丘疹性発疹

表 15-1　斑状丘疹性発疹を呈する疾患[3,4]

ウイルス性	非ウイルス性
麻疹	A群β溶連菌感染（猩紅熱）
風疹	ブドウ球菌感染（猩紅熱様）
突発性発疹	偽結核性エルシニア感染
エンテロウイルス感染症	サルモネラ感染
アデノウイルス感染症	髄膜炎菌菌血症（時に出血性）
伝染性単核症	ライム病
伝染性紅斑	トキソプラズマ感染症
ジアノッティ症候群	マイコプラズマ感染症（時に
ジアノッティ病	水疱，出血性）
	薬疹
	中毒疹
	紅色汗疹（あせも）
	日光皮膚炎
	川崎病

を呈する疾患と丘疹水疱を呈する疾患に二大別して，鑑別診断を進める方針が実践的で有用です[3,4]．

◆ 斑状丘疹性発疹を呈する疾患（表15-1）

1）麻疹（図15-1）

　発疹が出ると「はしかですか？」と聞いてくる保護者がいますが，麻疹は発熱が3～4日間続いてから発疹が出現する疾患で，発熱と同時に発疹がないのが特徴です．コプリック（Koplik）斑（図15-2）は発疹出現前の診断に役立ちますが，意識して観察しないと見落とします．発疹は顔面から出現し，上から下へ拡大します．発疹は紅色で，融合傾向があり，やがて色調が暗赤色になり，茶褐色の色素沈着を残します．典型的な経過の麻疹は診断に困ることはないと思いますが，流行のない地域に持ち込まれた麻疹患児や修飾麻疹の患児は，診断が遅れたり，臨床診断が困難なことがあるので，血清学的検査で確定診断すべきです．

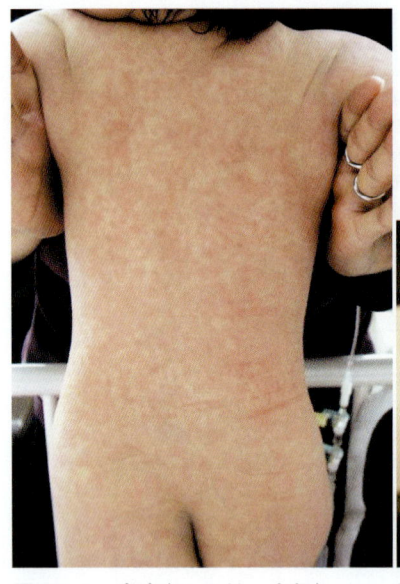

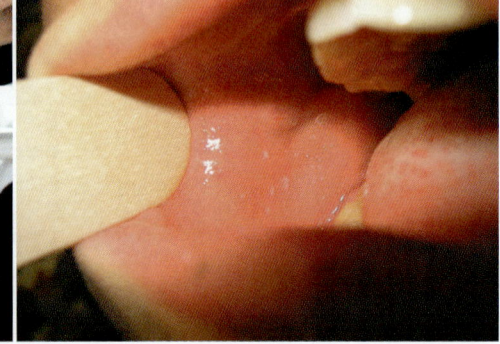

図 15-1　麻疹（11 カ月，女児）　　図 15-2　コプリック斑

2）風疹

　発疹は発熱と同時（発熱がない場合もある）に出現し，発疹は顔面から，上から下へ拡がります．積雪地帯でないと理解できないかもしれませんが，「麻疹の皮疹はぼたん雪で，風疹の皮疹は粉雪だ」と雪にたとえて先輩から教わったように，風疹は，麻疹と違って，鮮紅色の丘疹が融合もなくパラパラと分布しきれいです．全身のリンパ節腫大も診断の参考になります．

3）突発性発疹（図 15-3）

　生後 6〜12 カ月に好発し，1 歳 6 カ月までの乳児が罹患する感染症です．高熱が 3〜4 日間続いた後に，解熱とともに鮮紅色の小斑状丘疹性発疹が体幹から出現し全身に広がります．発疹は 3 日間程度で色素沈着を残さずに消退します．このような臨床経過をとれば突発性発疹と臨床診断します．原因ウイルスにヒトヘルペスウイルス 6 型と 7 型が確定されているので，突発性発疹に 2 回

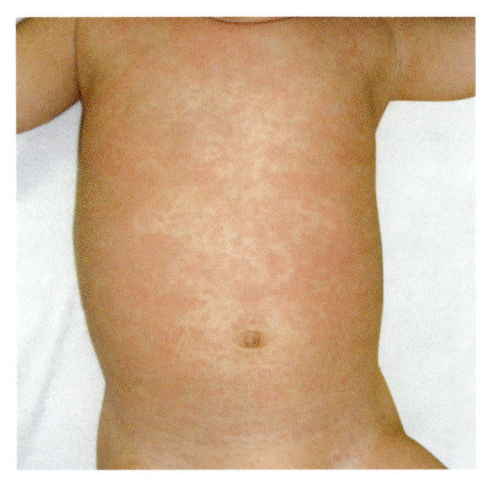

図15-3　突発性発疹（11カ月，女児）

罹患しても不思議でありませんが，突発性発疹と診断せざるをえないような臨床経過を3回とった症例の経験もあります．

4）猩紅熱

　溶連菌感染症の1つです．粟粒大の紅色丘疹が全身に播種状に多数出現する場合（図15-4）や，腋窩部，下腹部，鼠径部，大腿内側などに集簇してみられる場合もあります．触診すると紙やすりのようなザラザラした感触です．また，かゆみを訴えることもあります．発疹は発熱とほぼ同時に出現するのが典型例ですが，発熱後1日程度経過してから発疹が出現する場合や，発熱や咽頭痛を伴わず発疹だけで受診する場合もあります．
　イチゴ舌（赤色イチゴ舌）は発症後3，4日から明確になります．発症初期にはイチゴ舌がみられません．それにイチゴ舌の始まりは白色イチゴ舌（図15-5）なので，教科書に載っているような赤色イチゴ舌が常にみられるわけではないので注意してください．
　猩紅熱の疑いがあれば，咽頭拭い液の溶連菌抗原迅速検査か細菌培養で確定診断します．回復期に糠様落屑，川崎病と同様な膜様落屑が手指や足指にみら

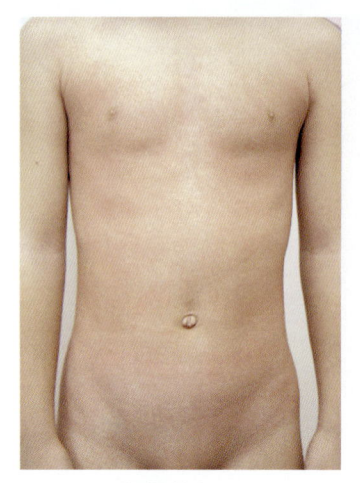

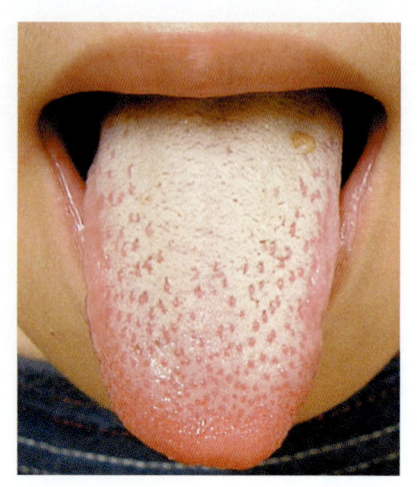

図 15-4　猩紅熱(8歳，男児)　　図 15-5　白色イチゴ舌(5歳，男児)

れることがあります．
　また，溶連菌による皮膚感染症には膿痂疹，丹毒，溶連菌性肛囲皮膚炎もあります．

5) 伝染性紅斑(りんご病)(図15-6)

　両頬の蝶形紅斑をみると全身性エリテマトーデス(SLE)を疑うかもしれません．顔面の紅斑以外に，上腕や大腿にレース様の紅斑もみられます．全身に紅斑が広がる症例もあります．紅斑が出現した時は伝染力がないので，登園や登校を禁止する必要はありません．ただ1つの問題点は妊婦が感染すると死産や胎児水腫を起こすことです．

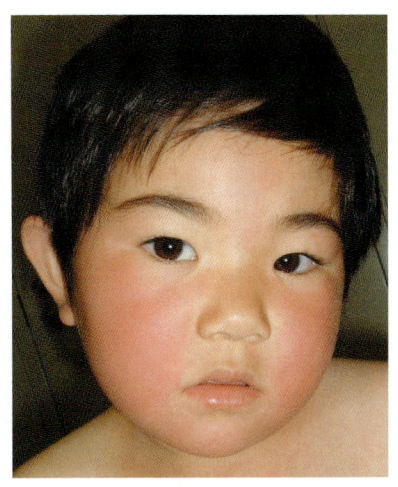

図 15-6　伝染性紅斑の顔面の紅斑
（4 歳，女児）

6）伝染性単核症

　発熱が続き，扁桃炎，全身のリンパ節腫大，肝脾腫により診断するのが通常で，発疹だけで伝染性単核症を疑うことはありません．発疹を伴う症例は 3〜13％で，乳幼児期に発現頻度が高い[3)]とされます．また，ペニシリン系抗菌薬の内服により発疹が出現しやすいので処方時に避けましょう．

7）ジアノッティ症候群，ジアノッティ病

　小丘疹性末端皮膚炎という別名があるように，幼児で，四肢伸側を中心に顔面，臀部などに比較的対称性に非融合性の丘疹が出現します．皮疹は丘疹のほかに小水疱，膿疱様疹，虫咬様疹を呈することもあります．特徴的な分布をする皮疹なので診断は容易です．B 型肝炎ウイルスによるものをジアノッティ病（Gianotti 病）と，それ以外の原因によるものをジアノッティ症候群（正式には Gianotti-Crosti 症候群）と呼びます．ジアノッティ症候群の原因には，EB ウイルス（図 15-7），コクサッキー A16 などのエンテロウイルス，サイトメガロウイルス，ヒトパルボウイルス，マイコプラズマ，溶連菌などがあります．か

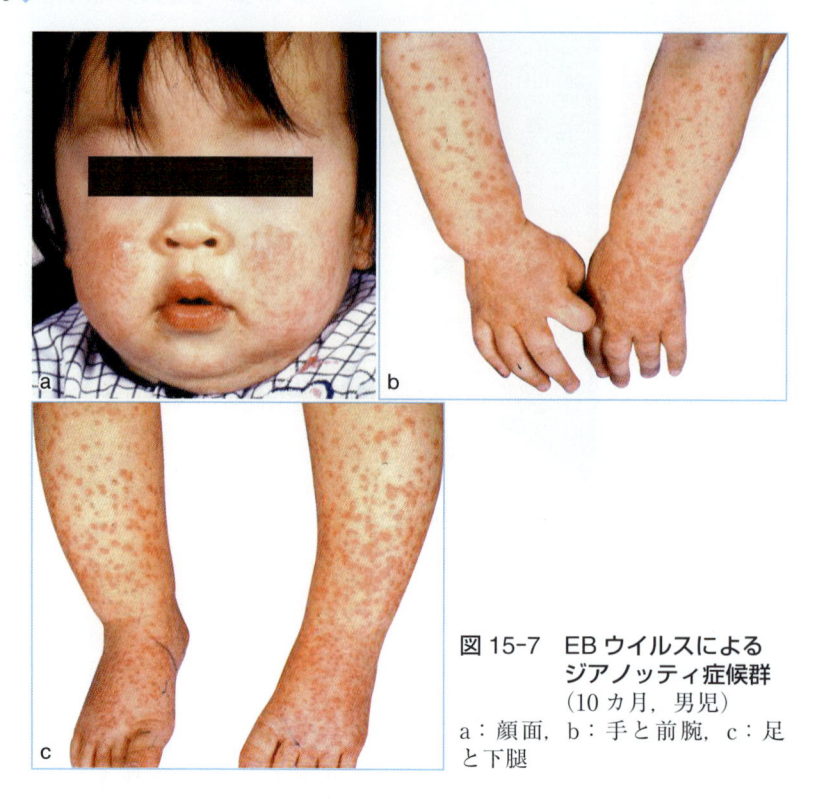

図 15-7　EB ウイルスによる
　　　　　ジアノッティ症候群
　　　　　（10 カ月，男児）
a：顔面，b：手と前腕，c：足と下腿

ゆみは，ジアノッティ症候群で多く，ジアノッティ病で少ないとされます．この皮疹に出遭った時は必ず肝機能検査と病原体診断に必要な検査を行います．

8) 川崎病

　発疹を伴う代表的な発熱性疾患です．診断基準には不定形発疹と記載されているように一定の発疹はありません．たいていは多形紅斑様の皮疹(**図 15-8**)ですが，小水疱も稀にあります．おむつ皮膚炎のようにみえる外陰部に病初期に出現する紅斑(図 3-7，p.47)は川崎病の早期診断に役立ちます．

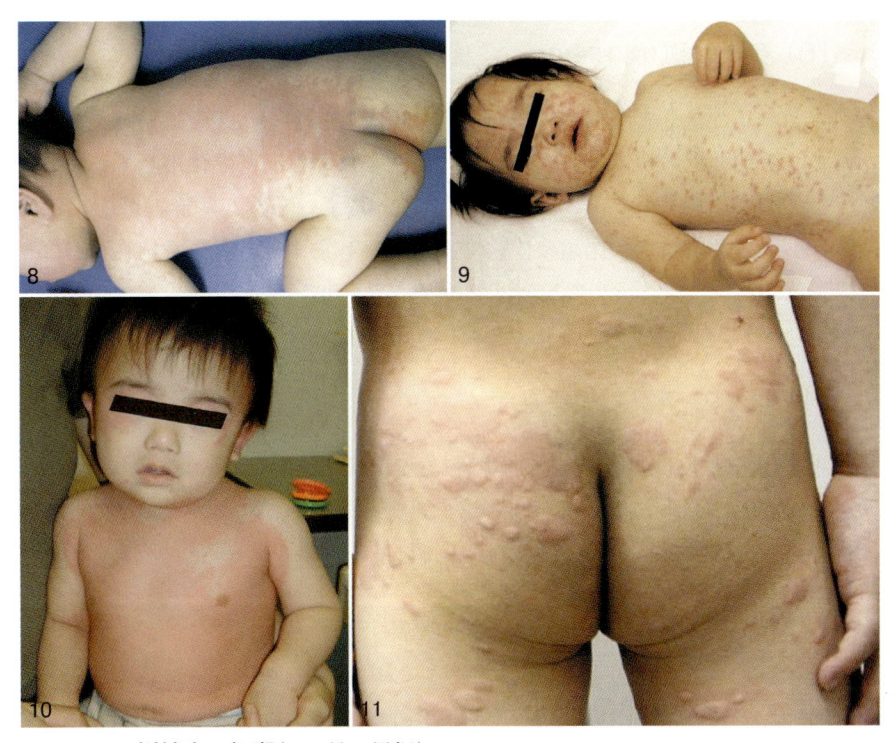

図 15-8　川崎病の紅斑（8 カ月，男児）
図 15-9　中毒疹（1 歳，女児）
図 15-10　多形紅斑（10 カ月，男児）
図 15-11　蕁麻疹（3 歳，男児）

9）ウイルス性発疹

　エンテロウイルス（コクサッキーウイルス，エコーウイルス）感染症による急性発疹はよく知られています．体幹や顔面などに小斑状丘疹が散在している乳幼児が，夏季を中心に受診します．発熱を伴う場合と発熱のない場合があります．発疹は通常 3, 4 日間で消退します．皮膚科に対診すると感染症による中毒疹（図 15-9）というレポートが返ってくるかもしれません．ウイルス学的診断をしていないので推定でしかありませんが，このような発疹はエンテロウイルス感染症だろうと思います．アデノウイルス感染症でも発熱時に一過性の発疹を伴うことがあります．

10) 多形紅斑（図15-10）

文字どおりさまざまな形の紅斑が全身に出現しますが，丘疹はありません．成人では薬剤性を最初に考えるべきですが，小児では薬剤を使用していることが少ないので，感染症に伴う多形紅斑を考えます．高熱と多形紅斑（図15-8）を伴う小児では川崎病も念頭に置いて経過観察します．口唇や眼粘膜などに粘膜疹を認めれば，Stevens-Johnson症候群を疑いましょう．

11) マイコプラズマ感染症

発疹を伴う肺炎はマイコプラズマ肺炎を考えるといわれるように，*Mycoplasma pneumoniae* による肺炎では3～33％に発疹を伴います[3]．また，多形紅斑やStevens-Johnson症候群の原因にもなります．明確な呼吸器症状を伴わない場合もある点が要注意です．

12) 蕁麻疹[5]（図15-11）

痒みの強い膨疹が特徴ですが，紅斑のこともあります．乳児では食物摂取後に出現するアレルギー性蕁麻疹がよくみられますが，年長児では原因がはっきりしない特発性の急性蕁麻疹が大部分です．診断は難しくありませんが，なかには1カ月以上続くような症例もあります．最初から2剤の抗ヒスタミン薬で治療を始める医師がいますが，1剤の抗ヒスタミン薬で治療開始するのが原則[5]です．

13) 汗疹（あせも）

汗疹には帽針頭大～粟粒大の鮮紅色の小丘疹を呈する紅色汗疹と，帽針頭大の小水泡を呈する水晶様汗疹の2種類があります．俗にいうあせもは紅色汗疹で，前額部や前頸部が起こりやすい部位で，体幹や肘や膝の屈側などにもできます．冷房が普及したためか，それとも外遊びをしなくなったためか，近年，猛暑になっているのにもかかわらず，汗疹で受診する子どもが少なくなりまし

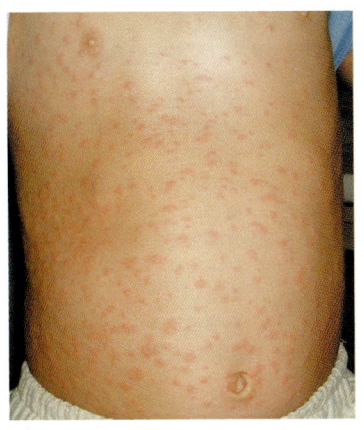

図 15-12　チャドクガ皮膚炎
（10 歳，男子）

た．水晶様汗疹は，保育器の器内温が高過ぎた場合に新生児の前額部などや，海水浴後の子どもで肩や背などにみられます．

14）チャドクガ皮膚炎

　チャドクガの幼虫は，福井では5月連休明け頃から6月と9月頃の年2回に発生し，危険を感じると毒針毛を空中に発射します．幼虫に直接触れなくても，幼虫が群がっているツバキやサザンカなどの植木の近くを通っただけでも毒針毛により皮膚炎が起こります．衣服から出ている手足などの部分に痛がゆい丘疹が多数みられることとチャドクガの幼虫の発生時期を考慮すれば，診断はそれほど困難ではありません．図 15-12 は，公園でシャツを脱いで遊んでいたので体幹にも発疹が多数みられた例です．

◆ 丘疹・水疱を呈する疾患（表 15-2）

1）水痘

　水痘疹は小さな紅斑で始まり，次いで丘疹になり，小水疱になります．小水

表 15-2　丘疹水疱を呈する疾患[3,4]

ウイルス性	非ウイルス性
水痘	伝染性膿痂疹
カポジ水痘様発疹症	ブドウ球菌性熱傷様皮膚症候群
帯状疱疹	虫刺症
手足口病	小児ストロフルス
エンテロウイルス感染症	薬疹
単純ヘルペス感染症	水晶様汗疹
伝染性軟属腫	汗疱
	熱傷
	多形滲出性紅斑(Stevens-Johnson症候群)
	疱疹性皮膚炎

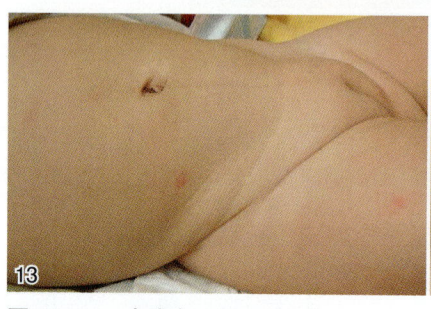

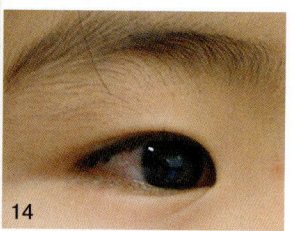

図 15-13　水痘(7カ月，女児)
図 15-14　右眼球結膜の水痘疹(5歳，女児)

疱は破れて，痂皮を形成し，やがて痂皮が取れて治癒します．発疹は最初に体幹に出現し全身に広がります．小水疱をみつければ診断は容易ですが，紅斑や丘疹が数個出現しているだけの病初期(図 15-13)では家族内や通園・通学先の感染情報がなければ診断困難です．このような場合は翌日にもう一度診察します．水痘疹は眼球結膜(図 15-14)や口腔内にも生ずることがあります．結膜の水痘疹は自然治癒するので，アシクロビルの点眼は必要ありません．

2) 帯状疱疹(図 15-15)

高齢者の疾患のような印象がありますが，健康な小児でもたまにみられます．発疹出現前に疼痛で受診する例は小児では少ないようで，私の経験はすべ

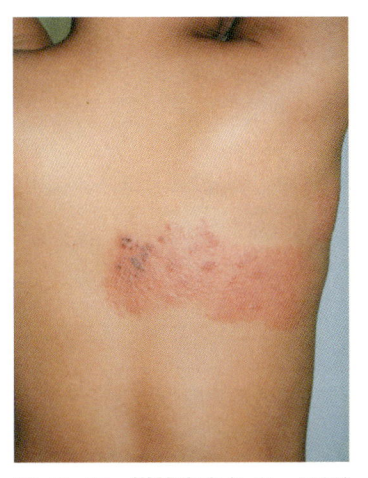

図 15-15　帯状疱疹（9 歳，男児） 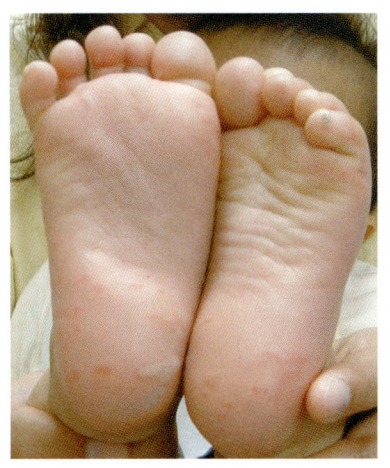　　図 15-16　手足口病の足底の発疹（1 歳，男児）

て発疹を認めての受診例でした．

3）手足口病（図 15-16）

　手掌，足底の斑丘疹と小水疱，口腔内の小水疱があれば診断は簡単です．乳幼児では臀部，膝関節部にやや盛り上がった斑状丘疹を伴うこともあります．手，足，口の 3 部位に発疹が揃わない症例もあるので診断時に注意してください．また，親子で罹患する場合もあります．主に夏に流行する感染症ですが，冬に流行する年もありました．発熱を伴う例は 1/3 程度です．

4）単純ヘルペス感染症

　プライマリ・ケアでしばしばみられるのは，ヘルペス性歯肉口内炎罹患時の口囲に広がる水疱と，再発性の口唇ヘルペスです．
　カポジ水痘様発疹症（図 15-17）は，アトピー性皮膚炎の小児に発症することが多く，重症例では発疹が全身にくまなく広がり，高熱が続きます．発疹が全身性であると水痘との鑑別診断が必要ですが，限局性であれば診断は難しくあ

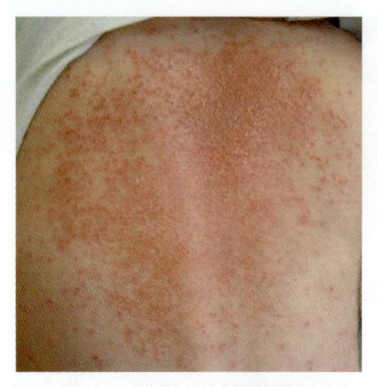

図 15-17　カポジ水痘様発疹症
　　　　　（2歳，男児）

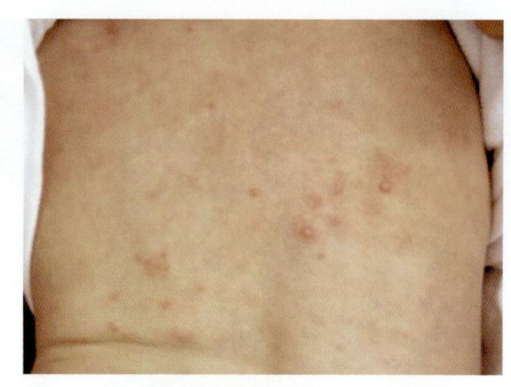

図 15-18　伝染性軟属腫（8カ月，男児）

りません．しかし，伝染性膿痂疹と間違えられることもあります．入院治療が必要になる症例が多いでしょう．

5) 伝染性軟属腫（図 15-18）

　俗に水イボとか百イボと呼ばれるもので，幼児によくみられます．体幹に2,3個出現したばかりの伝染性軟属腫は水痘と誤診するかもしれませんが，通常，発疹が増えてきてから受診するので診断に迷うことは少ないと思います．肘屈側の湿疹に重なって径1mm弱の小さな伝染性軟属腫が数個ある状態では伝染性軟属腫をみおとすかもしれません．
　治療方針に2つの考え方があります．1つ目は6カ月～2年で自然消退するので放置して自然治癒を待つ方針と，2つ目は全身の皮膚に多発することもあり，また伝染性があり感染源にもなるので，あまり数が多くならないうちに除去する方針です[6]．この2つの治療方針を保護者に説明したうえで，皮疹が小さいと取りにくいので，しばらく経過観察して，数が20個以内程度の時期に，鋭匙鑷子で摘除する方針を私は採っています．
　以前，保育園や幼稚園で水イボを取らないとプールに入れてくれないということが社会問題になりましたが，このような園からの指導はかなり減りました．

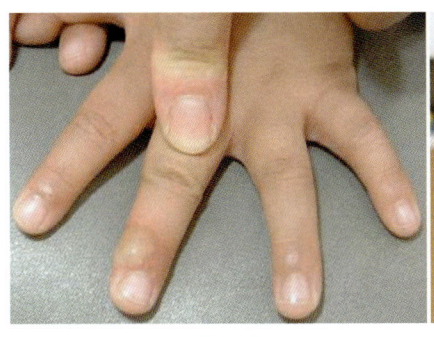

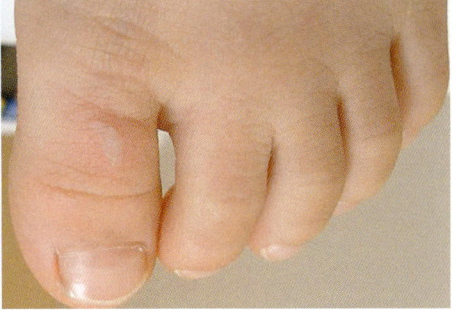

図 15-19　伝染性膿痂疹（4 歳，男児）　　図 15-20　熱傷による水疱（4 歳，男児）

6）伝染性膿痂疹（とびひ）

　黄色ブドウ球菌による水疱性膿痂疹と，溶連菌による痂皮性膿痂疹に大別されます[2]が，通常とびひといっている皮疹は水疱性膿痂疹です．プライマリ・ケアで診療する患児の大部分は黄色ブドウ球菌によるものです．1990 年前後から MRSA による膿痂疹をみるようになりました[7]．皮疹の性状は MSSA と同一ですが，通常の治療で治りにくい場合や治療後にすぐに再発する場合に MRSA を疑ってください．好発時期は夏季ですが，1 年中発症があります．
　熱傷と間違えるような黄色ブドウ球菌による手指の水疱性膿痂疹（図 15-19）があります．熱傷の水疱液（図 15-20）は透明にみえますが，膿痂疹の水疱液は少し黄色く濁ってみえるのが鑑別点です．

7）ブドウ球菌性熱傷様皮膚症候群（図 15-21）

　鼻孔部のびらんから始まり，口や眼周囲の発赤，びらんを認め，その後一気に全身に拡大していきます．健常皮膚に Nikolsky 現象がみられます．皮膚病変がほぼ全身に広がった症例では，輸液の穿刺部位に困ります．保護者は入院時に「この先どうなるのか」と大変心配しているので，「一皮剝けてきれいに治るから」と安心させましょう．

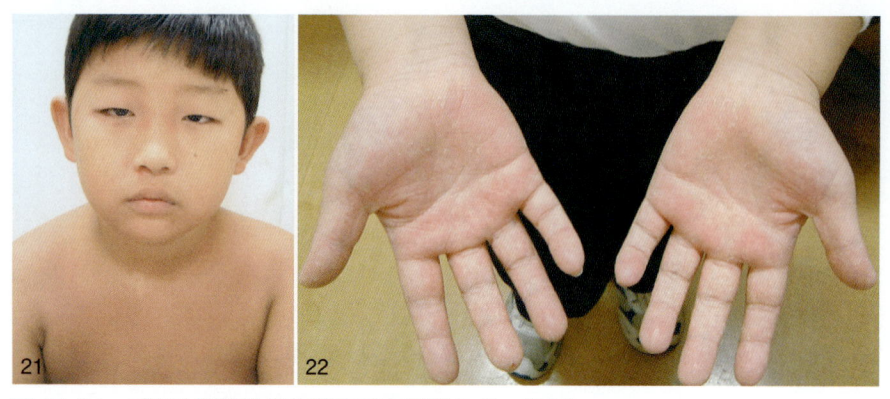

図 15-21　ブドウ球菌性熱傷様皮膚症候群(8歳, 男児)
図 15-22　汗疱(11歳, 男子)

8) 汗疱, 異汗性湿疹(図 15-22)

　手指や手掌にかゆみを伴う小水疱ができるので, 水虫を疑って受診することが多くあります. 皮膚がかさかさと荒れ, 表皮剥離もみられます. 治りにくいので, 皮膚科専門医に紹介するほうがよいと思います.

◆ 虫刺症

　蚊をはじめとする虫刺症による急性発疹もよくみられます. 保護者が虫刺症だと判断できない場合や, 家庭で治療していたけれどよくならない場合に受診します. 耳介(図 15-23)や眼周囲は虫刺されにより局所的に大きく腫脹します. 多くは膨疹, 紅斑, 丘疹で, かゆみや痛みを伴いますが, なかには水疱(図 15-24)を形成することもあります. また, 虫刺症の皮疹を掻破した後に伝染性膿痂疹になることもあります. 暖房などで屋内が年中暖かくなったためか, 蚊刺症は1年を通じてみられます. また, ハチやムカデなどによる虫刺症もあるので, 病歴を丁寧に聴取しましょう.

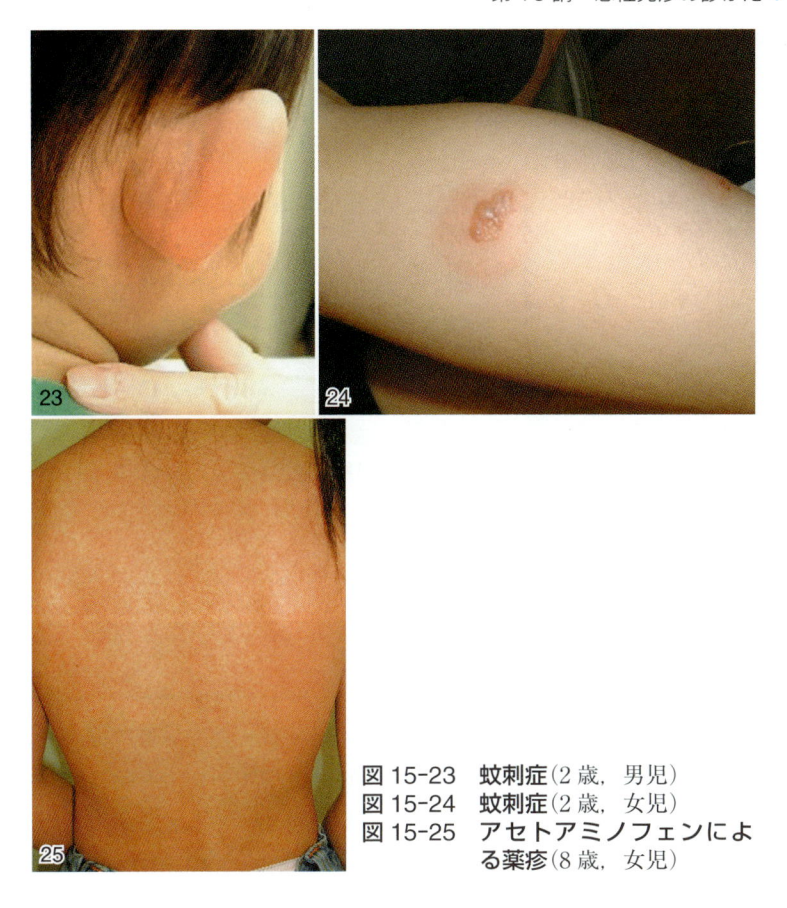

図 15-23　蚊刺症（2 歳，男児）
図 15-24　蚊刺症（2 歳，女児）
図 15-25　アセトアミノフェンによる薬疹（8 歳，女児）

◆ 薬疹（図 15-25）

　発疹のある患児では薬疹の可能性を考えて薬剤（市販薬や健康食品も含めて）の内服歴を必ず問診しましょう．頻度は低いのですが，Stevens-Johnson 症候群や中毒性表皮融解壊死（TEN）型の薬疹は生命にかかわるような重症型です．小児では播種状紅斑丘疹型の薬疹が多いとされます．実際には薬疹の確定診断は難しいので，疑わしきは罰するという立場で，薬疹の疑いがある場合は最も疑わしい薬剤を中止させます．

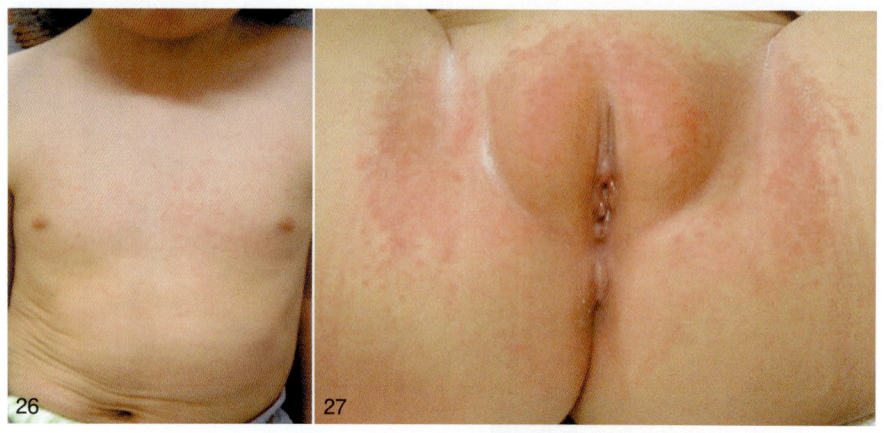

図 15-26　ヴィックスヴェポラップ®による接触皮膚炎（3歳，女児）
図 15-27　乳児寄生菌紅斑（1歳，女児）

◆ 接触皮膚炎

　ステロイド軟膏を嫌がる保護者の子どものアトピー性皮膚炎や湿疹，おむつ皮膚炎に，ブフェキサマク（アンダーム®）軟膏が非ステロイド軟膏であったので，しばしば処方されましたが，接触皮膚炎を起こすことで有名でした．しかし，2010年5月に販売中止になりました．ヴィックスヴェポラップ®の塗布による接触皮膚炎（図15-26）もあります．治療用に使っている軟膏や湿布も接触皮膚炎の原因になることがあるので，外用薬の使用の有無も聴きましょう．

◆ おむつ皮膚炎

　紙おむつの性能がよくなったため，おむつかぶれの相談はずいぶん少なくなりましたが，今でもおむつ皮膚炎への適切な対応は乳幼児の診療で大切なポイントです．
　おむつ皮膚炎の診療の出発点は，乳児寄生菌紅斑と呼ばれるカンジダによるおむつ皮膚炎か，単なるおむつ皮膚炎かを区別することです．乳児寄生菌紅斑の診断には，鱗屑を伴った丘疹の衛星病変の存在が決め手になります（図15-

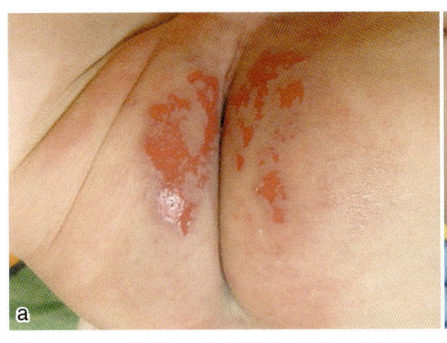

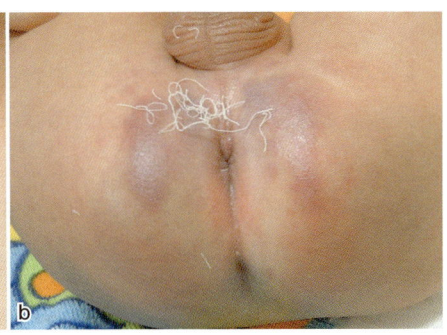

図 15-28 おむつ皮膚炎(9 カ月,男児)
a:初診時,b:6 日後.

27).おむつかぶれが治らないと訴えて受診する場合が多く,またステロイド軟膏を塗布しているにもかかわらず治らないという訴えもよくあります.ステロイド含有と知らずに,市販されている軟膏を使用している場合もあるので注意しましょう.

　通常のおむつ皮膚炎には,ステロイド軟膏を使いません.以前は硼酸亜鉛華軟膏を使用していましたが,製造中止になったので,現在は,塗布する時の滑りをよくするために,亜鉛華軟膏とソルベース®を1:1で混合した軟膏を使っています.この軟膏の塗布によりびらん面のあるひどいおむつ皮膚炎でも1週間程度で改善します(図 15-28).

　稀に溶連菌性肛囲皮膚炎もあります.おむつ皮膚炎が治りにくい場合には,皮膚病変の擦過検体を使って溶連菌抗原迅速検査か培養検査で溶連菌の有無を調べてみましょう.

◆ 皮膚真菌症

　真菌による皮疹も忘れてはいけません.カンジダによるおむつ皮膚炎がプライマリ・ケアで最も多い皮膚真菌症です.ステロイド外用薬を指示どおり使用していても皮疹が改善しないか悪化する場合に皮膚の真菌感染症を考慮しましょう.KOH 顕微鏡検査による菌体成分の確認が診断に有用で簡便な検査法です.

この講の Point

- 小児のプライマリ・ケアでは皮膚科の知識が必要である．
- 湿疹，アトピー性皮膚炎の診療は小児科でも重要である．
- 発熱＋発疹の診断を確実にできるようにする．
- 水疱の有無で発疹を鑑別する方法は診断に有用である．
- ステロイド軟膏は敵でも万能薬でもない．適正な使用法を理解しよう．

文献

1) 山本一哉：どうする・外来診療こどもの皮膚病．永井書店，2003．＜著名な山本先生の本である．アトピー性皮膚炎が中心になっているが，小児の皮膚の特徴から診察，治療法まで，豊富な付図とともに懇切丁寧な説明がある．プライマリ・ケアを担当する医師に読んでほしい著書である＞

2) 馬場直子：外来でみる子どもの皮膚疾患．診断と治療社，2006．＜ありふれた疾患から稀な疾患まで診断や治療のポイントを簡潔に要領よく解説している＞

3) 布上　薫：発疹症の診かた．加藤裕久（編）：ベッドサイドの小児の診かた　第2版．pp.333-354，南山堂，2001．＜Krugman の小児感染症教科書に掲載されている感染性急性発疹症の有名な付図をはじめ著者自験例のカラー写真も多く，感染性急性発疹症の基礎知識を仕入れるのに最適である＞

4) 佐久間孝久：発疹．豊原清臣，他（編）：開業医の外来小児科学　改訂5版．pp.112-118，南山堂，2007．＜主に感染性発疹症を鮮明なカラー写真付きで解説している．皮膚疾患（pp.693-724）は山本一哉，佐々木りか子両皮膚科医による解説が別章にある＞

5) 秀　道広，他：蕁麻疹・血管性浮腫の治療ガイドライン．日皮会誌 115：703-715，2005．(http://www.dermatol.or.jp/medical/guideline/pdf/115050703j.pdf) ＜日本皮膚科学会のガイドラインである．蕁麻疹の分類から治療方針までわかりやすくまとめてある．独りよがりの診療にならないためにも一読すべきである．日本皮膚科学会のホームページからダウンロードできる．プライマリ・ケア向け，患者向けの文書も公開されている＞

6) 八田尚人：伝染性軟属腫．小児内科 42：137-139，2010．＜伝染性軟属腫に関する話題がコンパクトに記載されている．この号は発疹の診かたの特集で，皮膚科医の執筆が多く参考になる＞

7) 加藤英治，他：伝染性膿痂疹におけるメチシリン耐性黄色ブドウ球菌の頻度と経口抗生剤の有用性の検討．小児科臨床 46：2133-2139，1993．＜1991年夏に開業小児科，開業皮膚科，病院小児科の外来を受診した伝染性膿痂疹の小児例で MRSA の頻度を検討した．MRSA の頻度は25.8％（24例/93例）で，治療中止後の再発率は MSSA 例が4.6％で，MRSA 例が26.3％であった＞

腎泌尿器系症状の診かた

第16講

　腎泌尿器系の訴えで受診する子どもの大半は，集団検尿で尿検査異常を指摘されたことが理由です．ここでは，尿検査異常以外の腎泌尿器系の訴えで，プライマリ・ケアを受診する小児の診療を考えます．

◆ 血尿

　学校検尿のような尿検査スクリーニングで尿潜血を指摘された場合を除けば，顕微鏡的血尿を主訴に受診することはありません．保護者が血尿を訴えて受診する時は，肉眼的血尿か，尿色調が血尿のようにみえた場合です．血尿の詳細な鑑別診断は成書[1]に譲って，肉眼的血尿の診かたについて考えます．

1) 赤い尿は血尿と限らない

　赤色尿が必ずしも血尿とは限りません．濃縮尿を血尿だと思って受診することさえあります．最初に尿色調を観察し，尿潜血反応（試験紙法），尿沈渣の所見から，血尿か否かを確認しましょう．

　血尿以外に赤色尿を呈する原因は，尿潜血反応が陽性になるものに，ヘモグロビン尿（図16-1），ミオグロビン尿があります．尿潜血反応陰性のものに，薬物［チペピジンヒベンズ酸塩（アスベリン®）（図16-2），セフジニル（セフゾン®），リファンピシン（リファジン®，リマクタン®）など］，食物（ビート，キイチゴ，食品着色料），ポルフィリン，尿酸塩などがあります．

　これらのなかで，尿酸塩によるおむつの着色を血尿と間違えて受診する乳児をしばしば経験します．尿酸塩による赤色尿の特徴は，新生児や乳児のおむつ

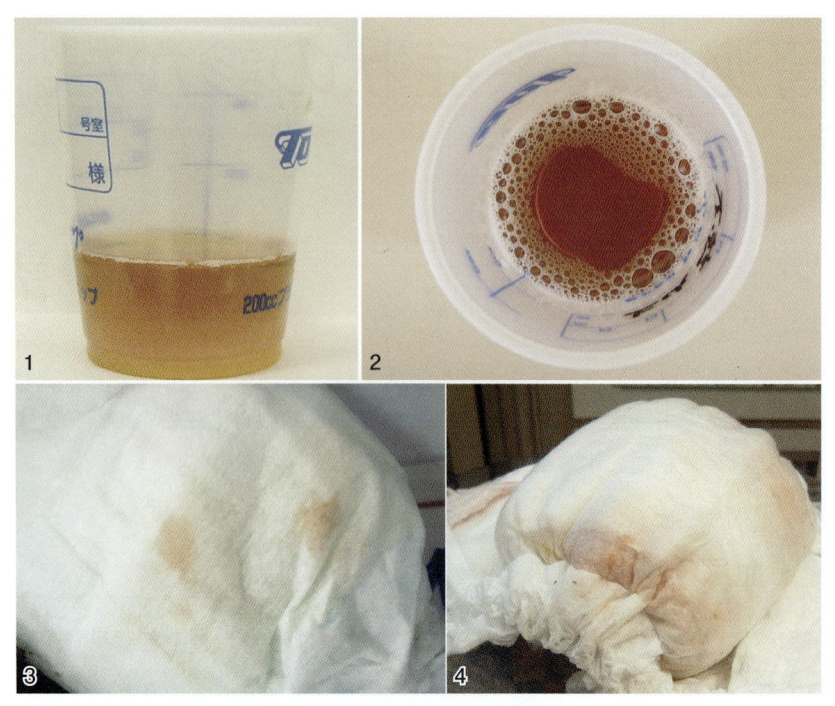

図 16-1　遺伝性球状赤血球症の溶血発作時の尿色調（12歳，女子）
図 16-2　アスベリン散®による赤色尿（7歳，男児）
図 16-3　尿酸塩によるおむつの着色（3ヵ月，男児）
図 16-4　出血性膀胱炎（3歳，女児）

にみられるピンク色またはレンガ色のスポット状のしみ（図 16-3）で，しみの部分を指先で触ると砂のようなザラザラした感触があります．尿酸塩によるピンク色かレンガ色のしみは，メラニン代謝に由来すると考えられている尿中のピンク色（あるいは赤色）の色素であるウロエリトリンが，尿中の尿酸塩が析出した結晶に付着し，レンガ粉状沈渣といわれる沈殿物を産生するために生じます．血尿の場合には凝血がみられることもありますが，血尿も含め尿酸塩以外の原因による赤色尿では，通常おむつに染み込んだ尿全体の色調が一様です（図 16-4）．図 16-3 のようなおむつの着色であれば，何の検査も必要なく，尿酸塩と判断してかまいません．暑い時期や発熱時は尿中の尿酸濃度が高くなるので結晶ができやすく，また，寒い時期は排尿後に尿が冷やされて尿酸塩が結

表 16-1　小児の肉眼的血尿の原因[2]

糸球体	腫瘍
急性糸球体腎炎	腎腫瘍（ウィルムス腫瘍など）
IgA 腎症	**尿路**
アルポート症候群	出血性膀胱炎
菲薄基底膜病	尿道炎
紫斑病性腎炎	尿路結石
ループス腎炎	特発性高カルシウム尿症
尿路結石のない特発性高カルシウム尿症	外傷
間質性疾患	高度の水腎症
腎盂腎炎	異物
急性間質性腎炎	**出血性疾患**
血管性	血友病 A, B
外傷	血小板減少症
ナットクラッカー症候群	凝固障害（先天性，後天性）
運動性血尿	
血管腫/過誤腫	

晶になりやすく，尿酸塩の結晶がおむつに付いてピンク色かレンガ色のしみを作っただけで心配がないことを保護者に説明します．

2）超音波検査を必ず初診時に実施する

　血尿と確認できれば，次に肉眼的血尿の原因疾患[2]（**表 16-1**）を鑑別診断します．

　血尿をみれば糸球体腎炎と簡単に考えないでください．開業小児科医で急性腎炎と診断されて経過観察されていましたが，肉眼的血尿が持続するので受診し，ウィルムス腫瘍であった幼児例の経験があります．腹部超音波検査は，被曝がなく低侵襲性の検査で，腎腫瘍や水腎症などの腎尿路奇形のスクリーニングに有用なので，たとえ糸球体疾患の疑いが強くても，最初に必ず実施しましょう．超音波検査の所見に基づいて，診断の次のステップを考えます．

　図 16-5 は，腎盂尿管移行部狭窄による左水腎症の 5 歳男児の初診時にみられた肉眼的血尿です．このように血液に近いような尿をみると気持ちが焦りますが，超音波検査で左腎盂の拡張（**図 16-6**）と腎盂尿管移行部狭窄を疑わせる

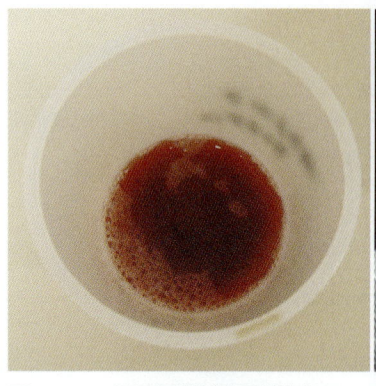

図16-5 腎盂尿管移行部狭窄に　図16-6 超音波検査像（左腎）
　　　 みられた血尿
　　　 （5歳，男児）

表16-2　糸球体性血尿と非糸球体性血尿との鑑別点

	糸球体性血尿	非糸球体性血尿
色調	暗赤色，黒褐色，コーラ色	鮮紅色，赤色
凝固性	（−）	（＋）
赤血球円柱	（＋）	（−）
変形赤血球	（＋）	（−）

所見を得たので，追加の画像検査などその後の診断過程を落ち着いて進めることができました．

3）糸球体性血尿と非糸球体性血尿を区別する

　血尿の部位診断も鑑別診断するうえで大切な手がかりになります．Thompsonの二杯分尿法は年長児で試みるべき方法ですが，年少児は分割採尿が難しいので役に立ちません．保護者が排尿の一部始終を観察していた場合には，保護者の話から判断します．
　それよりも，尿色調と尿沈渣所見から血尿を糸球体性由来か非糸球体性由来に区別することのほうが，容易で有用な情報になります（表16-2）．糸球体性

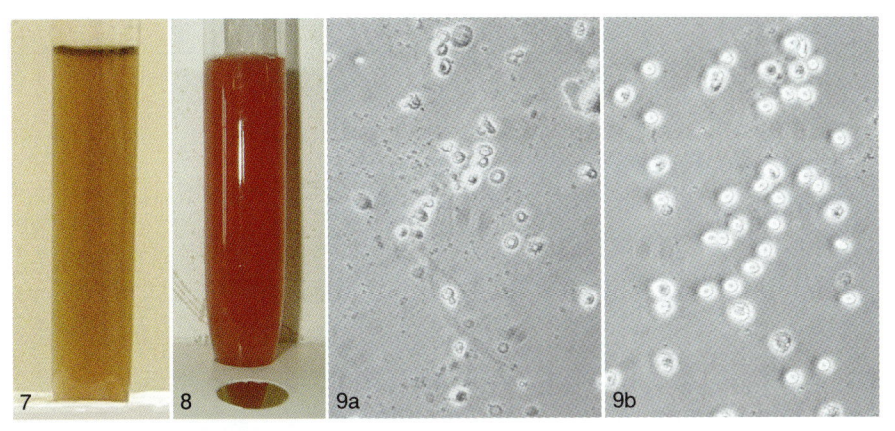

図 16-7　急性糸球体腎炎の血尿
図 16-8　出血性膀胱炎の血尿
図 16-9　糸球体性血尿（a：IgA 腎症）と非糸球体性血尿（b：膀胱血管腫）の強拡像
　　　　（×400）

　血尿の色調は，血尿の程度が軽い場合は黄色か藁黄色に墨汁を少し落としたような感じに黒ずんだ色になります．血尿の程度が強くなると，コーラ色や濃い番茶の色と表現される色調になります（図 16-7）．非糸球体性血尿の色調は血液を混ぜたような鮮紅色，赤色を呈します（図 16-8）．尿沈渣では赤血球円柱の有無と赤血球の形態に注意して観察します．糸球体性血尿では，赤血球円柱や有棘赤血球など変形した赤血球がみられるのが特徴です（図 16-9）．

4）急性糸球体腎炎と IgA 腎症との鑑別点

　肉眼的血尿が突然出現することにより発症する代表的な糸球体疾患は，急性糸球体腎炎と IgA 腎症です．溶連菌感染後急性糸球体腎炎は発症までに急性咽頭炎で罹患後平均 10 日，皮膚化膿症で罹患後平均 20 日の潜伏期があります[1]．IgA 腎症の肉眼的血尿は，上気道炎の発症後 1，2 日以内に出現し，通常 5 日間程度で軽快します．したがって，発熱後すぐに肉眼的血尿がみられる場合は IgA 腎症と考えてほぼ間違いがないでしょう．もう 1 つの鑑別点は，急性糸球体腎炎で低補体血症を伴うことです．

case 16-1
肉眼的血尿で発症した IgA 腎症

患児：7 歳，男児
主訴：赤色尿
既往歴：保育園や小学校での尿検査で異常なし
家族歴：腎疾患・高血圧なし
現病歴：1 月 23 日午後 7 時頃に 38.5℃の発熱を認めたので解熱薬を使用した．咳嗽，鼻汁，咽頭痛，下痢を認めなかったが，24 日朝にも 38.5℃の発熱があったので近医を受診した．インフルエンザ迅速検査は陰性で，咽喉のかぜといわれた．帰宅後も最高で 39.7℃の発熱が続いた．午後 3 時と 7 時過ぎのおしっこが黒かったと本人が母親に訴えたので，午後 9 時の排尿を母親が観察すると色調は褐色だった．25 日朝も赤い尿であったので当科を初診した．腰痛や腹痛はなく，浮腫，頻尿，乏尿も認めなかった．肉眼的血尿は 3 日間で消失した．
その後の経過：7 月 11 日の夕方にヘルパンギーナによる発熱を認め，12 日から 2 日間肉眼的血尿が出現した．8 月 7 日に腎生検を実施し，半月体形成を伴う IgA 腎症と診断した．

5）出血性膀胱炎

　出血性膀胱炎は，尿色調（図 16-8）と尿沈渣所見，それに排尿痛や頻尿の膀胱刺激症状を伴うことから，急性糸球体腎炎と容易に区別できると思っています．しかし，急性糸球体腎炎を出血性膀胱炎と，あるいは出血性膀胱炎を急性糸球体腎炎と誤診された例をしばしば経験しています．
　急性糸球体腎炎の三主徴は血尿，浮腫，高血圧ですが，血尿だけで浮腫と高血圧がみられないこともあります．血尿だけの急性糸球体腎炎では診断に迷います．急性糸球体腎炎では低補体血症（CH50 の低値，C3 の低値）を急性期に伴いますが，出血性膀胱炎や IgA 腎症では伴わないので，補体系の検査で鑑別診断をします．数例の経験しかありませんが，出血性膀胱炎の患者の尿を希釈せずに検体としてチェック Ad®を実施したところ薄く陽性に出ました．ウ

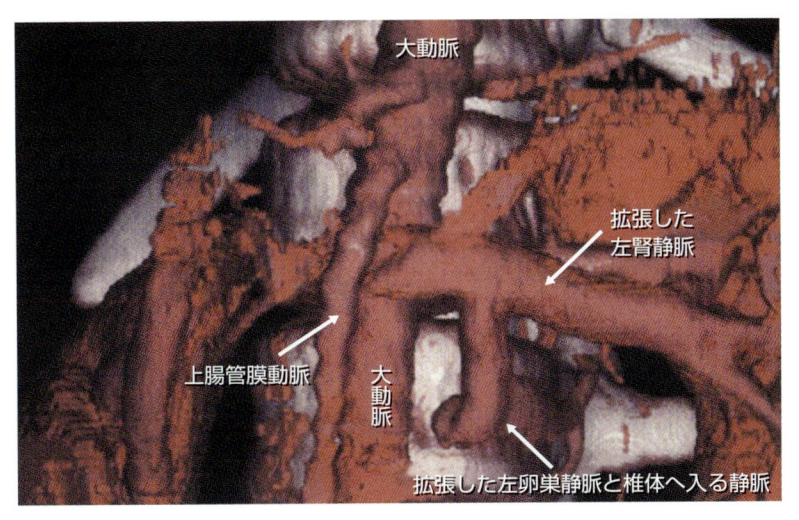

図 16-10　ナットクラッカー症候群の 3DCT 像（10 歳，女子）

イルス分離などのデータと照合していないので確証はもてませんが，アデノウイルス抗原迅速検査が出血性膀胱炎の病原診断に役立つかもしれません．

6) ナットクラッカー症候群

　左腎静脈が上腸間膜動脈と腹部大動脈の間で挟まれて圧迫されると，左腎静脈の還流障害が起こり，左腎がうっ血することをナットクラッカー（Nutcracker）症候群，ナットクラッカー現象（図 16-10）と呼びます．左腎のうっ血により腎内静脈系の破綻出血をきたすと，肉眼的血尿の原因になります．腹部超音波検査が診断のきっかけになるので，左腎静脈の狭窄と拡張に注目して観察します．高橋泰生先生（前天理よろづ相談所病院）は，上腸間膜動脈と腹部大動脈間の左腎静脈内径が 1 mm 以下，左腎静脈の最大径が大動脈内径の 2/3 以上の2 条件を超音波検査の診断基準に挙げています．左腎静脈の還流障害や側副血行路の評価にドプラ法も有用です．

7）特発性高カルシウム尿症

　特発性高カルシウム尿症も血尿の原因になる疾患で，血清 Ca 値が正常で，尿中 Ca 排泄量だけが増加しており，既知の高カルシウム尿をきたす疾患が除外されるものです．スクリーニングに尿中カルシウム/尿クレアチニン比(u-Ca/u-Cr)が使われます．u-Ca/u-Cr は 0.25 以上を異常とします．別の日に実施した検査で 3 回以上高値を示した場合を私は精査対象にしています．1 日蓄尿で尿 Ca 排泄量が 4 mg/kg/日以上であれば，腸管吸収型か腎漏出型かの鑑別検査をします．

　牛乳多飲でも高カルシウム尿症をきたすことがあるので，病歴では牛乳摂取量を聴きます．家族歴では腎尿路結石の有無を聴取してください．

8）外傷性血尿

　腎の鈍的外傷による肉眼的血尿も稀にあるので，腹部や腰部の打撲についても必ず質問してください．

case 16-2

外傷性血尿の例

患児：12 歳，男子

主訴：赤色尿

既往歴，家族歴：特記すべきことなし

臨床経過：放課後に小学校の廊下で遊んでいた時に，体重が 60 kg ある同級生が転んだ拍子に背後から被いかぶさってきて，一緒に倒れて下になり腹部を打撲した．排尿痛や腹痛を認めなかったが，夜から尿が赤くなった．翌朝の尿のなかに茶色の固まったものが混じっていたので，翌日に当科を受診した．尿色調は藁黄色で混濁はなかった．尿蛋白は陰性，潜血反応は 3+，尿沈渣で赤血球は多数/HPF であったが，赤血球の変形や赤血球円柱を認めなかった．腎・膀胱の超音波検査は異常なく，尿中 Ca/Cr 比は 0.09 であった．肉眼的血尿は外来初診以降認めず，尿潜血反応も 1 週間後に陰性化した．

9）運動・スポーツに関連した赤色尿

運動後の赤色尿で受診した場合には，2つの病態を考えます．

運動性血尿（exercise-induced hematuria）は激しい運動の練習後にみられる（肉眼的または顕微鏡的）血尿[2]で，多くは24〜48時間以内に消失します．もう1つは，行軍血色素尿症（exertional hemoglobinuria のほうが適切な表現だと思います）です．これもめったにありませんが，報告例も私験例でも，中学生以上で，特異的に剣道の練習後が多いようです．

◆ 蛋白尿

家庭で尿検査をしないかぎり，保護者が子どもの蛋白尿に気づいて受診することはありません．蛋白尿が主訴になるのは，学校検尿などの集団検査か医療機関の検査で蛋白尿を指摘されて受診する場合だけです．

私が以前に血液を蒸留水で希釈して尿試験紙の反応を調べた結果によると，蛋白反応は10倍希釈で3＋，100倍希釈で2＋，1万倍希釈で陰性でしたが，一方，潜血反応は1億倍希釈でも1＋でした．肉眼的血尿に2＋程度の蛋白尿を認めても通常出血に伴うためと考えて問題はありませんが，顕微鏡的血尿で2＋以上の蛋白尿を認めれば腎炎を考慮して診断を進めるべきです．

1）偽陽性

アルカリ尿では試験紙法の蛋白反応が陽性に出ます．また，女児では採尿時に腟分泌物が混入すると尿蛋白が陽性になることがあるので注意しましょう．偽陽性が疑わしい場合には，必ずもう一度採尿して検査をします．

2）尿蛋白/尿クレアチニン比

尿蛋白/尿クレアチニン（Cr）比は尿濃縮度に影響されずに尿中蛋白排泄量を評価できるので，試験紙法で蛋白陽性の時には，尿蛋白/尿Cr比を計算しましょう．尿蛋白/尿Cr比は乳児で大きく，年長になるにつれて小さくなりま

す．5歳以上だと 0.15 g/gCr 以下が正常です[1]．

3）熱性蛋白尿

　小児，とくに乳幼児で，高熱時に一時的な蛋白尿がよくみられます．解熱すると蛋白尿は消失します．

4）体位性（起立性）蛋白尿

　学校検尿により蛋白尿だけを指摘された場合は，持続性か間欠性かを最初に区別します．
　小学校高学年から中学生で間欠性の蛋白尿を呈する最も多い疾患が体位性蛋白尿です．血尿の原因の1つであるナットクラッカー症候群が体位性蛋白尿の原因[3]にもなります．
　体位性蛋白尿は早朝第1尿で蛋白は陰性で，外来受診時の尿や腰椎前弯負荷試験後の尿で蛋白が陽性になります．早朝尿で蛋白陰性であれば体位性蛋白尿を疑いますが，就寝前に全排尿していなければ早朝尿で軽度蛋白尿がみられることもあります．尿中 FDP は立位負荷後に上昇するので診断の参考になります．体位性蛋白尿は日常生活の制限が不要なので，腎炎と誤診しないようにしましょう．

5）超音波検査を実施する

　健診で蛋白尿を指摘された小児，とくに幼児では腎尿路奇形の鑑別診断のために必ず超音波検査を実施しましょう．受診時に尿蛋白が陰性であったので異常なしとして放置にすると，case 16-3 のような場合には腎尿路奇形の発見が遅れてしまいます．

case 16-3

初診時に尿蛋白陰性であった右腎無形成，左腎水腎症

患児：3歳9カ月，男児
主訴：蛋白尿
既往歴：2歳7カ月時に両側停留精巣の固定術
家族歴：腎疾患なし
現病歴：幼稚園の尿検査で蛋白尿陽性を指摘されたため当科を初診した．幼稚園での尿検査の結果は，蛋白(1＋)，潜血(－)，糖(－)であった．受診までに発熱を繰り返したことや尿路感染症の診断はなかった．
初診時所見：身体所見に異常はなく，血圧も正常で，尿定性検査は蛋白(－)，潜血(－)，糖(－)で沈渣も異常なかった．ルーチン検査として実施した超音波検査で左腎に水腎症を認め，右腎は観察できなかった．静脈性腎盂造影(図16-11)でも腎シンチグラムでも右腎を描出しなかった．なお，尿中 β_2 ミクログロブリンは 2,822 μg/L (11,425 μg/gCr) と高値で，1週間後の再診でも尿蛋白は陰性であった．

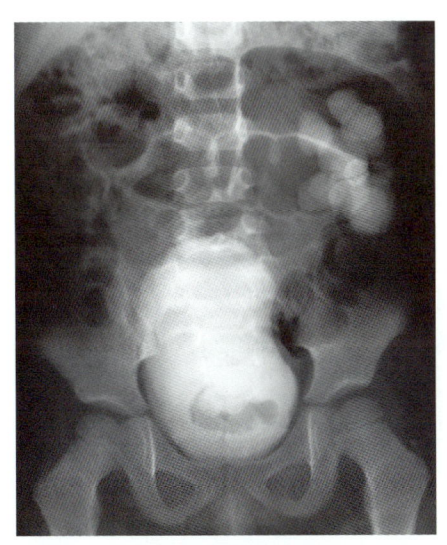

図16-11　静脈性腎盂造影像(case 16-3)

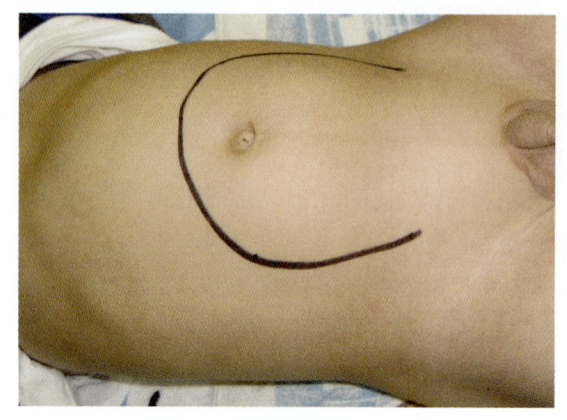

図 16-12　尿閉による膀胱拡張(5歳, 男児)

◆ 頻尿

　「おしっこが近くなった」「おしっこに何回も行く」と保護者が訴えて受診する小児の頻尿もしばしばみられます．学童で1日8回以上の排尿か，普段の回数より2倍以上の排尿がある場合を頻尿とします[3]．頻尿の原因には急性膀胱炎，尿道炎，多量の残尿，多尿など[4]があります．とくに，排尿痛と頻尿があれば急性膀胱炎が最初に考える疾患です．

　しかし，頻尿の最も多い原因は神経性頻尿と呼ばれる心因性のものです．4, 5歳の幼児や小学1, 2年生によくみられ，30分も経たない間隔で何回も排尿に行くと保護者が訴えます．診察を待っている間にトイレに通う姿がみられることもあります．膀胱炎と違って排尿痛がなく，また夜間はぐっすり眠り，おしっこで起きることはありません．起きている間にしか頻尿がみられません．園児では発表会や運動会の練習がストレスになっていることが多いようです．できれば尿検査で異常がないことを確認し，保護者に子どもの生活に最近変化がないかを尋ねましょう．

　急性膀胱炎の幼児では排尿痛のために排尿を我慢すると，頻尿とは逆に尿閉となり，下腹部に拡張した膀胱を腫瘤として触知することがあります(図16-12)．保護者が排尿の状態を確認していないと下腹部が張っているとか大きくなったと訴えて受診することがあります．

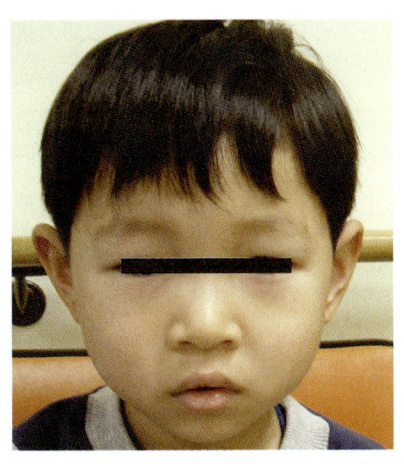

図 16-13　うつぶせ寝による上眼瞼浮腫(3歳,男児)

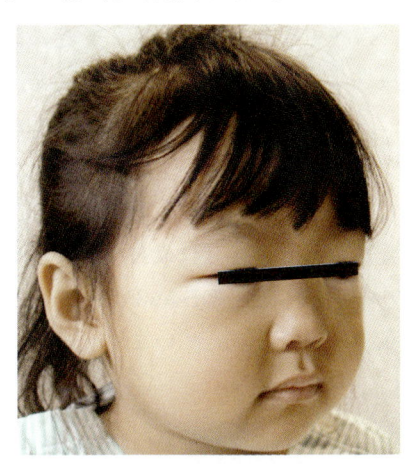

図 16-14　溶血性尿毒症症候群による眼瞼浮腫(4歳,女児)

◆ 浮腫

　うつぶせに寝ていた乳幼児(図 16-13)が,起きた時に眼瞼など顔面が腫れていることは普通です.激しく泣いたり咳き込んだりした時にも眼瞼が腫れることがあります.虫刺症による両上眼瞼腫脹(図 2-3,p.17)や,蕁麻疹や接触性皮膚炎による両上眼瞼腫脹を,腎疾患による眼瞼浮腫(図 16-14)と間違えることがあります.眼瞼浮腫を主訴に伝染性単核症の患者が受診することもあります.尿所見に異常がなければ,腎疾患以外の原因を検討しましょう.

　学校の計測で1カ月間に3kg体重が増加したので,養護教諭より受診を勧められたネフローゼ症候群の経験があります.急激な体重増加の場合には浮腫も考慮しましょう.

◆ おねしょ(夜尿症)

　夜尿の相談は結構あります.就学前のおもらしはまだ「おねしょ」なので経過をみますが,小学生になると夜尿症といって治療の対象になると説明しています.福井では小学5年時に宿泊学習があるので,小学3,4年生で夜尿の受

診が多くなります．言葉の発達に個人差があるように，夜尿は寝ている間の排尿をコントロールする脳機能の発達が"おくて"の子どもに起こることを最初に話して，親のしつけの問題でもなく，また子どもの責任でもないので保護者が子どもを叱らないように諭します．生活指導も治療に大切なので，水分の取り方や食事時刻など生活パターンを聴き，修正すべき点を話し合います．病型分類や必要な検査は成書[5]を参考にしてください．病型により薬物療法は異なりますが，近年DDAVP（デスモプレシン®）点鼻療法を最初から始める場合が私の外来では増えています．

◆ 小児腎疾患の最近の傾向

　小児の主要な腎疾患は，急性糸球体腎炎，慢性糸球体腎炎（IgA腎症），ネフローゼ症候群，紫斑病性腎炎，尿路感染症，先天性腎尿路奇形です．私が小児科医になった30年前と比べると急性糸球体腎炎，ネフローゼ症候群，重症の紫斑病性腎炎の症例が少なくなり，腎臓外来でフォローしている症例は尿路感染症や先天性腎尿路奇形の割合が高くなっています．尿路感染症は第3講（p.55）で触れましたが，先天性腎尿路奇形を合併している症例も多いので，プライマリ・ケアでは尿路感染症を見逃さないような診療をしましょう．

この講のPoint

- 赤い尿は必ずしも血尿とは限らない．
- 血尿または蛋白尿がある場合には，超音波検査を必ず実施する．
- 集団検尿異常で受診時に血尿や蛋白尿が陰性であっても，超音波検査を必ず実施する．
- 集団検尿異常の診断と管理の知識はプライマリ・ケア医にも必要である．
- 夜尿症の診療にも積極的に関与する．
- 眼瞼浮腫は必ずしも腎疾患を意味しない．

文献

1) 五十嵐隆：小児腎疾患の臨床 改訂第2版．診断と治療社，2007．＜小児腎疾患診療の入門書としてわが国で最適書である＞
2) Pan CG：Evaluation of gross hematuria. Pediatr Clin North Am **53**：401-412, 2006. ＜小児の肉眼的血尿の診断に関する総説，簡潔な記述で理解しやすい＞
3) 竹村　司：ナットクラッカー症候群と起立性調節障害．小児科臨床 **60**：883-887, 2007. ＜ナットクラッカー症候群と体位性蛋白尿との関連を高橋泰生が報告して以来，起立性調節障害や慢性疲労症候群との関連も議論されている＞
4) 寺島和光：小児科医のための小児泌尿器疾患マニュアル 改訂第2版．診断と治療社，2006．＜小児泌尿器科医として長年の経験から生まれた名著＞
5) 帆足英一：新・おねしょなんかこわくない．婦人生活社，2001．＜夜尿症診療の第一人者による一般向けの著書だが，小児科医にも大いに参考になる．小児科臨床 **60**(6), 2007 に，夜尿症診療ガイドラインも含めて夜尿症診療についてミニ特集の掲載があるので一読を勧める＞

貧血，出血斑の診かた

第17講

　小児のプライマリ・ケアでしばしばみられる血液疾患の訴えは，貧血と出血斑です．白血病や再生不良性貧血は極めて稀で，鉄欠乏性貧血が最も多い血液疾患です．学校で実施される貧血検診で，白血球数や血小板数が基準値よりわずかに多いか少ないかのために精査対象にする学校医がいます．検診で正しい事後指導をするためにも，プライマリ・ケア医は一般的な血液学の知識をもつべきです．

貧血の診かた

◆ 保護者が貧血と思う症状

　保護者が貧血を疑って受診する2つの主な症状は，「顔色が悪い」または「顔色が白い」と表現される顔色不良と，立ちくらみです．

　子どもの顔色に保護者は注意を払っています．保護者の期待値より少しでも子どもの活気がなかったり，勉学の成績が下がったりすると，「この子の顔色が白いので，貧血はありませんか？」と子どもを連れて受診します．

　「頭がふらふらする」とか「めまいがする」といった表現で子どもが立ちくらみを訴えると，保護者は貧血を疑います．このような訴えは，血液の貧血でなく，起立性調節障害による脳貧血の症状であることがほとんどです．息切れ，動悸といった成書に記載されている典型的な貧血の症状を主訴に受診することは，意外に多くありません．

図 17-1　貧血児（左）と非貧血児（右）

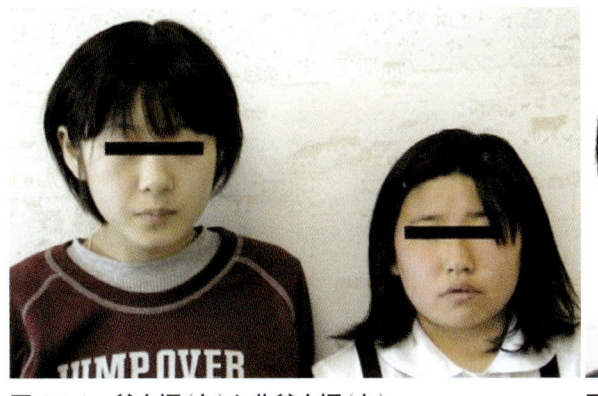

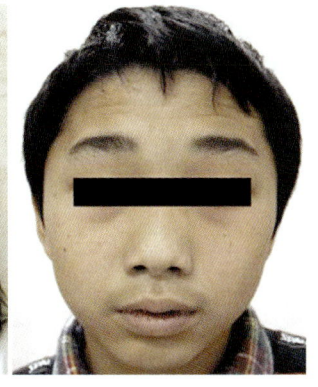

図 17-2　仮性貧血
（12歳，男子）

◆ 顔色から貧血を判断できるか

　顔色，眼瞼結膜，口唇，爪床の色調の視診は貧血の診察で最初のステップになります．図 17-1 は同級生が偶然同じ日に受診した時に撮影した写真です．貧血の小児と貧血のない小児が並ぶとこの図のように顔色の違いは一目瞭然ですが，顔色から貧血を診断できるかと問われれば，答えは「いいえ」です．

　それは仮性貧血があるからです．仮性貧血とは，顔色が白く貧血があるようにみえるのに，血液検査をすると貧血がない場合をいいます．日常診療では，本当の貧血より仮性貧血の小児のほうが多いように思います．仮性貧血は，体質や日光浴不足により皮膚が白い小児や，起立性調節障害，アトピー性皮膚炎や喘息（図 17-2）の小児にみられます[1]．

　また，末梢血管の収縮や阻血による血流の低下，浮腫などによっても顔色不良を生ずるので，粘液水腫，腎疾患，膠原病，慢性炎症性腸疾患などでも外観上貧血にみえます[1]．いうまでもありませんが，急性出血やショックでも顔色不良を呈するので，急性発症の顔色不良は要注意です．

◆ 貧血を疑ったら血液検査を行う

　中等症以上（Hb＜8 g/dL）の貧血は顔色不良，眼瞼結膜や爪床の蒼白を認め

ますが，軽症貧血は視診から貧血を認識することが難しいので，身体所見だけで貧血の有無を判断するのは危険です[2]．貧血を疑えば，全血算（CBC：complete blood count）を必ず実施しましょう．

貧血の鑑別診断にも，詳細な病歴や入念な診察所見が必要です．貧血の発症の仕方，随伴症状（黄疸，出血傾向，発熱，血便や吐血など）の有無，栄養法や食事摂取の状況，月経の量や期間などが病歴聴取の注意点ですが，乳児では妊娠や分娩の経過も参考になるので質問しましょう．診察では，頻脈，黄疸，脾腫，出血傾向の有無などに注意します[2]．

◆ 貧血の診断はHb値から

貧血はHb値により診断します．Hb値は新生児で16〜20 g/dLと高く，その後徐々に低下し12カ月前後に最低となり，その後上昇し，学童になると12〜14 g/dLになります．このようなHb値の年齢的な変動を考慮して診断しなければなりません．WHOの貧血判断基準は6カ月〜6歳でHb値が11.0 g/dL以下，6〜14歳で12.0 g/dL以下と年齢層で分けています[3]．

Hb値で貧血と判断すれば，次に赤血球指数，網赤血球産生指数により貧血の鑑別診断を進めます．詳細は小児血液学の教科書や総説[2]を参考にしてください．

急性出血による貧血は迅速な診断治療が必要で，また骨髄検査を含め精査が必要な貧血は専門医に紹介すべきなので，一般にプライマリ・ケアで扱う貧血は小児期に最も多い貧血である鉄欠乏性貧血だけになります．

◆ 鉄欠乏性貧血には2つの好発年齢がある

鉄欠乏性貧血は小球性低色素性貧血，血清鉄の低下，総鉄結合能（または不飽和鉄結合能）の増加，血清フェリチン値の低下により容易に診断できます．

好発年齢は1歳前後の乳幼児期と思春期の2つの時期で，急速に身体が大きくなる成長期に相当します．

離乳期鉄欠乏性貧血

　保護者は貧血に気づいていないことが多く，乳児健診や外来受診した際に診察医が貧血をみつけます．乳幼児期の貧血は知的発達に影響があるといわれているので，かぜのために受診した場合でも貧血に注意しましょう．

　この時期には，感染症に伴う鉄利用低下による貧血もみられます．鉄欠乏性貧血との鑑別は血液検査だけではできません．たとえば，入院時に貧血を認めた肺炎の乳幼児が肺炎の治癒につれて貧血が自然に改善するように，経過観察をして貧血が改善するかどうかで判断します．

　離乳期の貧血の診断は，Hb値が11 g/dL以下です．Hb値が10 g/dL未満の場合は鉄剤の経口投与で治療を開始していますが，Hb値が10 g/dL台の場合はレバーなどの鉄含有量の多い食品を増やすなど食事指導で貧血が改善する症例もあるので，2カ月間程度経過観察したうえで鉄剤の投与を決めています．

牛乳貧血

　離乳期鉄欠乏性貧血は通常失血の原因となる基礎疾患がないものですが，1つだけ注意しておきたいのは牛乳貧血です．牛乳は鉄分の含有がほとんどなく，腸管での鉄吸収障害や鉄漏出の原因にもなるので，牛乳の飲み過ぎによる貧血が乳幼児で起こることがあります[3]．診断の手がかりに便潜血反応で失血の有無をチェックします．牛乳を与えている場合は牛乳を禁止して，貧血が改善するかどうかを観察します．

思春期鉄欠乏性貧血

　運動部の活動についていけない，疲れやすい，立ちくらみといった訴えで受診する患児もいますが，大部分は，貧血が徐々に進行するためか，Hb値が7 g/dL以下であっても自覚症状はほとんどなく，中学校で行う血液検査で貧血を指摘されて初めて受診します．このような中学生に「今までよくがんばっていたね」と診察の最後に声をかけると，それまでの気力が失われるのか急に

立って歩けなくなることもあります．

　思春期鉄欠乏性貧血は，離乳期と違って必ず失血の原因となる基礎疾患の有無を検討します．胃・十二指腸潰瘍を除外診断するために，最初に上部消化管内視鏡検査を行います．胃・十二指腸潰瘍があれば，ヘリコバクター・ピロリ菌（*Helicobacter pylori*）感染の有無を確認することが臨床上重要です．また，胃・十二指腸潰瘍のない *H. pylori* 感染と思春期の鉄欠乏性貧血との関連も指摘されています．

　女子では月経過多など失血の原因となる月経異常がないかを問診し，異常があれば婦人科に対診します．陸上部など激しい運動の部活動をしていればスポーツ貧血の可能性を考えます．診断のきっかけが鉄欠乏性貧血であった潰瘍性大腸炎を1例経験しましたが，結腸癌のリスクは中学生でほとんど無視できるので，特別な理由がなければ下部消化管の検査はしていません．

　基礎疾患とはいえませんが，肥満を気にしてダイエットしているとか，偏った食事が原因になっている場合もあるので，食事内容は摂取量も含めて聴取するようにしましょう．

case 17-1

H. pylori 陽性の鳥肌胃炎を認めた鉄欠乏性貧血の中学生

患者：14歳（中学3年），男子

主訴：貧血

家族歴：胃・十二指腸潰瘍なし，井戸水を使用

既往歴：中学1年時に検査で「鉄が低い」といわれた

現病歴：×年4月28日に内科健診で学校医から貧血の疑いで精査を勧められたため，29日に近医を受診したところHbが6.1 g/dLと低値であったので当科へ紹介された．

　中学入学後から顔色が悪いかなと両親は思っていたが，受診することはなかった．好き嫌いはなくよく食べるほうで，腹痛や血便は認めなかった．中学2年の3学期から，卓球部で練習の最後になるとつらくなるようになった．学校や部活を休むことはなかった．

検査成績：白血球4,000/μL，赤血球342×10^4/μL，Hb 6.0 g/dL，Hct 19.7%，MCV 58 fl，MCH 17.4 pg，MCHC 30.2 g/dL，

血小板 26.8×10⁴/μL，網赤血球 1.8％，血清鉄 10 μg/dL，TIBC 557 μg/dL，フェリチン＜1 ng/mL，免疫学的便潜血反応陰性

臨床経過：図 17-3 のように貧血様顔貌で，小球性低色素性貧血を認め，鉄欠乏性貧血と診断した．30 日に実施した上部消化管内視鏡検査で鳥肌胃炎（図 17-4）を認め，RUT および血清 H. pylori IgG 抗体は陽性であった．除菌療法と鉄剤内服を行って貧血は改善した．しかし，メトロニダゾール（フラジール®）による 2 次除菌療法を実施したが，除菌は不成功で，2 年後に貧血が再発した．

鉄欠乏性貧血の治療

　鉄剤の内服が原則です．鉄剤を静注されている患者を時に目にしますが，内服困難な場合を除いて，小児で鉄剤注射の適応はありません[3]．輸血も原則的に禁忌です．鉄の吸収は空腹時によいので，食間，または徐放剤であれば就寝前に内服させます．ビタミン C は鉄の吸収を促進するので柑橘類などビタミン C の多い果物を摂るようにします．お茶は鉄の吸収を低下させるので制限するように以前からいわれていますが，お茶を制限しなくてもよいという見解もあります．最近はお茶を控えるように指導していませんが，鉄剤の反応が悪かった患者がいないので，飲茶に関して厳しい制限はいらないと考えています．

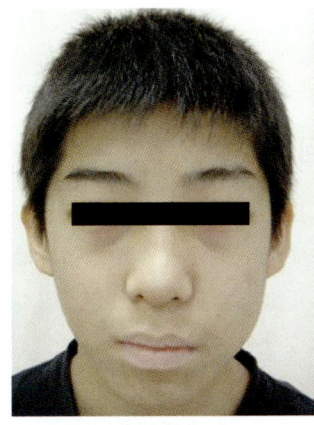

図 17-3　貧血様顔貌（case 17-1）

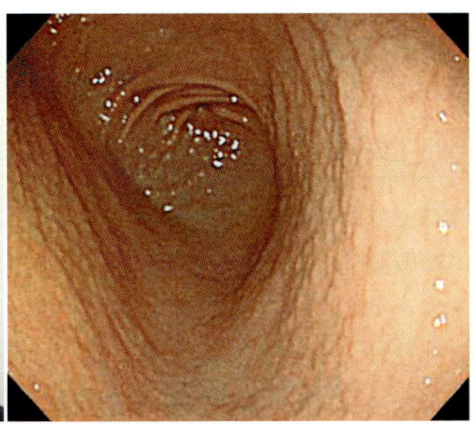

図 17-4　胃内視鏡像（case 17-1）

鉄剤を開始すると3週間以内に最低2g/dL以上のHb増加[3]がみられるので，治療開始2週後に鉄剤の反応を確認するために血液検査を行っています．貯蔵鉄が補充されるまで治療が必要なので，「貧血がよくなっても貯蔵鉄が回復しないと貧血が再発するので，貧血がよくなってからさらに2カ月くらい鉄剤を内服しなければならない」と治療開始時に説明しておきます．貯蔵鉄の回復は血清フェリチン値の正常化を目安に，3カ月間程度は鉄剤の内服を続けます．

　治療に反応しない場合や再発する場合には，鉄剤を指示どおりに内服しているかどうかを確認します．内服が十分になされておれば，失血がないかを再検討します．治療開始前に上部消化管内視鏡検査を実施していなければ，患児を説得して行うべきです．前述したように，思春期鉄欠乏性貧血と H. pylori 感染との関連が取りざたされているので H. pylori 感染の検査も必要です．便中 H. pylori 抗原検査は感度も高く，採便だけなので小児で有用な検査ですが，内視鏡または造影検査で胃・十二指腸潰瘍を証明した患者でしか保険請求できないので注意してください．

　中学時に重度鉄欠乏性貧血で入院し，上部消化管透視と超音波検査で異常を認めず，成人になってから重複腸管と診断された例や，滑脱型裂孔ヘルニアによる貧血例があるので，治療に対する抵抗例や再発例では，胃・十二指腸潰瘍がないからといって安心しないで，経過観察をしましょう．

出血斑の診かた

◆ 日常診療でよくある出血傾向の訴え

　日常診療でよくみられる出血傾向の症状は，出血斑と鼻出血です．しかし，多くは病的でない下腿の紫斑や鼻出血の症例です．病的かどうかの判断は，容易に止血するか否かを基準にします．何十分も止血しない鼻出血や，ぶつけた記憶がないのに出血斑がいくつもできる場合は危険信号です．

　福井では「青あざ」や「青たん」と出血斑を表現します．出血斑は，直径3mm未満の出血斑を点状出血 petechiae と，直径2cmまでを紫斑 purpura,

直径5cmまでを斑状出血 ecchymosis, 直径5cm以上を皮下溢血 suggillation と分類します.

点状出血をおむつ皮膚炎と思って受診した母親がいましたが, 医師にとっても紅斑か出血斑かと紛らわしい皮疹もあります. そのような場合はガラス板などで皮疹を圧迫して, 斑が消えれば紅斑, 消えなければ出血斑と判断します.

◆ 出血斑をどのように観察するか[4]

最初に, 出血斑の大きさから点状か斑状かを判断します. 血小板減少による出血斑は, 表在性, 多発性で, 点状出血のような一般に小さな出血斑が特徴で, 血腫をつくることは稀です. 一方, 凝固因子障害による出血斑は大きく深部に拡大することが多く, 皮下血腫を作ることが多いのが特徴です(case 17-2, 図 17-5).

次に浸潤の有無を確かめます. 浸潤を触れる紫斑は血管炎のような血管性紫斑を疑わせる所見です. 出血斑以外に紅斑や丘疹や色素沈着などを伴っているかもみます. 紅斑や丘疹を伴う紫斑は炎症性疾患であることを意味します.

出血斑の分布も観察します. 限局性か全身性か, 膝や下腿などぶつけやすい部位に限局しているかどうかにも着目します. また, 下着などで圧迫された部位にあるかどうかも診断の参考になります.

出血斑以外の出血(粘膜出血, 関節出血など), 貧血, リンパ節腫大, 肝脾腫, 発熱の有無なども診断の重要な手がかりになるので, 全身の診察も丁寧に行いましょう.

case 17-2

血友病 A の乳児例

患児：10 カ月, 男児
主訴：紫斑
家族歴：近親結婚なし, 出血性疾患なし, 患児は3人兄弟の3番目
現病歴：妊娠・分娩経過に異常なく出生した. 生後6カ月時に, おもちゃを胸にぶつけて遊んでいると紫斑をよく作ることに両親は気づいた. はいはいをするようになった頃から, 両側膝から下腿にかけて

硬結のある紫斑がよくできるので，保育士から受診を勧められ当科を初診した．

初診時所見：両側下腿と大腿に，新旧混じった皮下硬結を伴う紫斑を13個認めた(図17-5)が，貧血，肝脾腫はなかった．血友病を疑って凝固系検査を実施し，PTは12.8秒と正常で，APTTは142.7秒と延長し，第Ⅷ因子活性が1％未満，第Ⅸ因子活性が63.7％であったことから血友病A(重症型)と診断した．

◆ 鑑別診断のために必要な検査は

出血傾向の鑑別診断のために最初に行う検査は，血液像を含む全血算(CBC)，プロトロンビン時間(PT)，活性化部分トロンボプラスチン時間(APTT)で十分です[5]．血小板数，PT，APTTの3者の結果から原因疾患を考えます．

血小板数，PT，APTTとも正常であれば，次に出血時間とRumpel-Leede試験を実施して，血小板機能異常と血管脆弱性の有無を検討します．

プライマリ・ケアにDICが飛び込んでくることは滅多にないので，FDPやD-dimerは最初から実施する検査ではありません．

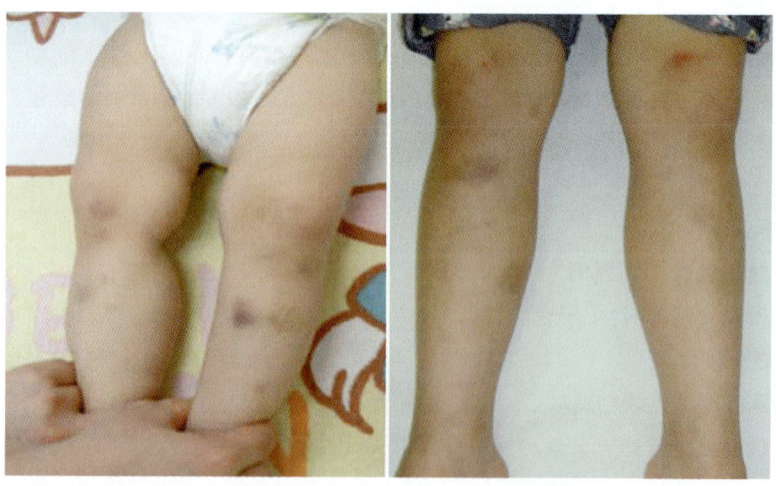

図17-5 血友病A(10カ月，男児)　図17-6 健常児の下腿の紫斑(2歳，女児)

下腿の紫斑

活発に動きまわる健康な小児は，出血傾向がなくても下腿に紫斑や斑状出血をしばしばつくります（図17-6）．正常と異常を分ける紫斑の数の基準はありませんが，紫斑が新しいものから古いものまで混在する場合（図17-5），下腿以外にも普通とは考えにくい程度に紫斑がある場合，鼻出血など皮膚以外の出血症状がある場合，それにcase 17-2のように通常では紫斑を作りにくい年齢で紫斑がよくできる場合は出血傾向を疑います．

顔面の点状出血

乳幼児では泣きじゃくった時，強く咳き込んだ時（図17-7），激しい嘔吐が続いた時に，両眼周囲を中心に顔面に点状出血を生じる[4]ことがあります．このような顔面がうっ血するはっきりした原因を確認でき，ほかに出血症状がなければ，検査をせずに経過観察でよいでしょう．

肘静脈の採血時に駆血帯できつく圧迫した後，または暴れるので小児の上腕と前腕を手で強くつかんで押さえた後に，出血傾向がなくても，肘屈曲部に点状出血が出現することがあります．

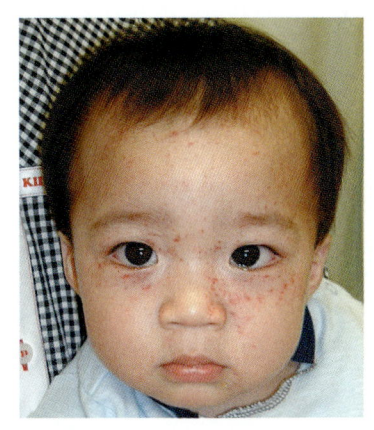

図17-7　咳き込みによる点状出血（11ヵ月，男児）

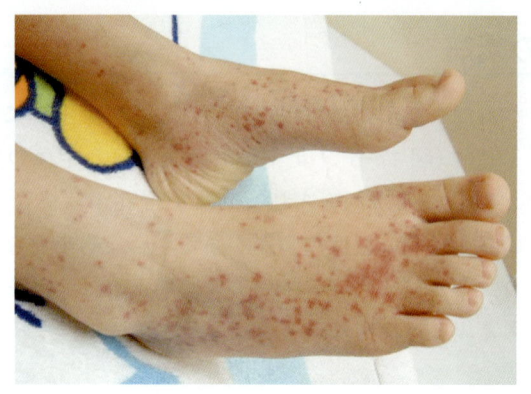

図 17-8　アナフィラクトイド紫斑病
（8 歳，女児）

◆ アナフィラクトイド紫斑病（図 17-8）

　Schönlein-Henoch（シェーンライン・ヘノッホ）紫斑病，血管性紫斑病，アレルギー性紫斑病とも記載されます．小児のプライマリ・ケアで最も多い出血斑の原因です．皮膚に浸潤があるので，少し盛り上がった紫斑が特徴で，下腿から足にかけて両側対称性に出現することが多く，経験があれば，一見して診断がつきます．血管の脆弱性をきたす疾患なので，靴下のゴムで押さえられていた部分に一致して出血斑がみられることもあります．出血斑は顔面，上肢，体幹にも出現することがあります．腹部症状や関節症状がなくても，血小板数は正常で，PT，APTT にも異常がなく，Rumpel-Leede 試験が陽性であれば診断は容易です．

◆ 特発性血小板減少性紫斑病（ITP）

　血小板減少による出血傾向の小児をみれば，ITP と考えてまず間違いはありません．血小板減少が軽度であれば点状出血の出現だけですが，重度になると斑状出血のような大きな皮下出血（図 17-9）や鼻出血などの粘膜出血を認めます．

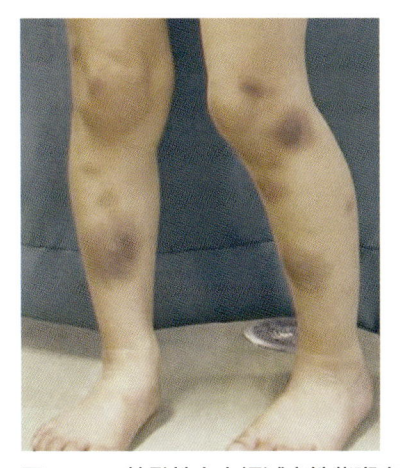

図17-9　特発性血小板減少性紫斑病
（5歳，女児）

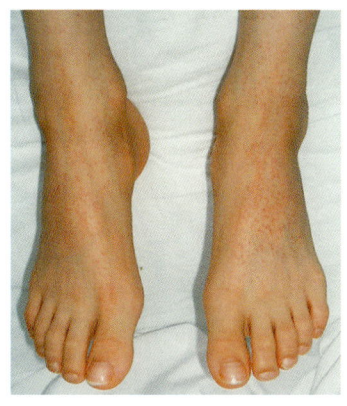

図17-10　ヒトパルボウイルスB19による非血小板減少性点状出血
（12歳，男子）

ITPでは脾腫を通常認めません．「血小板減少のある小児で脾腫を認めたら，白血病かEBウイルス感染症に伴うITPを考えろ」といいます．原因は何であれ，血小板減少は精査が必要なので専門医に紹介しましょう．

◆ ヒトパルボウイルスB19感染症

伝染性紅斑を引き起こすヒトパルボウイルスB19感染症（図17-10）は，血小板減少性紫斑病，非血小板減少性の点状出血・紫斑，アナフィラクトイド紫斑病，globes and socks syndromeとも関連があります．伝染性紅斑の症状を呈さない症例もあるので，診断は抗体価測定により行います．伝染性紅斑の流行時期に四肢に紫斑が出現した患者を診る時はヒトパルボウイルスB19感染も鑑別診断に考えましょう．

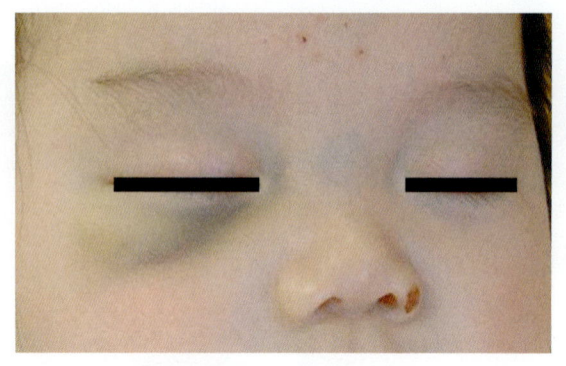

図 17-11　身体的虐待による皮下出血
（3 カ月，男児）

◆ 説明のつかない出血斑は虐待を疑う

　生後 3 カ月の乳児が目の下に大きな内出血（図 17-11）を作って受診したら，怪しいと思ってください．子どもを連れてきた人の説明が合理的でなく，納得できない場合は虐待を疑います．また，子どもとは別に母親の顔面などに内出血がみられた時は夫婦間暴力（DV）を疑って，「お母さん，大変だね」と共感する姿勢でそれとなく探りを入れることも，被害者を早く救うために大切です．

◆ 専門医への紹介は迅速に

　出血傾向の鑑別診断は論理的です．血小板数，PT，APTT の結果と，臨床症状と経過をあわせて考えれば診断は難しくないでしょう．実際には血小板数の結果だけで診断のめどがつくこともよくあります．
　しかし，出血傾向を示す疾患には重篤な疾患があり，また重度の血小板減少では頭蓋内出血の危険性もあります．鼻出血が止まらないとか，出血斑の数が多く広範囲にみられるような場合は入院精査治療を要するので，プライマリ・ケアでは検査をせずにすぐに専門医に紹介するほうが賢明です．

この講の Point

- 顔色が貧血に見えても貧血でないことがある．
- 健康で活発な小児では下腿に 2, 3 個の紫斑がつきものである．
- 貧血，出血傾向を疑う場合は血液検査で確かめる．
- プライマリ・ケアで最も多い血液疾患は鉄欠乏性貧血である．
- 身体的虐待による出血斑があるので見落とさないように．

文献

1) 澤　文博：顔色が悪い．小児科 42：453-455, 2001.＜顔色が悪いために受診した小児の鑑別診断の解説．この号の特集テーマは「検査に頼らないで診断するコツ」で，日常の外来診療に役立つヒントが記載されているので若い医師は読んでほしい＞
2) Hermiston ML, et al：A practical approach to the evaluation of the anemic child. Pediatr Clin North Am 49：877-891, 2002.＜小児の貧血に対するアプローチが要領よく解説されている＞
3) 豊原清臣：鉄欠乏性貧血．豊原清臣，他(編)：開業医の外来小児科学 改訂 5 版．pp. 479-483, 南山堂，2007.＜鉄欠乏性貧血の外来診療の要点をわかりやすくまとめている＞
4) 河内繁雄，他：出血斑．小児科 42：691-694, 2001.＜皮膚科医による解説，薬疹など鑑別疾患の表が参考になる＞
5) 三浦琢磨：出血傾向を疑うときの検査の進め方．小児内科 37（増刊号）：90-94, 2005.＜小児の臨床検査に関する増刊号である．血小板数，PT，APTT の異常の組み合わせでどのような疾患を鑑別するかをわかりやすくまとめている＞

乳幼児健診と予防接種

第18講

　地域で働く小児科医は，小児保健に関わる多くの仕事をしています．小児科医が少ない，もしくはいない地域では，小児科を専門としない医師も乳幼児健診，予防接種，学校医などを担当しています．また，大病院に勤務する小児科医も乳幼児健診と予防接種に携わる機会が多いと思います．このようにプライマリ・ケアで子どもに関わる医師には，乳幼児健診と予防接種の知識が必須です．

乳幼児健診

　乳幼児健診と予防接種を若い医師の仕事にしている病院があるように，乳幼児健診と予防接種は一般の外来診療より軽くみられがちです．本当にそれでよいのでしょうか．予防接種は研修医でもしっかり教育すれば短時間で上手に接種できるようになります．一方，乳幼児健診は，外来診療と異なり，保護者が健康だと思って受診する乳幼児のなかから，身体的な異常だけでなく，発達や育児上の問題点も短時間で見い出さなければならない難しい作業です．健診医にはこのように高い診察技術と判断力が求められるので，小児の診療に十分経験ある医師が任うべきだと思っています．

　当科では新生児の出生日と退院日の健診に始まり，福井市の公的健診が1カ月，4カ月，10カ月，1歳6カ月，3歳と続きます．健診に関する診察など全般的な内容は成書[1-3]に譲って，公的健診を中心に注意すべきポイントを述べます．

乳幼児健診の目的

　前川喜平は，乳幼児健診の目的を「すべての乳幼児が身体的，精神的および社会的に最適な成長発達を遂げることを助けることで，決して病気や障害を早期に発見することではない」と述べています[1]．従来は身体的異常，脳性麻痺を中心とした精神運動発達の異常を早期発見することに健診の主眼がありましたが，最近では，軽度発達障害の療育や支援につなげるための健診や，子どもが健やかに育つための育児支援が強調されるようになり，健診の視点は子どもから子どもと保護者の双方へ拡大しています[1,2]．

健診で心がけるべきこと

　保護者(とくに母親)は子どもが順調に育っているか，異常はないか，子育てに誤りがないかと不安な気持ちで健診に来ています．健診医の不用意な一言が保護者の心を傷つけるかもしれません．健診は保護者を叱る場でなく，保護者の子育てに自信を与え，子育てを支援する場です．保護者とのコミュニケーションを円滑に進め，信頼関係を築くために，母子手帳の体重，身長，頭囲の成長曲線に測定値を最初に記入し，それをみながら会話を始めるようにしています．母子手帳は保護者と医師との間の架け橋です．母子手帳の成長曲線に以前の測定値が記録されていないと「どうして記入してこなかったの」と保護者を責める医師がいます．保護者の心は凍りついて医師に聞きたかったことも聞けなくなるでしょう．保護者の緊張をやわらげ，話しやすい雰囲気になるように気配りが大切です．

　また，健診は疑わしいものをスクリーニングすることであって，正確な診断をつける場ではありません．とくに集団健診では，疑わしい場合はためらわずに専門医や専門的な機関に紹介しましょう．

発達診断的に診る

　子どもの発達をみていく場が健診です．発達診断的診察が身についていないと，健診はできません．

表 18-1　発達の指標

● 頸座り	3〜4 カ月
● 寝返り	5〜6 カ月
● 支えなしで座る	7〜8 カ月
● 腹ばい	7〜8 カ月
● つかまり立ち	10 カ月
● 伝い歩き	10〜12 カ月
● ひとり立ち	12 カ月
● ひとり歩き	13〜15 カ月

福岡地区小児科医会乳幼児保健委員会：乳幼児健診マニュアル 第 3 版．p.14，医学書院，2002 より引用

　デンバー発達スクリーニング検査の表を見るとわかるように，発達には個人差があるので，正常発達の幅を理解しておきましょう．標準的には発達の指標（表 18-1）より 3 カ月以上遅れている場合を病的と考えます[2]．早産児は修正月齢（出産予定日を 40 週 0 日として，その日から換算した月齢）で評価します．

◆ 1 カ月健診のポイント

　神経学的には明確な指標がない月齢[2]なので公費健診から省かれている地域もありますが，産科退院後の最初の健診で小児科医との最初の接点にもなるので，保護者にとっても小児科医にとっても意義のある健診です．

1）体重増加

　体重増加は哺乳が順調であるかどうかの目安です．生理的体重減少があるので，産科退院日から健診日までの体重増加率で評価します．一般に体重増加率は 30〜40 g/日です．母乳栄養児で 20〜30 g/日と少なめのこともあります．

2）心雑音

　胸部聴診では心雑音に注意しましょう．生理的な肺高血圧がとれてくるので，早期新生児期に聴取しなかった心雑音を健診で認め，心室中隔欠損を診断

することがあります．機能的心雑音も少なからずありますが，心雑音を聴取する場合は，心エコー検査を行いましょう．

3) 黄疸

母乳性黄疸はよくありますが，見落としてはならない疾患は胆道閉鎖症です．必ずしも白色便や灰白色便を伴わないこともあるので注意しましょう．

4) 斜頸

両側の胸鎖乳突筋を触診し，腫瘤の有無を確かめます．筋性斜頸は1歳までに90％が自然退縮します．

5) 臍ヘルニア

臍ヘルニアは1カ月健診時にあまり目立たないかもしれません．突出が大きくなったために健診後に再診する場合が多いので，視診や触診で臍ヘルニアを確認したら，突出が大きくなるだろうと説明しておくほうが賢明です．1歳までにたいがいは自然消失するので，何も処置をせずにおき，2歳過ぎても整復されない場合に外科へ紹介するというのが，これまでの一般的な方針です．しかし，大きな突出は治癒した時に皮膚のたるみが残るので，それを防ぐために綿球やスポンジなどで臍ヘルニアを圧迫する方法の効果が近年報告されています．私はメッシュの絆創膏で皮膚を寄せて臍を被覆しています（**図 18-1**）．絆創膏は剝がれるまで貼り替えません．この方法でも皮膚のたるみが短くなり，ヘルニアの治りも早くなるようです（**図 18-2, 3**）．

6) 臍肉芽腫

臍脱の後は乾燥してきますが，乾燥していた臍が1カ月健診前後に再びじくじくするようになれば臍肉芽腫を疑います．保護者が気づいておらず，健診でみつけることもあります．臍肉芽腫を結紮する方法が一般的かもしれません

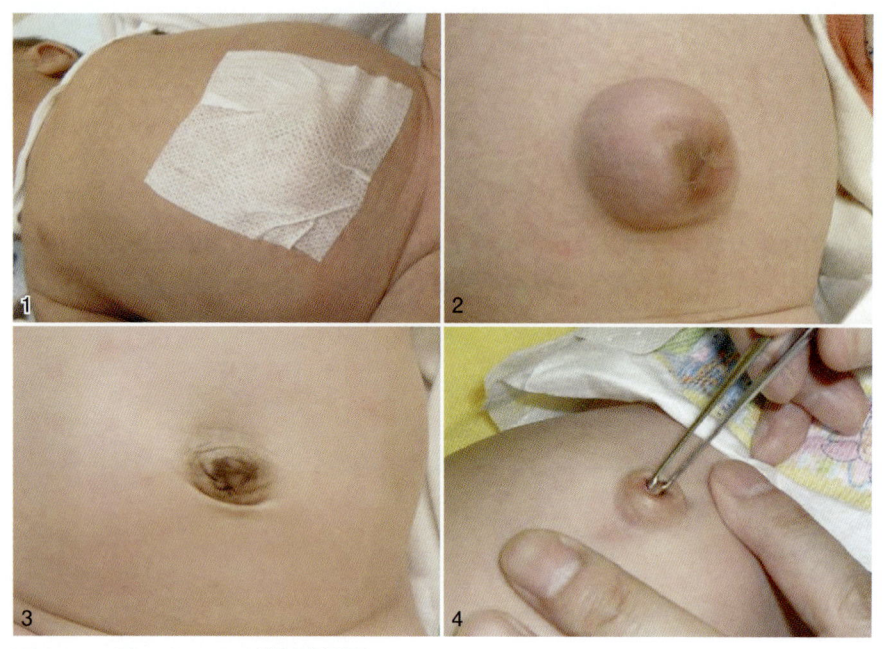

図 18-1　臍ヘルニアの絆創膏被覆
図 18-2　臍ヘルニア，生後 47 日
図 18-3　絆創膏被覆後，3 カ月 29 日
図 18-4　臍肉芽腫の摘除

が，肉芽腫を結紮するのはそう簡単でなく，結紮した絹糸が外れることもあります．私はこの 20 年ほど今村栄一先生[4]に従い鋭匙鑷子を使って肉芽腫を摘除しています（図 18-4）．摘除した際に出血があるので一時的にガーゼで圧迫して止血します．取り残しがなければ，それだけで治癒します．

7）あざ

　小さなあざでも，目に付きにくい部位のあざでも，保護者は消えるものか残るものかと大変気にします．以前は自然消退するので放置とされていたあざが最近ではレーザー治療の適応になっているように，あざに対する治療方針が変化しているので，皮膚科からの情報[5]にアンテナを向けましょう．

腰臀部にある蒙古斑はよく知られていますが，手首や足首など腰臀部以外の部位に蒙古斑が存在する赤ちゃんがいます．それを異所性蒙古斑(図 18-5)と呼んでいますが，一般に知られていないので，保護者の心配の種になります．腰臀部の蒙古斑と同様に消失します．

項部中央にあるウンナ母斑(図 18-6)は蒙古斑に次いで多いものです．「いつも項に手を当てて抱っこしているので赤くなったのですか」と尋ねる母親もいます．ウンナ母斑の自然消退率は50％[5]です．

サーモンパッチ(図 18-7)もよくみられます．上眼瞼や鼻下部のサーモンパッチは3歳までにほぼ100％消退しますが，前額中央部の逆三角形のもの(西洋ではコウノトリがくわえてきた嘴の痕というそうです)は1歳半で80％，3歳で90％，9歳で95％の自然消退率で消えにくい場合もあります[5]．ポートワインパッチ(図 18-8)と呼ばれる単純性血管腫は消失しません．

イチゴ状血管腫(図 18-9)は生後半年くらいまで増大するので，1カ月健診より4カ月健診時に相談を受けるかもしれません．1カ月健診でみつければ増大することを保護者に説明しておきます．就学前までに自然退縮するので放置が原則でしたが，大きいものは赤みを残した瘢痕が残る可能性が高いので，大きさが1cm程度や目立たない部位のものは放置してよいが，それ以外のものは皮膚科に相談する方向に変わってきています[5]．

8) 上皮真珠(図 18-10)

歯茎に白い歯のようにみえるので，「歯が早くから生えたのですか」と尋ねられます．教科書には生後数週以内に消失すると記載されていますが，7カ月まで消失しなかった経験例もあります．

9) 入眠時ミオクローヌス

眠っている時に手足をピクッピクッと動かすので「痙攣ですか」と質問されるのは，たいてい新生児ミオクローヌスとか入眠時ミオクローヌスとか呼ばれるものです．これは痙攣でないので，心配しないように説明します．

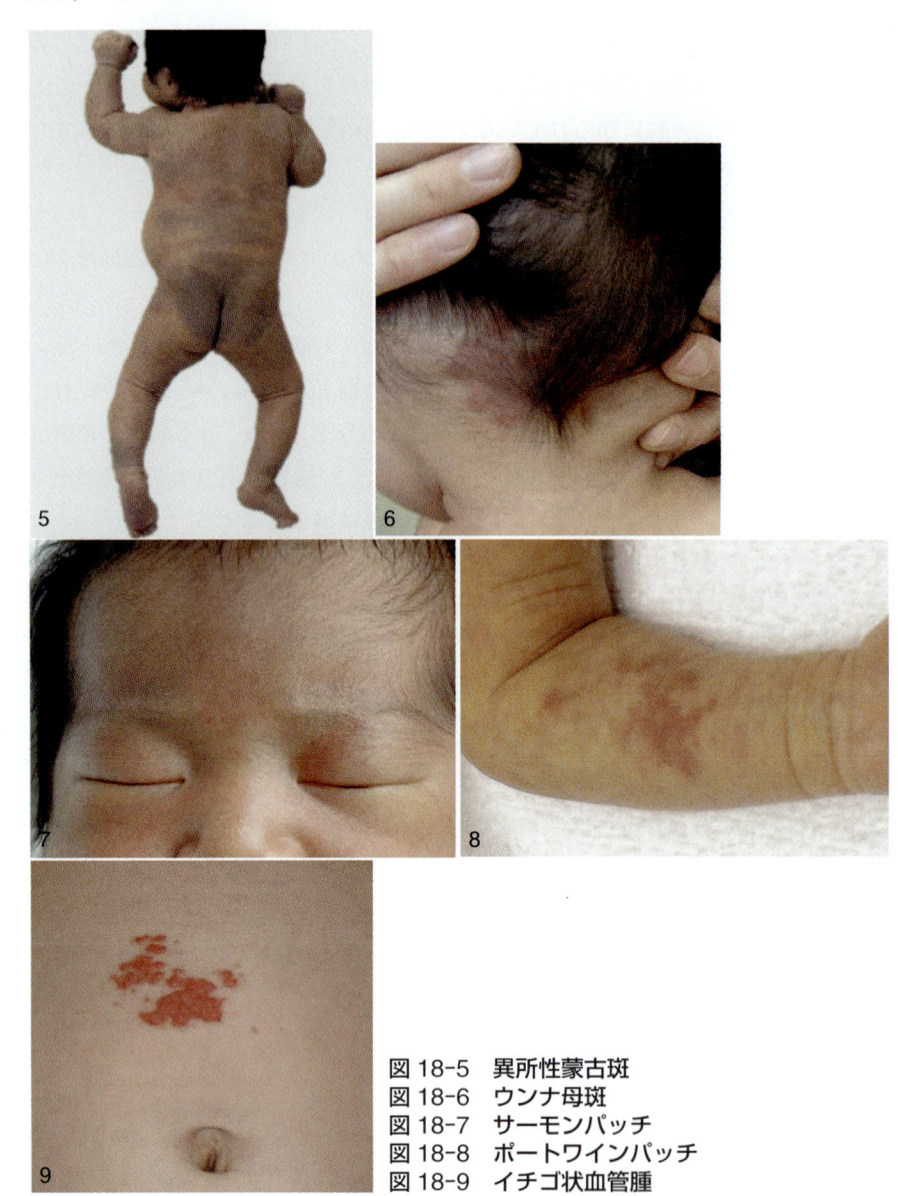

図 18-5　異所性蒙古斑
図 18-6　ウンナ母斑
図 18-7　サーモンパッチ
図 18-8　ポートワインパッチ
図 18-9　イチゴ状血管腫

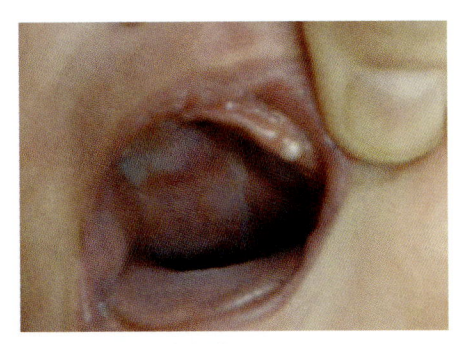

図 18-10　上皮真珠

10）神経学的診察

　筋緊張，姿勢，原始反射のチェックをします．筋緊張は亢進にも低下にも注意します．少しでも異常を認めれば，経過観察することが大切です[2]．

◆ 4 カ月健診のポイント

　乳幼児前半の発達を観察するうえで非常に重要な健診で，脳障害の確定診断ができなくても，疑いをもつことが十分可能になる月齢です．効率的に見落としなく健診をするために系統だったアプローチをつくっておきましょう．4 カ月になると，頸の座りが完了し，はっきりと追視ができるようになり，あやすと声を出して笑うようになります．また，モロー反射などの原始反射の大部分は消失します．これらの 1 つでも達成していない場合は明らかな異常と判断します[2]．

1）頸の座り

　引き起こし反射で頭がついてきて，腹臥位で床から頭を持ち上げれば，頸が座っていると判断します．

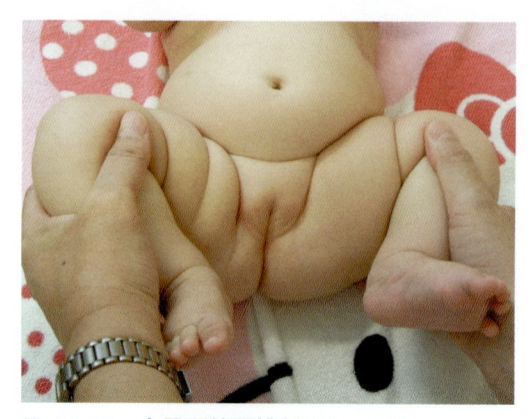

図 18-11　右股関節開排制限（4 カ月）

2）心雑音

1 カ月健診時に見逃された心雑音がないか，産科医が 1 カ月健診をしている場合はとくに注意して，心臓の聴診をします．

3）股関節開排制限

私は小児科医になった 30 年前は，4 カ月健診の一番の目的が先天性股関節脱臼の早期発見でした．股おむつの当て方が普及してから，わが国の先天性股関節脱臼の発生頻度が 1/10 に低下したそうですが，先天性股関節脱臼の治療を考慮すると 4 カ月健診が最後の砦になるので，股関節開排制限を注意して評価します．開排制限を認めれば（図 18-11），整形外科にコンサルトします．開排制限を認めないから大丈夫というわけでなく，「股関節の開き過ぎにも注意しなさい」と親しい整形外科医から若い頃にアドバイスをもらいました．

4）栄養指導

離乳食は 5 カ月から開始するので，離乳準備も含めて離乳食の指導をしましょう．また，この時期にミルク嫌いがみられることもあります．

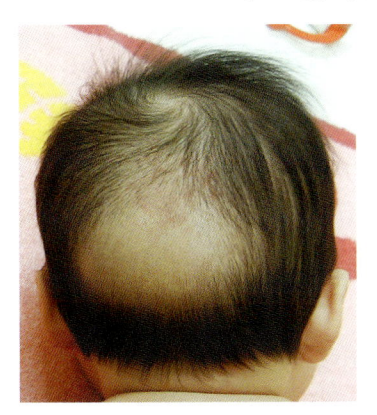

図18-12 後頭部の脱毛(4カ月)

5) 神経学的診察

音への反応，追視，あやすと笑うかどうかを確かめます．筋緊張の亢進や低下も注意します．背臥位で頭部を左右に動かすようになると後頭部の髪が擦り切れてはげのようになります(図18-12)．はげができたと心配する保護者もいますが，正常な発達の成果です．

◆ 7カ月健診のポイント

4カ月に次いで運動，知能の発達の異常を発見しやすい重要な月齢ですが，公費健診でないので，受ける人はほとんどいません．寝返りができ，お座りもできるようになり，離乳食も2回食になります．7カ月でお座りができていなければ異常です．完全にひとり座りができなくても，手をついてしばらくの間座っていられれば正常です[2]．

ハンカチテストを必ず行います．背臥位にして顔にタオルのような布をかけると，7カ月児は手を伸ばしてさっとタオルを取り除きます．取り除くまでにかなり時間がかかる場合は軽度の精神発達の遅れを疑います[2]．

栄養面では，離乳食が順調に進んでいるかを評価しましょう．

◆ 10カ月健診のポイント

　乳幼児後半の発達チェックで非常に重要な月齢で，立位の状態をみるのが重要です[2]．運動発達はつかまり立ち，つたい歩き，知能発達はニギニギ，バイバイなどの物まねの動作，反射ではホッピング反応，パラシュート反応をチェックします[3]．

1) はいはい，つかまり立ち

　10カ月児は，はいはい(高ばいが多い)をして，つかまってしばらくの間立っていることができます．はいはいをしないで，お座りから，つかまり立ち，ひとり歩きをする乳児もいますが，一方，はいはいをしないで，いざって移動し，抱き上げても下肢を床につけず屈曲したままであれば，シャフラー[3]，Shuffling baby[2]を考えます．お座りまでの発達が正常であれば，1歳半〜2歳の間に通常は歩き始めます．しかし，下肢をつかない場合には，脳性麻痺，精神遅滞，先天性ミオパチー，股関節の疾患[3]のこともあるので注意します．

2) ホッピング反応

　両手で乳児の脇を支えて床に立つようにして，体を左右または前後に乳児の身体を傾けます．倒れないように足が出れば陽性です．ホッピング反応があれば，つたい歩きができます．歩行開始に近い月齢になって出現しなければ異常で，10カ月児ではどちらかの一方向にあればよし[3]とされます．

3) パラシュート反応[3]

　両手で乳児の側胸部を持って，頭を下にして落下させるように乳児を床に近づけます．乳児は両腕を伸ばし手を開いて支えようとします．9カ月頃から出現する反応で，10カ月児ではほぼ全例に出現します．12カ月以後の陰性は異常です．陰性の時は脳性麻痺，精神遅滞を疑います．片方の手が握ったままの場合は片麻痺を考えます．

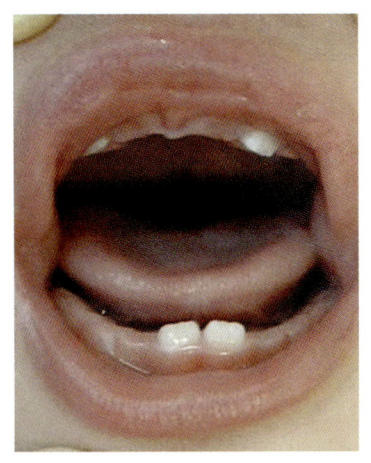

図18-13　11カ月児の乳歯列

4) 乳歯

　下顎乳中切歯から萌出し，上下4本の乳中切歯が揃う生え方をする乳児が大部分ですが，萌出の時期や順序は個体差が大きいのも事実で，10カ月になっても歯が生えていない乳児がいます．1歳までに1本生えれば正常であることを伝えて，様子をみるようにいいます．乳中切歯よりも乳側切歯が先に萌出する（図18-13）と，前歯が生えないのかと心配する保護者もいます．

◆ 12カ月健診のポイント

　自費健診になりますが，お誕生という節目になるので，比較的健診を受けに来る月齢です．ひとり立ちが十分にできるか，つたい歩き以上の動作ができれば正常です[2]．

　食事や卒乳について相談を受けることも多く，BCG，DPT，ポリオの予防接種歴の確認も大切です．

◆ 1歳6カ月健診のポイント

　10カ月健診までは個別健診でしたが，1歳6カ月健診は初めて集団健診として行われます．上手に歩けることや手が器用になることなど運動機能の面で，意味のある単語を話せるという精神発達などの点で発達チェックの重要な健診です．しかし，人見知りがまだ続いており，合唱して泣かれることもあるので，アンケートや問診の結果から発達状態を評価します．処女歩行がない，言葉が遅い，意味のある単語をいわない場合は異常として経過観察あるいは専門機関へ紹介します．

◆ 3歳児健診のポイント

　3歳児は自我の芽生えと社会性を身につけ始める大切な時期なので，身体的発達チェックだけではなく，正常に精神発達をしているかもチェックしなければならない[3]重要な健診です．
　「お名前は？」「いくつかな？」と問いかけをしながら，子どもと会話をし，協力的かどうか，目線が合うかどうか，言葉が遅れていないか，多動はないかを観察し，心の問題や発達障害の有無を考えます．短時間の健診で完璧なスクリーニングは無理だと思いますが，健診で気になった子どもはその後の経過観察が重要なので，保健師などスタッフに相談し，就学前まで放置されないように，地域の資源を利用する形で何らかの継続した関わりをもてるようにします．

予防接種

　成人でも麻疹や百日咳の感染が話題になり，新型インフルエンザワクチン接種が社会的問題になったことから理解されるように，予防接種は子どもだけのものでも小児科医だけのものでもありません．すべての臨床医に予防接種の知識が必要です．

最新情報を仕入れよう

　2007年4月から麻疹輸出国の汚名を返上するために5年間の時限措置で麻疹・風疹混合ワクチンの3期と4期が始まり，b型インフルエンザ菌(Hib)ワクチン，小児用の肺炎球菌ワクチン，子宮頸がん(HPV)ワクチンが相次いで発売になったように，近年，予防接種行政が目まぐるしく変わっています．基本的な情報は，予防接種ガイドライン[6]と予防接種に関するQ＆A集[7]で十分です．ワクチンメーカーからの情報も利用しましょう．保護者のほうが自分より多く知っていることにならないように，常に最新情報を仕入れましょう．

ワクチンを間違えない

　ワクチンの種類を間違えて接種したという話をたまに耳にします．定期接種のワクチンは，問診票，ワクチンのパッケージとバイアル瓶，ロット番号のシールは，DPTワクチンが黄色といったように，同じ色で統一されているので，接種する前に必ず色を確認する癖をつけましょう．「今日は○○ワクチンですね」と保護者に確認するのもよい方法です．

　保護者がワクチンの接種間隔を間違えていることもあるので，前回の接種日を母子手帳で確認してから接種しましょう．

接種部位に注意する

　上腕の皮下注射は，橈骨神経の損傷を防ぐために，上腕伸側（上腕後側）で下3分の1の部位か三角筋外側の部位で行います[6]（図18-14）．上腕外側の三角筋の下部や下縁付近への注射は危険なので絶対に避け，また上腕伸側中央付近は針が深く入ると橈骨神経を損傷する可能性があるので避けます．DPTワクチンは同一部位に接種すると副反応の増加が認められることもあるので，前回の接種と反対側の腕に左右の腕を変えて接種します．

　BCGの接種部位は，通常は左上腕外側のほぼ中央部（三角筋下端部）です（図18-15）．管針のツバが皮膚面に接するまで垂直に上腕骨に向かって強く押し，皮膚が5～6mm凹む程度に力を入れて接種しましょう．

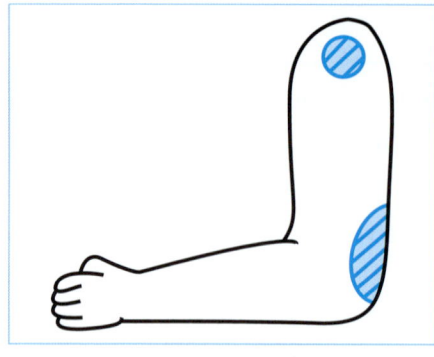

図 18-14　上腕の皮下注射部位 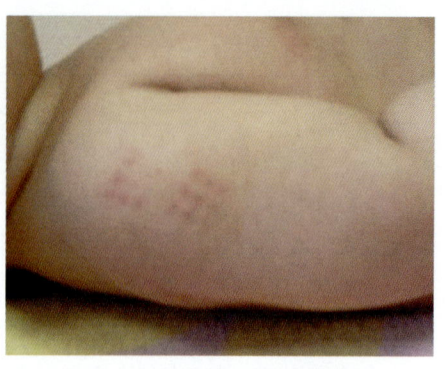　　　　図 18-15　BCG の誤った接種部位

◆ 乳幼児健診で予防接種の指導を

　予防接種を完遂するために，健診時に母子手帳の接種歴をみましょう．未接種があっても責めてはいけません．予防接種の意義も説明しながら予防接種の進め方を指導します．予防接種を行った際には次回からの接種スケジュールを書いて渡しましょう．

　学校医で就学前健診をする機会がある医師は，健診時に母子手帳で予防接種歴を確認するために，保護者に母子手帳の携行をするように学校側に働きかけることも大切です．

この講の Point

- 子どものプライマリ・ケアに従事する医師は，乳幼児健診と予防接種の知識が必須である．
- 乳幼児健診も予防接種も子育て支援の場と心得よう．
- 乳幼児健診は発達診断学的に診る．
- 予防接種の接種手技をマスターしよう．
- 予防接種をすべての子どもが完遂するように，保護者に予防接種の意義を伝えよう．

文献

1) 日本小児科学会・日本小児保健協会・日本小児科医会（日本小児科連絡協議会ワーキンググループ）（編）：心と体の健診ガイド：乳児編 第2版．日本小児医事出版社，2006．＜日本小児科学会，日本小児保健協会，日本小児科医会の3者で構成されるワーキンググループが編集した実用書で，今日の乳幼児健診に必要とされる事柄が包括的にかつ具体的に記載されている．幼児編もあるので，2冊あわせて，健診を担当するすべての医師に読んでほしい本である＞

2) 福岡地区小児科医会乳幼児保健委員会：乳幼児健診マニュアル 第3版．医学書院，2002．＜乳幼児健診の本を1冊推薦せよといわれたら，間髪をいれず本書を挙げる．小児科研修医はこの本を読んでから健診を始めてほしい．このような素晴らしい本を作成された福岡地区小児科医会に感謝したい＞

3) 前川喜平，小枝達也：写真でみる乳幼児健診の神経学的チェック法 改訂7版．南山堂，2007．＜版を重ねていることが示すように乳幼児健診における神経学的診かたのバイブルである．座右に置いて何度も読み返すべき本である＞

4) 今村栄一：臍肉芽腫と臍ヘルニアの処置．小児科の進歩 5：152-153，1985．＜育児相談の先達が臍肉芽腫と臍ヘルニアの処置の変遷を記載している．臍ヘルニアの絆創膏固定法も紹介されている＞

5) 佐々木りか子（著），山本一哉（監修）：こどものあざによくみる50症状．南山堂，2007．＜日常診療でよく遭遇するあざを中心に小児科医が専門医に紹介すべき判断要素と適切な時期について鮮明な画像とともに解説してある＞

6) 予防接種ガイドライン等検討委員会：予防接種ガイドライン2008年版．財団法人予防接種リサーチセンター，2008．＜以前は厚労省が発行していたもので，予防接種の基本的文書である．実施に当たっての注意点はこの冊子を参考にする．国立感染研のサイト http://idsc.nih.go.jp/vaccine/vaccine-j.html からダウンロードできる＞

7) 岡部信彦，多屋馨子：予防接種に関するQ＆A集2009年度版．社団法人細菌製剤協会予防接種リサーチセンター，2009．＜予防接種の実施する際に疑問になる点をQ＆Aの形式で丁寧にまとめてある．毎年改訂されるので予防接種の新しい知識を知るのに最適．細菌製剤協会のサイト http://www.wakutin.or.jp/ からダウンロードできる＞

索引

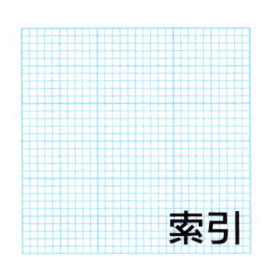

数字・ギリシャ文字

1次性頭痛　256
2次性頭痛　256
β_2刺激薬　89, 90

欧文

B・C

BECTS　248
CRT　13, 171

E・F

encopresis　207
EPEC O111　169
fever without source（FWS）　49

G

GET SMART　61
grunting baby syndrome　212

H

Helicobacter pylori　135, 308
Helicobacter pylori 菌陽性十二指腸潰瘍　98
Hib ワクチン　50

I・K

IgA 腎症　293

ill-appearing　51
ITP　314
Koplik 斑　47, 271

O

occult bacteremia　49
occult pneumonia　78
ORT　177

P

PALS　13
PAT　13

R・S

RSウイルス細気管支炎　82
sepsis workup　51
soiling　207

T・Y

toxic-appearing　51
Yale Observation Score（YOS）　52

和文

あ

アセトン血性嘔吐症　146
アデノウイルス　169
アナフィラクトイド紫斑病　105, 131, 314
亜急性咳嗽　74
圧痛　108, 118

鞍上部腫瘍　142

い

イチゴ舌　273
イチゴ状血管腫　323
イレウス　126
インフルエンザウイルス　103, 254
インフルエンザ菌　52
異汗性湿疹　284
意識障害　250
遺伝性球状赤血球症　290

う

ウイルス感染症　39
ウイルス性胃腸炎　47
ウイルス性発疹　277
ウンナ母斑　323
ヴイックスヴェポラップ®　286
　——による接触性皮膚炎　6
うつ熱　29
運動性血尿　297

え

エルシニア菌　130
エロモナス菌　169

お

おねしょ（夜尿症）　301
おむつ皮膚炎　286
黄色ブドウ球菌による化膿性リンパ節炎　226
黄疸　321
嘔吐　127, **139**
頤下リンパ節腫大　232

か

カポジ水痘様発疹症　281
カンピロバクター　169
カンピロバクター腸炎　194
かぜ　29
下部消化管出血　196
化膿性髄膜炎　52
仮性貧血　305
潰瘍性大腸炎　202
外傷性血尿　296
咳嗽　66, **71**, 142
蛙腹　20
踵落下試験　118
川崎病　46
　——の外陰部紅斑　47
川崎病顔貌　17
汗疹（あせも）　278
汗疱　284
柑皮症　18
陥没呼吸　80
浣腸　110, 136, 158
乾性咳嗽　74
感染性胃腸炎　130, 161, **166**
鑑別診断　24
眼瞼浮腫　17, 301

き・く

気管支炎　66
気管支喘息　88
　——の急性発作　89
気道異物　77, **86**
起立性調節障害　304
亀頭包皮炎　20
逆流　139
虐待　316
丘疹　279
急性咽頭炎　45
急性陰嚢症　106
急性化膿性甲状腺炎　229
急性回腸末端炎　130
急性咳嗽　74
急性下痢症　155, 161
急性糸球体腎炎　293

急性上気道炎　75
急性上気道感染症　262
急性腎盂腎炎　40, 132
急性頭痛　262
急性中耳炎　66
急性虫垂炎　104, 111
急性発熱　28
急性発熱性感染症　31
急性反復性頭痛　264
急性腹症　97
急性腹痛　95, 102
牛乳貧血　307
胸部X線検査　84
局所性リンパ節腫大　225, 231
筋性防御　108
クループ　79

け

ケトン性低血糖症　247
下血
　——, 若年性結腸ポリープによる　200
　——, 腹痛のない　199
下痢　144, 155
解熱薬　67
経口補液療法　177
軽症胃腸炎関連痙攣　248
痙攣　238
頸部リンパ節腫大　225
欠神発作　251
血性嘔吐　141
血尿　289
血便　194
　——, メッケル憩室による　200
血友病A　311

こ

呼吸器感染症　62
呼吸困難　72, 80
股関節開排制限　326

鼓膜　19
口角炎　232
抗アレルギー薬　89
抗菌薬　60
　——の適正使用　61
抗菌薬処方, 細菌性腸炎に対する　184
肛門スキンタグ　21
紅斑, 川崎病の　277
混合型頭痛　266

さ

サーモンパッチ　323
サルモネラ菌　168
サルモネラ腸炎　156
坐薬　69
細菌感染症　39
細菌性髄膜炎　37, 150
細菌性腸炎　47
臍肉芽腫　321
臍ヘルニア　321

し

ジアノッティ症候群　275
ジアノッティ病　275
止痢薬　183
糸球体性血尿　292
思春期女性化乳房　20
思春期鉄欠乏性貧血　307
紫斑　310
耳下腺　229
自家中毒症　146
児童虐待　23
失神　251
湿性咳嗽　74
斜頸　321
周期性嘔吐症　146
習慣性咳嗽　87
重症細菌感染症　33, 37, 48
重症発熱児　35

十二指腸潰瘍　135
宿便　209
出血性膀胱炎　290, 293, 294
出血斑　310
小脳星細胞腫　147
猩紅熱　28, 273
上気道感染症　62, 74
上皮真珠　323
心因性嘔吐　148
心因性咳嗽　87
心窩部痛　99
心雑音　320
心身症　23
神経学的診察　22
神経性頻尿　300
滲出性扁桃炎　63
腎尿路奇形　298
蕁麻疹　278

す

ステロイド薬　89
頭痛　254
水痘　43, 279
水痘疹，眼球結膜の　281
水疱　279
水疱性膿痂疹　283
髄液検査　240
髄膜炎　263

せ

精巣捻転　106
赤色尿　289
　──，アスベリン散®による　290
赤色便　197
　──，薬剤による　197
接触皮膚炎　286
潜行性菌血症　49
遷延性下痢　163, 177
全身性リンパ節腫大　223

喘鳴　76

そ

鼠径ヘルニア　106
双手法，腹部触診　108

た

多形紅斑　278
耐性菌　61
帯状疱疹　280
大泉門　18
体重減少　142
体重増加　320
脱水症　22, 149, 170
脱毛　327
単純型熱性痙攣　245
単純ヘルペス感染症　281
蛋白尿　297

ち・つ

チャドクガ皮膚炎　279
中枢性鎮咳薬　90
中毒疹　277
虫刺症　17, 284
腸間膜リンパ節炎　131
腸重積症　125, 144, 198
聴診　19
直腸指診　109
直腸出血　199
鎮痛薬　111
ツルゴール　23, 172

て

テオフィリン　89
　── 関連性痙攣　249
テタニー，過換気症候群に伴う　249
手足口病　280
鉄欠乏性貧血　306
点状出血，顔面の　313

伝染性紅斑（りんご病） 274
伝染性単核症 228, 275
伝染性軟属腫 282
伝染性膿痂疹（とびひ） 283

と

頭部打撲 267
特異的咳嗽 74
特発性血小板減少性紫斑病（ITP） 314
特発性高カルシウム尿症 296
特発性喉頭痙攣 87
突発性発疹 272
鳥肌胃炎 308

な

ナットクラッカー症候群 295
永山斑 43

に

入眠時ミオクローヌス 323
乳歯 329
乳児寄生菌紅斑 286
乳幼児健診 318
乳幼児の不機嫌 126
尿酸塩 290
尿閉 300
尿路感染症 46

ね・の

猫引っ掻き病 235
熱型 57
熱傷 283
　――, 携帯用カイロによる 7
熱性痙攣 40, 242
熱せん妄 250
ノロウイルス 166

は

ハンカチテスト 327

パラシュート反応 328
パルスオキシメータ 73
肺炎 67, 78
　――, 発熱だけの 78
肺炎球菌菌血症 40
発達診断的診察 319
発熱 30
発熱検査 38
反跳痛 108
反復性腹痛 95
斑状丘疹性発疹 271

ひ

ヒトパルボウイルス B19 感染症 315
皮下出血 314
皮膚真菌症 287
肥厚性幽門狭窄症 148
非特異的咳嗽 74
脾破裂 96
百日咳 88
病原体診断迅速検査（POCT） 40
病歴聴取 13
貧血 304
頻尿 300

ふ

ブドウ球菌性熱傷様皮膚症候群 283
浮腫 301
風疹 272
副鼻腔気管支炎 84
腹痛 93
　――, 左下腹部の 100, 129
　――, 左上腹部の 99
　――, 臍下部（下腹部正中）の 100
　――, 臍周囲の 99
　――, 腹部全体の 100
　――, 右下腹部の 99, 115
　――, 右上腹部の 99
腹部視診 106

腹部触診　107
腹部打診　109
腹部打撲　96
腹部超音波検査　109
腹部聴診　107
腹壁緊張　108

へ

ヘモグロビン尿　289
ヘルパンギーナ　62
ヘルペス性歯肉口内炎　47
片側性一過性乳腺腫大　20
便細菌培養検査　168
便中白血球検査法　159
便秘　129, 204
　──, 器質性　206
　──, 機能性　206, 209
　──, 急性（一過性）　205

ほ

ホジキンリンパ腫　227
ホッピング反応　328
ポートワインパッチ　323
母乳性血便症　201
発疹　269

ま

マイコプラズマ感染症　278
マイコプラズマ肺炎　36, 100
麻疹　47, 271
末梢性鎮咳薬　90
慢性咳嗽　74
慢性下痢症　163
慢性反復性腹痛　95, 133
慢性非進行性頭痛　266

慢性便秘　205

み

ミオグロビン尿　289
右季肋部痛　100

む・め

ムンプス　229, 232
ムンプス髄膜炎　255
無菌性髄膜炎　255
無呼吸発作　82
綿棒浣腸　211

や

薬疹　285
薬物中毒　147

ゆ・よ

輸液　152, 182
予防接種　330
溶連菌性咽頭炎　44, 63, 145
溶連菌性頸部リンパ節炎　227
溶連菌性扁桃炎　63, 145

り・れ

リンパ節　220
リンパ節生検　236
離乳期鉄欠乏性貧血　307
流涎　16
裂肛　209

ろ

ロタウイルス　166, 169
ロタウイルス性胃腸炎　159

臨床医のベストプラクティスパートナー
総合診療ブックス

- **どうする？　家庭医のための"在宅リハ"**
  [ISBN978-4-260-01623-0]
  佐藤健一　2012年発行　定価（本体4,000円＋税）

- **症状でみる　子どものプライマリ・ケア**
  [ISBN978-4-260-01128-0]
  加藤英治　2010年発行　定価（本体4,000円＋税）

- **皮膚科医直伝　皮膚のトラブル解決法**
  [ISBN978-4-260-00506-7]
  中村健一　2007年発行　定価（本体4,000円＋税）

- **臨床医が知っておきたい　女性の診かたのエッセンス**
  [ISBN978-4-260-00428-2]
  編集／荒木葉子　2007年発行　定価（本体3,800円＋税）

- **今日からできる思春期診療**　[ISBN978-4-260-00343-8]
  編集／原　朋邦・横田俊一郎・関口進一郎　2007年発行　定価（本体3,800円＋税）

- **決定版！　スグに使える臨床研修指南の21原則**　[ISBN978-4-260-12732-5]
  編集／尾藤誠司・藤沼康樹　2005年発行　定価（本体3,800円＋税）

- **はじめての漢方診療　十五話**　[ISBN978-4-260-10675-7]
  三潴忠道　2005年発行　定価（本体5,000円＋税）

- **一般外来で遺伝の相談を受けたとき**　[ISBN978-4-260-10079-3]
  編集／藤田　潤・福井次矢・藤村　聡　2004年発行　定価（本体4,000円＋税）

- **ギア・チェンジ―緩和医療を学ぶ二十一会**　[ISBN978-4-260-12723-3]
  編集／池永昌之・木澤義之　2004年発行　定価（本体3,700円＋税）

- **外来小児科　初診の心得21か条**　[ISBN978-4-260-11918-4]
  監修／五十嵐正紘　2003年発行　定価（本体4,000円＋税）

- **救急総合診療 Advanced Course 21**　[ISBN978-4-260-12248-1]
  編集／箕輪良行・林　寛之・今　明秀　2003年発行　定価（本体4,000円＋税）

- **総合外来　初診の心得21か条**　[ISBN978-4-260-10253-7]
  監修／福井次矢・小泉俊三・伴信太郎　2002年発行　定価（本体4,000円＋税）

- **死をみとる1週間**　[ISBN978-4-260-13888-8]
  監修／柏木哲夫・今中孝信　2002年発行　定価（本体3,700円＋税）

- **はじめよう在宅医療21**　[ISBN978-4-260-13877-2]
  監修／渡辺　武　2001年発行　定価（本体4,000円＋税）

- 糖尿病患者を外来で上手にみるための 21 のルール
  [ISBN978-4-260-11972-6]
  編集／吉岡成人・大西利明　2001 年発行　定価（本体 4,000 円＋税）
- 花粉症診療の質を高める―内科医への 20 の診療ナビゲーション
  [ISBN978-4-260-11967-2]
  編集／榎本雅夫・福井次矢・藤村　聡　2001 年発行　定価（本体 3,700 円＋税）
- 救急総合診療 Basic 20 問―最初の 1 時間にすること・考えること
  [ISBN978-4-260-12231-3]
  編集／箕輪良行・林　寛之　2000 年発行　定価（本体 4,000 円＋税）
- 誰でもできる緩和医療　[ISBN978-4-260-10977-2]
  監修／武田文和・石垣靖子　2000 年発行　定価（本体 3,700 円＋税）
- 見逃してはならないこどもの病気 20　[ISBN978-4-260-11908-5]
  編集／山中龍宏・原　朋邦　2000 年発行　定価（本体 3,700 円＋税）
- こどもの皮疹・口内咽頭所見チェックガイド　[ISBN978-4-260-11909-2]
  編集／絹巻　宏・横田俊一郎　2000 年発行　定価（本体 4,700 円＋税）
- こどもを上手にみるためのルール 20　[ISBN978-4-260-11904-7]
  編集／五十嵐正紘・絹巻　宏・柳川幸重　1999 年発行　定価（本体 3,500 円＋税）
- けが・うちみ・ねんざの first aid　[ISBN978-4-260-10952-9]
  編集／大場義幸・仲田和正・箕輪良行　1999 年発行　定価（本体 3,700 円＋税）